W0253788

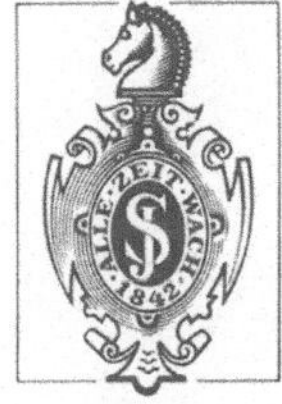
ALLE ZEIT WACH
1842

Prostaglandine in Gynäkologie und Geburtshilfe

Symposium am 22. und 23. Mai 1981 in Homburg/Saar

Herausgegeben von H. Hepp und B. Schüßler

Unter Mitarbeit von

R.H. Ackermann F. Allemann S. Alloussi B. Arabin U. Badertscher Th. Bauknecht K. Baumgarten O. Bellmann D. Benthin P. Berle A. Bolte W. Brabec M. Breckwoldt K.H. Breuker R.C. Briel L. Bronz U. Budde M. Cornely O. Dapunt N. Dennemark S. Ditz E. Dreher J.W. Dudenhausen R. Egidi M. Elder W. Elger J. Endl P. Fleischer W. Gärtner U. Gethmann K. Goeschen H. Graeff W. Gruber W. Grünberger M. Hahn Ch. Handrock Th. Hartz R. Heickappell S. Heinzl C. Hellmich P. Hellstern D. Hölzel G. Hoffmann W. Holl H.O. Hoppen A. Horvat A. Huch R. Huch F.X. Jann S. Kille U. Koenig F. Kubli H. Kühnle H.J. Künzig F. Lehmann W. Lichtenegger T.H. Lippert R.P. Lueken P. Morf M. Neumann H. Ponnath W. Rath A. Rehm D. Richter H. Rüttgers E. Ruppin J. Sandow K. Schander G. Schenk W. Schlegel H.J.U. Schmidt J. Schmidt W. Schmidt K. Schmidt-Gollwitzer M. Schmidt-Gollwitzer C. Schmiedel H.P.G. Schneider A. Schröck B. Schüßler B.O. Schulz W. Schuth L. Spätling H. Steiner S. Tatschl P. Theobald J. Urdinola R. von Hugo K. von Maillot W. von Rechenberg St. von Ritter L. Weber H. Weitzel E. Wenzel G. Widmaier H. Wiechell G. Wienecke Ch. Winkler D. Witzig H.P. Zahradnik

Springer-Verlag
Berlin Heidelberg New York 1981

Professor Dr. med. Hermann Hepp
Universitäts-Frauenklinik und -Poliklinik,
D-6650 Homburg/Saar

Dr. med. Bernhard Schüßler
Universitäts-Frauenklinik und -Poliklinik,
D-6650 Homburg/Saar

Mit 103 Abbildungen und 111 Tabellen

ISBN-13:978-3-540-11221-1 e-ISBN-13:978-3-642-68362-6
DOI:10.1007/978-3-642-68362-6

CIP-Kurztitelaufnahme der Deutschen Bibliothek
Prostaglandine in Gynäkologie und Geburtshilfe/hrsg. von H. Hepp u. B. Schüssler. –
Berlin; Heidelberg; New York: Springer, 1981.

NE: Hepp, Hermann [Hrsg.]

2127/3130-543210

Vorwort

In der Gynäkologie und Geburtshilfe nehmen natürliche wie auch synthetische Prostaglandine zunehmend einen breiteren Raum ein. Aufgrund der rasch voranschreitenden Entwicklung ist die Anwendung dieser Substanzen nicht nur im deutschen Sprachraum uneinheitlich.

Die noch verhältnismäßig junge Forschung ist im letzten Jahrzehnt im Aufbruch in alle medizinischen Fachrichtungen. Zeugnis dieser stürmischen Entwicklung sind etwa 100 Originalpublikationen pro Monat, die sich mit der pharmakologischen Wirkung auf physiologische und pathophysiologische Prozesse, mit der Neusynthese von Prostaglandinderivaten und mit neuen Anwendungs- und Applikationsmöglichkeiten befassen. 8 Jahre nach den von Hickl und Brunnberg (Upjohn) veranstalteten Hamburger Prostaglandin-Gesprächen (16./17. 11.1973) halten wir es für angezeigt und notwendig, eine kritische Bilanz der klinischen Bedeutung der Prostaglandine im Sinne einer Bestandsaufnahme für unser Fachgebiet im deutschsprachigen Raum zu ziehen. Gleichzeitig wollen wir die verschiedenen Arbeitsgruppen in den wissenschaftlichen Dialog führen, um vielleicht die Basis für die weitere Grundlagen- und klinisch-wissenschaftliche Forschung zu verbreitern. Die vorliegende Monographie will in dieser Richtung eine Zusammenfassung des Homburger Prostaglandin-Symposiums (22./23.5.1981) und eine Orientierungshilfe sein. Sie entstand aus den Referaten und Vorträgen, die sich auf 4 Hauptthemen beziehen:

I. Theoretische Grundlagen in der klinischen Anwendung von Prostaglandinen,
II. Prostaglandine zur Geburtseinleitung,
III. Anwendung von Prostaglandinen in der Gynäkologie und
IV. Prostaglandine zur Abortinduktion.

Das Symposium und dieser Tagungsbericht befassen sich zum Teil mit Substanzen und ihren Anwendungen, die nach der Entscheidung des Bundesgesundheitsamtes (BGA) in Deutschland nicht mehr verfügbar oder vom BGA nicht zugelassen sind. Wir sind der Meinung, daß dennoch der wissenschaftliche Dialog kritisch weitergeführt werden muß, auch wenn über die in diesem Symposiumsband niedergelegten wissenschaftlichen Daten hinaus selbstverständlich die praktisch-forensischen Gesichtspunkte der Prostaglandinanwendung nicht übersehen werden dürfen. Das BGA hat, basierend auf seinen nicht unumstrittenen Erkenntnissen einer öffentlichen Anhörung von Sachverständigen zum Thema Prostaglandinanwendung in der Gynäkologie und Geburtshilfe im Herbst 1980, die im Handel befindlichen Arzneimittel PGE_2 und $PGF_{2\alpha}$ neu bewertet und gleichzeitig das PGE_2-Derivat Sulproston als Neuzulassung in seiner Indikation streng reglementiert.

Der in der Diskussion bei den Tagungsteilnehmern immer offenkundigen Rechtsunsicherheit soll eine Aufstellung über die heute in der BRD zugelassenen Prostaglandinanwendungen im Anhang dieser Monographie begegnen.

Ziel dieses Symposiums und der vorliegenden Monographie ist eine weiterführende kritische Diskussion unseres derzeitigen Wissensstandes über die Prostaglandine in Forschung und Klinik.

H. HEPP
B. SCHÜSSLER

Inhaltsverzeichnis

Grundlagen zur Physiologie und Pathophysiologie der Prostaglandine

H.P. ZAHRADNIK*

Einführung

1930 entdeckten Kurzrok und Lieb (18), daß menschliche Samenflüssigkeit die Motilität menschlicher Uterusmuskelstreifen in vitro beeinflußt. Basierend auf diesen deskriptiven Erkenntnissen sowie eigenen gleichartigen Untersuchungsergebnissen gab v. Euler 1935 einer auf bestimmte Weise aus der Samenflüssigkeit extrahierbaren Substanzgruppe den Namen Prostaglandine (PG) (12).

Erst 1960 gelang es Bergström und Sjövall, die ersten beiden Prostaglandine (PGE_1, PGF_1) zu isolieren, rein darzustellen, ihr Molekulargewicht zu bestimmen und die Summenformel aufzustellen (6, 7). 1965 haben Änggard und Samuelsson die Biosynthese dieser beiden PG aufgeklärt (2).

In dem Maße, in dem bekannt wurde, daß PG in fundamentale zelluläre und organspezifische Funktionen eingeschaltet sind, stieg das wissenschaftliche Interesse an dieser Substanzgruppe. Wurden bis zum Jahre 1972 insgesamt knapp 1000 Arbeiten über PG veröffentlicht, so zählte man 1976 allein 1400 Publikationen, die sich mit diesem Thema befaßten. Zur Zeit beläuft sich diese Zahl auf etwa 2000 pro Jahr.

Chemie, Biosynthese und Metabolismus

PG sind ungesättigte, 20 C-Atome umfassende Fettsäuren, die von allen Säugetierzellen, mit Ausnahme der reifen roten Blutkörperchen, gebildet werden. Ebenso kommen sie im übrigen Tierreich vor, wie z. B. auch bei Insekten, Fischen und Korallen (11, 12). Da sie auch aus Pflanzen extrahierbar sind, scheinen sie ähnlich wie Calcium oder die zyklischen Nukleotide ein prinzipielles regulierendes Molekül der meisten Lebensformen darzustellen (9).

Die PG_1-Serie (z. B. PGE_1) ist charakterisiert durch *eine* Doppelbindung an der Seitenkette und leitet sich aus dem Substrat Dihomo-γ-Linolsäure ab. Die PG_2-Serie (z. B. PGE_2) besitzt *zwei* Doppelbindungen in den Seitenketten und stammt von der Arachidonsäure ab.

---

* Universitäts-Frauenklinik, Abt. Klinische Endokrinologie, Hugstetterstraße 55, D-7800 Freiburg

Die Ringstruktur des Moleküls führt zu einem anderen System der PG-Klassifizierung. Die Buchstaben A, B, C. D, E und F bezeichnen verschiedene Substituenten an einem Cyclopentanring. Daneben kennt man noch PGG und PGH, die als äußerst kurzlebige Intermediärprodukte der PG-Synthese auftreten und als PG-Endoperoxide bezeichnet werden. Neben den bereits erwähnten PG entstehen aus diesen PG-Endoperoxiden noch weitere PG, die in ihrer biologischen Aktivität sehr wirksam sind, sich jedoch durch eine äußerst kurze Halbwertszeit auszeichnen, nämlich Thromboxan (TXA) und Prostacyclin (PGI_2).

Die Biosynthese der PG nimmt ihren Ausgang von essentiellen Fettsäuren der Linolsäure-Gruppe, die als Phospholipide oder an Cholesterol und andere neutrale Lipide gebunden im Organismus vorliegen. Durch verschiedene enzymatische Syntheseschritte werden über das Intermediärprodukt PGG und PGH die biologisch aktiven PG zumeist an ihrem Wirkort selbst gebildet. Diese enzymatischen Syntheseschritte sind für die Medizin von größter Bedeutung, weil hier eine medikamentöse Einflußnahme möglich ist (z. B. über „PG-Hemmer“: Aspirin, Amuno, Voltaren, Naproxen bzw. Antiphlogistika insgesamt).

Der Metabolismus der PG findet sehr rasch, z. T. am Wirkungsort selbst, z. T. in bestimmten Organen verstärkt, statt (z. B. in der Lunge: PGE, PGF). Der Abbaumechanismus wird durch Dehydrogenasen, Reductasen, Hydroxylasen und verschiedene Oxidationsschritte gewährleistet und kann enzymatisch oder nichtenzymatisch ablaufen.

Physiologie, Pathophysiologie und Klinik

Zentralnervensystem (15)

PG werden spontan oder nach neuraler Stimulation im ZNS gebildet; ihre Funktion ist die Modulation sympathischer Nervensignale. PG sind bei Fieber, Epilepsie, Meningoenzephalitis und nach einem Schlaganfall im Liquor erhöht.

Herz-Kreislauf-System

Wenn Gefäßwände verletzt sind (Trauma, Arteriosklerose usw.), werden durch Thromboxan (TXA) die Thrombozyten aggregiert. Gleichzeitig verursacht TXA eine starke Vasokonstriktion (21). PGI_2 – in der Gefäßwand gebildet – ist der potenteste, derzeit bekannte Vasodilatator und antagonisiert die durch TXA ausgelöste Thrombozytenaggregation.

Veränderungen der PG-Synthese oder -Freisetzung spielen eine Rolle bei: zentraler Hypertonie, Thromboembolie, orthostatischer Hypotension, Asthma cardiale, offenem Ductus arteriosus (25).

Niere (19)

Das renale Gefäßsystem ist ausgesprochen sensitiv gegenüber PG-Wirkungen. PGE und PGI kontrollieren den renalen Blutfluß, die Natrium- und Kaliumausscheidung, die Wasserdiurese und somit auch den Blutdruck.

Der pathophysiologische Hintergrund des Bartter-Syndroms mit seiner auffälligen Interstitiumzellhyperplasie im renomedullären Bereich ist die vermehrte PGE-Bildung dieser Zellgruppe und die hierdurch verursachte Hyperreninämie. Ferner kann die Symptomatik dieses Syndroms durch PG-Synthetase-Hemmung durch Indomethacin normalisiert werden.

Beim gesunden Menschen bedingt ein extremer Anstieg des Urinflusses direkt eine gesteigerte PGE-Exkretion im Urin (oder umgekehrt?).

Chronisch nierenkranke Frauen (Nierentransplantate, chronische Glomerulo- und Pyelonephritis, polyzystische Nieren) haben eine signifikant höhere PGE-Exkretion im Urin als gesunde Frauen, unabhängig von den jeweiligen RR-Werten. Dies steht im Gegensatz zu der erniedrigten PGE-Exkretion bei essentieller Hypertonie.

Eine PGI_2-Infusion beim gesunden Menschen führt zu einem Anstieg der Plasmareninaktivität ohne Stimulation der Reininvorstufen und ohne Aktivierung des Kallikreinsystems. Das Urinvolumen und die Na-Ausscheidung sind allerdings erhöht.

Wahrscheinlich spielt die verschiedentlich gefundene erniedrigte PGI_2-Synthese bei der Entstehung der Schwangerschaftshypertonie ursächlich mit eine entscheidende Rolle. Erste therapeutische Erfolge beim Einsatz von PGI_2 zur Behandlung der Präeklampsie weisen hier einen äußerst hoffnungsvollen Weg!

Gastrointestinales System (5)

PG kontrollieren physiologischerweise die Magensaftsekretion und die Säureproduktion, ebenso wie den kontraktilen Status der glatten Darmmuskulatur. Der therapeutische Effekt gegenüber der vermehrten Säuresekretion wird in der klinischen Anwendung von synthetischen PGE-Derivaten bei Magenulzera ausgenutzt. PG sind wahrscheinlich für die diarrhoischen Komplikationen bestimmter Krankheiten verantwortlich, die mit vermehrtem Wasser- und Elektrolytverlust einhergehen. Nichtsteroidale antientzündliche Medikamente können erfolgreich dagegen eingesetzt werden. Rizinusöl enthält Fettsäurevorstufen, die im Intestinum zur PG-Bildung dienen und den spezifischen bekannten Effekt auslösen. Dieser Effekt des Rizinusöls ist durch Indomethacin aufhebbar.

Lunge

Die Lunge spielt bei der Synthese, Freisetzung und beim Abbau der meisten PG eine sehr bedeutende Rolle. TXA und PGF verursachen eine Konstriktion, PGI und PGE eine Relaxation und Dilatation im Bereich der Lunge. RDS des Neugeborenen, Asthma bronchiale, Anaphylaxie, Lungenembolie, pathologischer Ductus arteriosus, hypoxische alveoläre Vasokonstriktion, Lungenemphysem und Lungenödem gehen mit einem alterierten PG-Metabolismus in der Lunge einher (1, 13). Klinisch relevant ist bereits die Anwendung von Indomethacin zum Verschluß des Ductus arteriosus. PGI ist physiologischerweise in der Lage für die Vasodilatation, verbunden mit einer maximalen Verminderung der Blutblättchenadhäsivität, verantwortlich (14).

Thrombozyten (23)

TXA steuert den normalen Gerinnungsprozeß und die Bildung des Thrombus. PGI – von den Gefäßendothelien gebildet – übt die Kontrolle über das Ausmaß der TXA-Bildung durch die Thrombozyten aus. Gleichzeitig leitet PGI die Thrombusauflösung ein. Venöse Thromboembolie und arterielle Thrombosen beruhen mit auf abnormen PG-Verhältnissen.

Krebs (10)

Eine vermehrte PG-Bildung (Mamma-Ca, Adeno-Ca des Corpus uteri, Kolon- und Nieren-Ca, Pankreastumoren, maligne Melanome, Lungen-Ca) ist verantwortlich für viele der Begleitsymptome bei Krebserkrankungen. Dies sind z. B. Hyperkalzämie, osteoklatische Metastasierung, Diarrhö (typisch beim medullären Schilddrüsen-Ca und Neuroblastomen).

Endzündung (17)

Alle typischen Zeichen der Entzündung (rubor – tumor – calor – dolor) werden durch PG verursacht. Entzündliches Exsudat enthält sehr hohe PG-Konzentrationen, die Chemotaxis der weißen Blutzellen wird durch PG (Leukotriene) gesteuert. Wir wissen jetzt, daß nichtsteroidale antientzündliche Substanzen durch ihre Hemmung der lokalen PG-Synthese therapeutisch wirksam sind. Erkrankungen, die mit einer erhöhten PG-Synthese einhergehen, sind: Rheumatoide Arthritis, Myositis, Uveitis, Dermatitis, Psoriasis, Gingivitis, Pemphigus vulgaris und allergische Kontaktdermatitis.

Fortpflanzungsorgane

Eine verminderte PG-Produktion im männlichen Genitaltrakt ist korreliert mit einer verminderten Spermiogenese und verbunden mit einer Infertilität (8). Prostatagewebe enthält hohe Konzentrationen an PG. Ein gestörtes Verhältnis der PG untereinander bedingt z. B. das Bild der Prostatitis, das durch die PG-Synthese hemmende Substanzen oder durch die PG-Synthese normalisierende Stoffe zu behandeln ist (29).

PGE, PGF und PGI spielen physiologischerweise die entscheidende Rolle bei der Uteruskontraktion. Wehenauslösung am Endtermin, Abortinduktion sowie Wehenhemmung durch „PG-Synthetasehemmer" bzw. -antagonisten sind die hieraus resultierenden klinischen Maßnahmen. Für den Eisprung sicher, für die Luteolyse wahrscheinlich sind PG verantwortlich (4). Die Tubenmotilität hängt von einer ausgewogenen

PG-Synthese ab (20). Dysmenorrhoische Beschwerden können durch PG-Synthesehemmstoffe bzw. -antagonisten ursächlich behandelt werden.
Hierzu einige Beispiele:

Unter Verwendung eines relativ unspezifischen Antikörpers innerhalb der PGF-Gruppe waren wir in der Lage, wehensynchrone PGF-Schwankungen im peripheren Plasma aufzuzeigen (26). Unter gleichen Voraussetzungen fanden Karim und Zuckermann die gleichen qualitativen, quantitativen und zeitlichen Relationen (16, 32).

In vitro verändert sich in Abhängigkeit vom Kontraktionszustand menschlicher Myometriumstreifen schwangerer Uteri am Endtermin das Freisetzungsverhältnis der PG (PGI_2, $PGF_{2\alpha}$, PGE_2) untereinander. Während der Phase regelmäßiger, spontaner, wehenartiger Kontraktionen imponiert eine deutliche „Fluktuation" der PGI_2-Freisetzung. Die Relaxation des Muskelstreifens geht mit einer gesteigerten PGI_2-Bildung einher, während im Stadium der Kontraktion nur sehr niedrige PGI_2-Werte gefunden wurden (30, 31).

Die intrazervikale Applikation von PGE_2 bewirkt nachweislich eine Erweichung und Erweiterung der Cervix uteri, eine Maßnahme, die weitgehend Eingang in den klinischen Alltag gefunden hat (24).

PGE_2-Rezeptoren wurden bisher jedoch nicht im Bereich der Cervix uteri gefunden (3).

Als Ausdruck lokaler, vom unteren Uterinsegment ausgehender Kontraktionen findet man im peripheren Plasma eine signifikante Erhöhung der PGF-Metaboliten. Ob dies allein für die Cervixveränderungen verantwortlich ist (27)?

Die intramuskuläre Applikation des PGE_2-Derivates Nalador verursacht bei nichtschwangeren Frauen unabhängig vom endokrinen Status nach 12–16 h eine signifikante Cervixdilatation, wie wir anhand einer Doppelblindstudie nachweisen konnten (28).

Riede wies nun in Zusammenarbeit mit uns mit Hilfe eines speziellen elektronenoptischen Verfahrens nach, daß es durch den Einfluß dieses Medikamentes zu einer extrazellulären Verlagerung der bei unbehandelten Frauen intrazellulär gelegenen Lysosomen aus den zervikalen Funktionszellen kommt. Wenn man nun weiß, welche enzymatischen Aktivitäten (Hyaluronidasen usw.) die Lysosomen enthalten, so wird klar, daß in diesem Prinzip der Schlüssel für das Verständnis der PGE_2-Wirkung an der Cervis uteri, aber auch manch anderer PG-Wirkungen zu finden ist (unveröffentlichte Ergebnisse).

Schlußbemerkungen

Es war das Ziel meiner obigen Ausführungen, die Prostaglandine als Substanzgruppe vorzustellen und ihre zentrale Bedeutung für die physiologischen und pathologischen Funktionsabläufe des menschlichen Organismus aufzuzeigen. Viele Ergebnisse, die täglich neu gewonnen und im folgenden zur Darstellung gebracht werden, sind so möglicherweise besser in ein Gesamtkonzept einzuordnen; Wirkungen werden relativierbar, Nebenwirkungen objektivierbarer. In besonderem Maße sollte die Darstellung der Grundlagen dazu dienen, der kritiklosen Anwendung von PG vorzubeugen. Meine Absicht war aber auch, diagnostische und therapeutische Möglichkeiten im Zusammenhang mit den Prostaglandinen aufzuzeigen, die wahrscheinlich manches Problem unserer heutigen Frauenheilkunde lösbar erscheinen lassen (Gestose, Cervixinsuffizienz, vorzeitige Wehentätigkeit, intrauterine Mangelentwicklung usw.).

Literatur

1. Allegra J, et al. (1976) J Allergy Clin Immunol 58:546
2. Anggard E, Samuelsson E (1965) J Biol Chem 240:3518
3. Bauknecht T, et al. (to be published) Acta Endocrinol (Copenh)
4. Behrman HR, Caldwell BV (1974) Reproductive physiology. University Park Press, vol 8. Baltimore, MTP International Review of Science, p 63
5. Bennet A (1967) Prostaglandins and the gut. Eden, Montreal
6. Bergström S, Sjövall J (1960) Acta Chem Scand 14:1701
7. Bergström S, Sjövall J (1960) Acta Chem Scand 14:1693
8. Bygdeman M, Samuelsson B (1966) Clin Chem Acta 132:465
9. Cao CMM, et al. (1976) Adv Prostaglandin Thromboxane Res. 2:877
10. Demers LM, et al. (1977) Cancer 39:1554
11. Dickinson RG (1976) Aust J Exp Biol Med Sci 54:475
12. Euler US von (1935) Dtsch Med Wochenschr 33:1182
13. Friedman Z, Demers LM (1978) J Pediatr 61:341
14. Heymann MA, Rudolph MA (1978) Adv Prostaglandin Thromboxane Res. 4:363
15. Horrobin DF (1978) Prostaglandins. Churchill Livingstone, Edinburgh, p 121
16. Karim SMM, et al. (1968) Br Med J 4:618
17. Kuehl FA, et al. (1977) Prostaglandins and therapeutics, vol 3. Upjohn, Kalamazoo, p 2
18. Kurzrok R, Lieb CC (1930) Proc Soc Exp Med 28:268
19. Lee JB (1977) Renal prostaglandins. Churchill Livingstone, Edinburgh
20. Lindblom B, et al. (1978) Fertil Steril 30:553
21. Malik KU, McGiff JC (1976) In: Karim SMM (ed) Prostaglandins: Physiological, pharmacological, and pathological aspects. MTP Press, Lancaster, p 103
22. Morse et al. (1977) Science 196:298
23. Silver MJ, et al. (1977) Prostaglandins in hematology. Spectrum, New York
24. Steiner H, Zahradnik HP (1979) Prostaglandins 17:125
25. Vane JR (1978) Adv Prostaglandin Thromboxane Res 4:27
26. Zahradnik HP, et al. (1976) Geburtshilfe Frauenheilkd 36:710
27. Zahradnik HP, et al. (1979) Arch Gynecol 228:406
28. Zahradnik HP, et al. (1979) Geburtshilfe Frauenheilkd 39:43
29. Zahradnik HP, et al. (1980) Fortschr Med 98:69
30. Zahradnik HP, Schöning R, Breckwoldt M (1981) Vortrag, gehalten bei 1981 Winter Prostaglandin Conference, Clearwater, Florida, USA
31. Zahradnik HP, Schöning R, Breckwoldt M (1981) Acta Endocrinol (Copenh) [Suppl] 96:119, 240
32. Zuckerman H, et al. (1978) Obstet Gynecol 51:311

Die Rolle der Prostaglandine in der Reproduktion: Mögliche Mitwirkung bei der Ovulation

F. LEHMANN*

Die Rolle der Prostaglandine in den übergeordneten Zentren (Gonadotropinfreisetzung)

In allen bislang untersuchten Säugetierarten geht der Ovulation eine hypophysäre LH- (und FSH-)Ausschüttung voraus, verursacht durch positiven feed-back in der Achse Hypothalamus/Hypophyse/Ovar. Dieser periphere LH- (und FSH-)Anstieg setzt im Graaf-Follikel eine ganze Reihe von morphologischen und auch biochemischen Veränderungen in Gang, die letztlich dann zur Ovulation führen.

Die Frage nach der Mitwirkung von Prostaglandinen an dieser Gonadotropinausschüttung wurde erstmals von der Arbeitsgruppe um McCann untersucht (29). Es konnte von den Untersuchern gezeigt werden, daß Prostaglandin-E_1 ebenso wie ein hypothalamischer Extrakt, gewonnen aus Schweinehypothalami, die cAMP-Bildung in der Rattenhypophyse stimuliert. Ein LH-release konnte jedoch nur durch Inkubation der Rattenhypophysen mit dem Hypothalamusextrakt nachgewiesen werden. Später konnten Ratner et al. (17) in vitro und in vivo für die Ratte eine PGE_1-bedingte LH-Ausschüttung nachweisen (Abb. 1 und 2).

Auch bei zyklischen Schafen (2) konnte nach Infusion von $PGF_{2\alpha}$ in die A. carotis und bei ovarektomierten Ratten nach Östrogen-Gestagen-Priming durch i. v. Gabe von PGE_1 (20 μg/Ratte) und $PGF_{2\alpha}$ (200 μg/Ratte) ein LH-Plasmaanstieg nachgewiesen werden (20).

Bei ovarektomierten, nicht vorbehandelten Schafen konnten Chamley et al. (3) keine LH-Ausschüttung durch Prostaglandingabe erzielen, vielleicht ein Hinweis darauf, daß hierfür die Achse Hypothalamus/Hypophyse/Ovar intakt sein muß.

An Ratten konnten Spies und Norman (21) zeigen, daß die durch Pentobarbital in der Ratte unterdrückte Ovulation durch die gleichzeitige Gabe von 10 μg PGE_1/Ratte in den 3. Ventrikel mit dem dadurch initiierten LH-peak doch ablaufen kann.

Theoretisch könnten exogene Prostaglandine die hypophysäre LH-Ausschüttung jedoch auch über eine Wirkung auf den Hypothalamus oder auf noch höher gelegene Zentren beeinflussen.

Chatterjee (6) und vor allem auch Lindner et al. (14) zeigten, daß vom Hypothalamus nach Gabe von Prostaglandinen wahrscheinlich LHRH sezerniert wird. Lindner

* Kliniken für Frauenheilkunde und Geburtshilfe I und II der Medizinischen Hochschule Lübeck, Ratzeburger Allee 160, D-2400 Lübeck 1

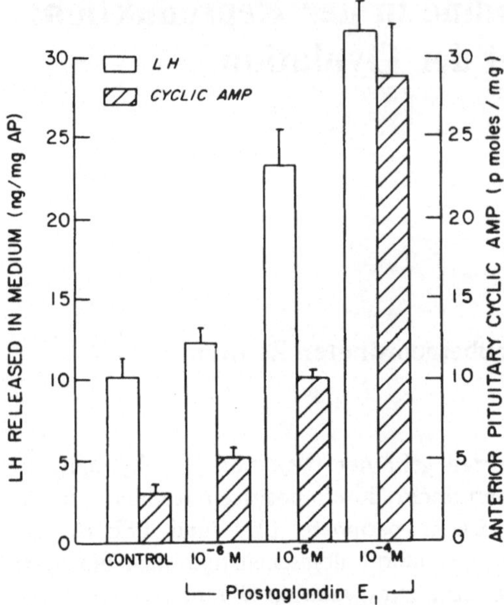

Abb. 1. LH-release und Anhäufung von cAMP in der Hypophyse nach Zusatz verschiedener Konzentrationen von PGE_1 zu dem Inkubationsmedium. Die Höhe der Säulen stellt die Mittelwerte und die vertikalen Linien die Standardabweichungen dar. Jeder Wert stellt Daten von 6–8 Versuchen dar

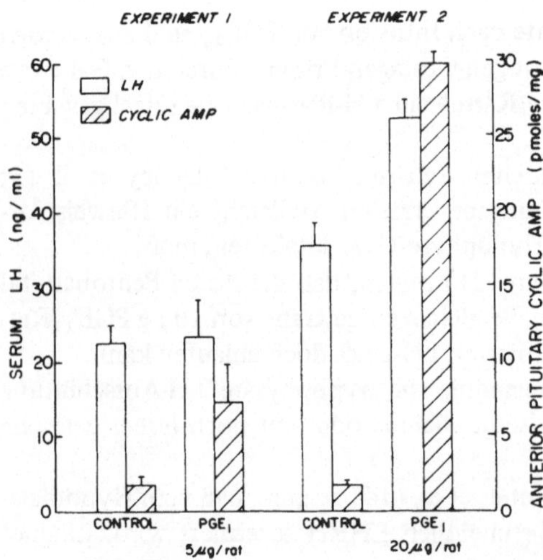

Abb. 2. Serum-LH-Werte und Anhäufung von cAMP in der Hypophyse 10 min nach intravenöser Verabreichung von zwei Dosen PGE_1. Die Höhe der Säulen stellt die Mittelwerte, die vertikalen Linien die Standardabweichungen dar. Jeder Wert stellt Daten von 8 Ratten dar

Intervals after PGE$_2$ injection (min)	Serum FSH (ng/ml)
Control	447.5± 32.8 [a]
10	992.5± 87.4 [b]
20	939.2±102.8 [b]
30	1,011.0±100.4 [b]
40	1,016.6±132.6 [b]
50	875.0± 90.0 [b]
60	805.0±136.1 [b]
90	471.6± 56.5
120	420.8± 37.3

[a] Mean ± S.E. (6 rats/group)
[b] $P < 0{,}01$

Abb. 3. Serum-FSH-Konzentration in verschiedenen Intervallen nach einer i. v. Injektion von 500 μg PGE$_2$

et al. fanden, daß die Gabe von Antiserum gegen LHRH den sonst nach PGE$_2$ beobachteten LH-Anstieg unterdrückte.

Es findet sich in der Literatur meines Wissens nur eine Angabe über die Beeinflussung des FSH-release durch Prostaglandine. Sato et al. (19) wiesen bei männlichen Ratten nach, daß die intravenöse Gabe von 500 μg PGE$_2$ innerhalb von 20 min in der Peripherie einen deutlichen FSH-Anstieg verursacht (Abb. 3).

Die Frage nach der physiologischen Rolle der Prostaglandine in der Funktionsachse Hypothalamus/Hypophyse/Ovar ist sehr schwierig zu beantworten und auch noch nicht hinreichend untersucht. Behrman et al. (1) zeigten, daß durch Indomethacin – einem Prostaglandinsynthesehemmer – bei reifen Ratten die Ovulation unterdrückt werden kann. Dieser Effekt konnte durch die Gabe von LHRH oder LH in üblicher Dosierung nicht wieder aufgehoben werden. Die LH-Gabe führte aber dann zu einer Ovulation, wenn die Tiere nicht mit Indomethacin, sondern mit einem anderen Prostaglandinsynthesehemmer, nämlich Aspirin, vorbehandelt worden waren. Die Autoren folgerten aus diesen Ergebnissen, daß Indomethacin unterschiedlich zu Aspirin zusätzlich zu einem evtl. zentralen Effekt auf ovarieller Ebene die Ovulation verhindert.

Tsafriri et al. (23) wiesen jedoch nach, daß durch die Indomethacingabe an Ratten der präovulatorische LH-Anstieg nicht unterdrückt wird, wohl aber die Ovulation selbst, und daß dieser Eisprung-blockierende Effekt durch die Gabe von PGE$_2$ wieder aufgehoben werden kann. Dies würde bedeuten, daß die Prostaglandine keine physiologische Rolle bei der LH-Sekretion spielen. Chaudhuri und Elder (7) fanden in einem ähnlichen Versuchsansatz bei 5 Patientinnen nach oraler Gabe von 1,8 bzw. 3,6 g Aspirin pro Tag keinen Unterschied im Ablauf von Kontrollzyklus und Therapiezyklus hinsichtlich: 1. Zykluslänge, 2. LH-peak, 3. Corpus-luteum-Funktion.

Zusammenfassend zu dem Komplex Prostaglandine und zentrale Steuerung der Ovulation ist also folgendes festzuhalten:

1. Prostaglandin-E_1- und E_2-Gabe führen zur LH/FSH-Ausschüttung sowohl unter In-vitro- als auch In-vivo-Bedingungen, für $PGF_{2\alpha}$ ist bisher nur die LH-Ausschüttung in vivo nachgewiesen.
2. Exogene Prostaglandine mögen eine Wirkung auf den Hypothalamus oder aber auch auf höhere Zentren oder beides haben, Hinweise dafür, daß Prostaglandine eine physiologische Rolle bei der extraovariellen Steuerung der Ovulation spielen, ergaben sich bislang allerdings nicht.

Die Rolle der Prostaglandine im Ovar selbst (Stimulation der Granulosazellen, intrafollikuläre Konzentration, Kontraktilität)

Eine ganze Reihe von Untersuchungen zeigen, daß Prostaglandine bei der Eireifung und beim Eisprung zumindest anwesend, vielleicht auch mitbeteiligt sind. So läßt sich z. B. nach LH-Zugabe zu Rattenovarhomogenaten eine deutliche Erhöhung der Konversionsrate von Arachidonsäure zu Prostaglandinen beobachten (5).

Auch in-vitro-Versuche mit Schnitten von Affenovarien zeigten nach LH-Zugabe eine deutliche Zunahme der Prostaglandinsynthese, FSH und Prolactin hatten keinen Effekt (25, 26). Für menschliches Follikelgewebe ist in einem ähnlichen in-vitro-Ansatz die $PGF_{2\alpha}$-Synthesemöglichkeit nachgewiesen worden (16).

Die Frage nach einer möglichen Mitwirkung von Prostaglandinen bei der Eireifung, d. h. bei der intrafollikulären Umsetzung der gonadotropen Stimulation des heranreifenden Follikels, ist intensiv untersucht worden. Channing (4) konnte in Granulosazellkulturen von präovulatorischen Affenfollikeln zeigen, daß die Zugabe von PGE_2 ebenso zu einer Luteinisierung führt wie die Zugabe von LH. Die Luteinisierung durch LH war allerdings wesentlich stärker ausgeprägt. Channing vermutete, daß Prostaglandine die LH-Wirkung auf die Granulosazellen vermitteln können.

Die Rolle des cAMP als „messenger" von Hormonwirkungen an Zielorganen kann heute als gesichert gelten. Kolena und Channing (10) konnten nachweisen, daß in vitro sowohl die Zugabe von LH und FSH als auch von PGE_1 und PGE_2 die Akkumulation von cAMP in Granulosazellen von Schweineovarien stimulieren. Dabei zeigte sich, daß die Kombination von LH plus PGE_2 am wirksamsten war, die Kombination von FSH plus PGE_2 oder LH, FSH oder PGE_2 allein waren in dieser Reihenfolge weniger wirksam.

Gegen eine solche additive Wirkung von PGE_1 oder PGE_2 und LH auf die Bildung von cAMP und für eine allein von Gonadotropien abhängige Prostaglandinwirkung sprachen die Befunde von Kuehl et al. (11) an Granulosazellkulturen von Rinderovarien (Abb. 4). Bei so widersprüchlichen Ergebnissen waren die Hinweise von Triebwasser et al. (22) insofern ganz wichtig, da sie zeigten, daß mit der Verwendung von Granulosazellkulturen der tatsächliche Syntheseort der intrafollikulären Prostaglandinbildung untersucht wurde (Abb. 5 und 6).

Darüber hinaus läßt der zeitliche Ablauf zwischen LH-Zugabe in die Granulosazellkultur und nachfolgender Prostaglandinsynthese und Bildung von cAMP daran zweifeln, daß hier eine durchlaufende Reaktionskette vorliegt. Lindner et al. (14) und andere konnten zeigen, daß nach Zugabe von LH zu Granulosazellkulturen ein An-

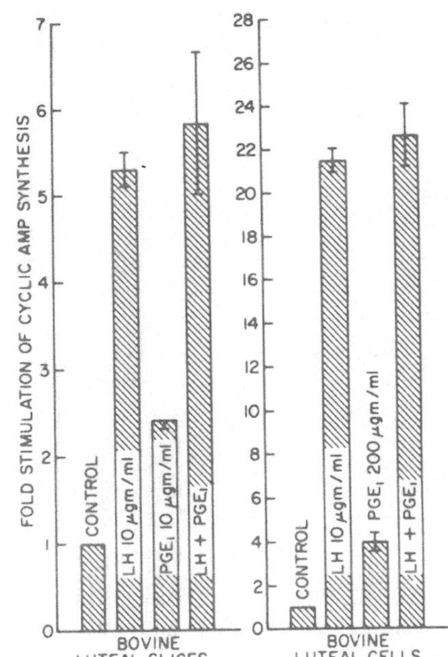

Abb. 4. Additivitätsstudien mit LH und PGE_1 in Corpus-luteum-Schnitten und -zellen vom Rind. Die Bestimmungen von cAMP-^{14}C wurden, wie kürzlich beschrieben, ausgeführt (24)

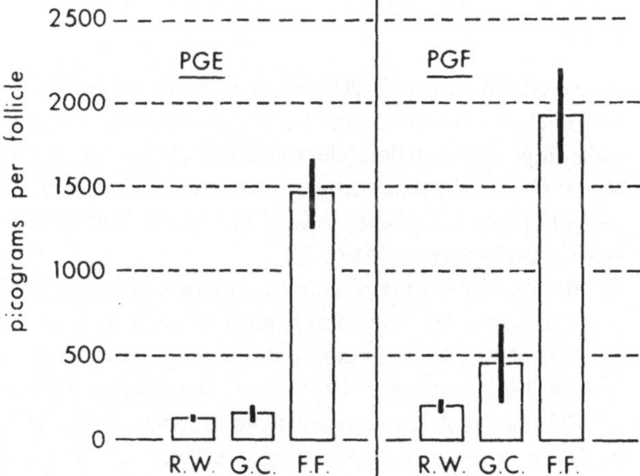

Abb. 5. Lokalisation von PGE und PGF in Graaf-Follikeln 9 h nach Injektion von 100 JU HCG. Die größten Follikel wurden beim Schaf von dem umgebenden Gewebe getrennt und aufgeteilt in eine Wandkomponente (R.W.), in eine Granulosazellen-Oozyten-Komponente (G.C.) und in eine Follikularflüssigkeitskomponente (F.F.), wie bei den Methoden beschrieben. Die Höhe der Säulen stellt die Mittelwerte und die vertikalen Linien die Standardabweichungen dar

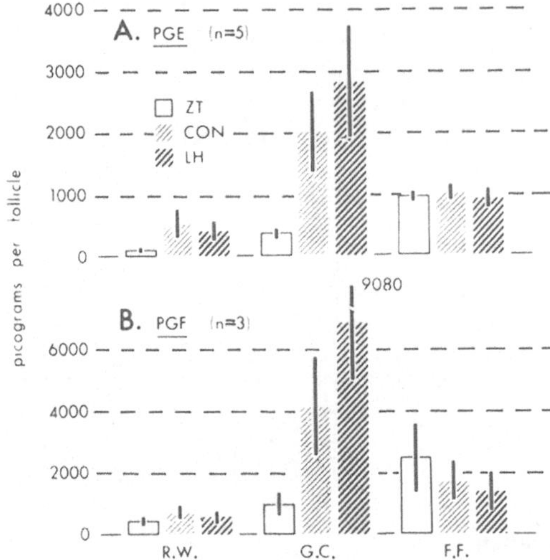

Abb. 6. Prostaglandinbiosynthese durch Inhaltsstoffe des Graaf-Follikel in vitro 9 h nach einer Injektion von 100 JU HCG. Die größten Follikel wurden in KRBB bei 0 °C aufgeschnitten und in drei gleiche Gruppen aufgeteilt: eine Nullzeitgruppe (ZT), eine inkubierte Kontrollgruppe (CON) und eine Gruppe inkubiert mit LH (LH). Die Follikel jeder Gruppe wurden getrennt in eine Wandkomponente (R.W.), eine Granulosazellkomponente (G.C.) und eine follikuläre Flüssigkeit (F.F.) mit der Methode, die in der Methodologie beschrieben wurde. Die Komponenten der Gruppe ZT wurden sofort nach der Präparation eingefroren, während die Komponenten der Kontrollgruppe und der LH-Gruppe 5 h bei 37 °C in einem Gemisch von 95% O_2 und 5% CO_2 bei Gegenwart von KRBB allein und KRBB mit 5 μg LH/ml inkubiert wurden. Die Höhe der Säulen stellt die Mittelwerte und die vertikalen Linien die Standardabweichungen dar. A. stellt die Änderungen bei PGE und B. bei PGF dar

stieg von cAMP nach 20 min, ein Anstieg der PGE-Konzentration im Medium aber erst nach 2 h nachweisbar wird. Als weiterer Hinweis dafür, daß Prostaglandine nicht unbedingt eine Mittlerrolle zwischen LH-Wirkung und cAMP-Bildung einnehmen, müssen auch die Beobachtungen interpretiert werden, daß die Inkubation von Mausovarien (11) und Kaninchenfollikel (15) mit cAMP einen Anstieg in der Prostaglandinkonzentration bewirken (Abb. 7).

Bei der Zusammenfassung zu diesem Komplex empfiehlt es sich, wegen der Widersprüchlichkeit der einzelnen Literaturangaben chronologisch vorzugehen:

1. Zunächst schien es so, daß Prostaglandine die Wirkung der Gonadotropine auf den heranreifenden Follikel in spezifische Zelleistungen umsetzen würden (Aktivierung des Adenylzyklasesystems, Steroidgenese, Luteinisierung).
2. Dann konnte nachgewiesen werden, daß Prostaglandinantagonisten und Prostaglandinsynthesehemmer die LH-Wirkung auf die Granulosazellen nicht unterdrükken.
3. Schließlich wurde deutlich, daß wegen der zeitlichen Abfolge bei der durch LH-Einwirkung ansteigenden Synthese von Prostaglandinen und cAMP die Theorie der prostaglandinabhängigen LH-Wirkung auf den reifen Follikel nicht mehr zu halten ist.

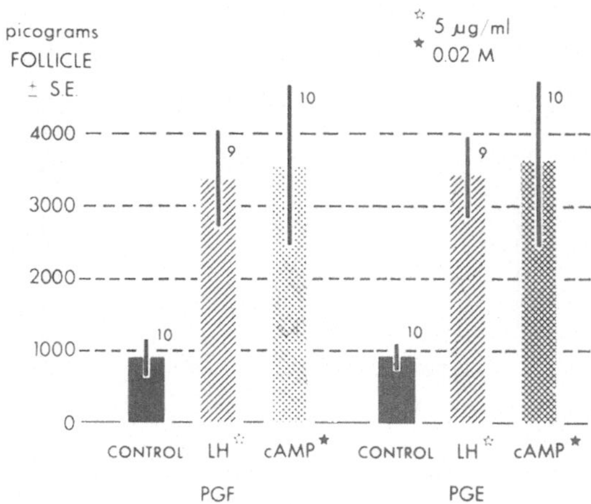

Abb. 7. Wirkung der cAMP auf die Prostaglandinakkumulation in isolierten Graaf-Follikeln des Kaninchens. Die experimentellen Bedingungen sind in Abb. 3 beschrieben. NJH-LH-S15 wurde in einer Konzentration von 5 µg/ml und cAMP in einer Konzentration von 0,02 M hinzugefügt. Die Zahlen oberhalb der Rechtecke bezeichnen die Zahl der Follikel in jeder Gruppe, die Höhe der Rechtecke den Mittelwert der Prostaglandinsynthese und die vertikalen Linien die Standardabweichungen

4. Sicher ist momentan eigentlich nur, daß präovulatorisch die Konzentration von Prostaglandinen im Follikel ansteigen und daß als entscheidender Syntheseort die Granulosazellen anzusehen sind.

Tatsächlich steigt der Prostaglandingehalt in der Follikelflüssigkeit während der Follikelreifung drastisch an (17) (Abb. 8).

Ein Anstieg der PGF – als auch der PGE-Konzentration läßt sich auch im Kaninchenfollikel nachweisen. Sowohl bei der Ratte als auch beim Kaninchen kann der Prostaglandinanstieg durch Indomethacingabe verhindert werden (27). Die Autoren konnten in einer weiteren Arbeit zeigen, daß dieser Prostaglandinanstieg nur in Follikeln nachzuweisen ist, die später tatsächlich ovulieren *und* daß das Prostaglandin-$F_{2\alpha}$ nach der Ovulation rasch wieder abfällt, während die PGE_2-Konzentration noch einige Stunden erhöht bleibt (28) (Abb. 9).

Tsafriri et al. (23) wies nach, daß die auf ovarieller Ebene wirksam werdende Unterdrückung der Ovulation mit Indomethacin bei erhaltenem LH-peak durch die Gabe von 750 µg PGE_2 pro Ratte teilweise wieder aufgehoben werden kann: Die Zahl der luteininiserten, nicht gesprungenen Follikel verringert sich deutlich gegenüber den Kontrollen. An Kaninchen gelang es, einen ähnlichen Effekt durch Infusion von $PGF_{2\alpha}$ in die Aorta nachzuweisen (9).

Diese Ergebnisse und die Beobachtung, daß die Kontraktilität des Ovars nach einer Indomethacinbehandlung deutlich abnimmt und nach Substitution von $PGF_{2\alpha}$ wieder hergestellt werden kann, führte zu der These, daß die Prostaglandine auf ovarieller Ebene physiologischerweise vor allem bei der Entlassung des Eies aus dem Follikel mitwirken.

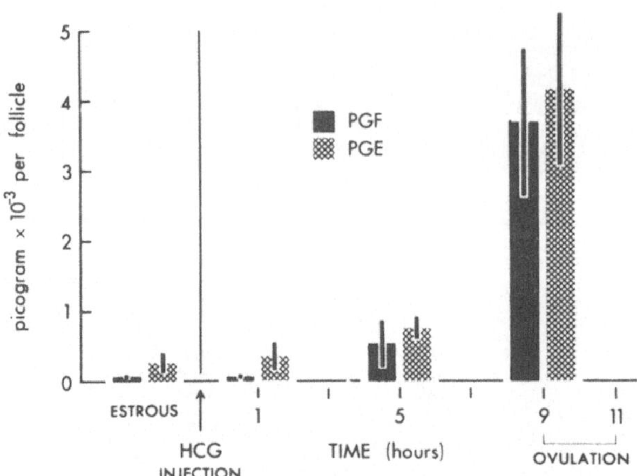

Abb. 8. Präovulatorische Wechsel in der Konzentration von PGF (volle Säulen) und PGE (schraffierte Säulen). Die Säulen für PGF und PGE für Kaninchen im Östrus und die Säule für PGF 9 h nach einer HCG-Injektion stellen den Mittelwert von 5 Experimenten und die vertikalen Linien die Standardabweichung (SD) dar. Die Säulen für PGF und PGE bei 1 und 5 h stellen den Mittelwert von 4 Experimenten mit der Standardabweichung dar. Die Säule für PGE bei 9 h stellt den Mittelwert von 3 Experimenten und die Klammern die Standardabweichung dar. PGF und PGE wurden mit Radioimmunoassay in Follikel gemessen, die von Kaninchen im Östrus oder in geeigneten Zeitabständen nach einer intravenösen Injektion von 100 JU HCG isoliert wurden

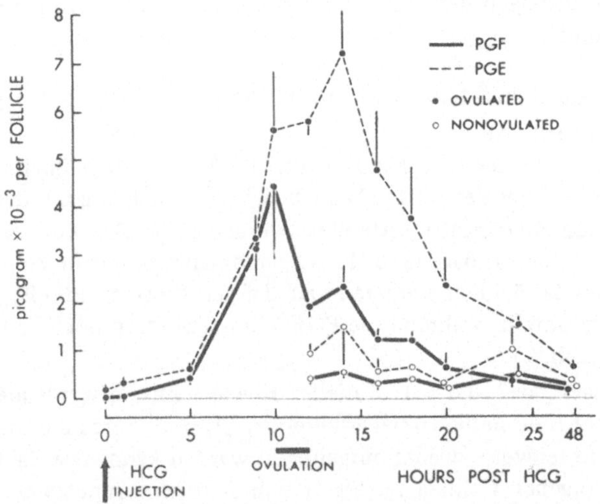

Abb. 9. Werte von PGF und PGE in Graaf-Follikeln des Kaninchens isoliert im Östrus (Zeit 0) und in verschiedenen Zeitabständen nach der Injektion von 100 JU HCG in die Randvene des Ohrs. Die Messungen der Prostaglandine wurden an den von jedem Kaninchen gesammelten Follikeln ausgeführt. Die Punkte bezeichnen die Mittelwerte und die vertikalen Linien die Standardabweichungen. Wenn keine Klammern eingezeichnet sind, stellt der Punkt den Mittelwert von nur 2 Bestimmungen dar. PGF und PGE wurden durch Radioimmunoassay gemessen

Richmann et al. (18) untersuchten bei Kaninchen den Effekt von $PGF_{2\alpha}$ und PGE_2 (Infusionen von ca. 0,5 μg über 4 h in die Aorta) auf die HCG-induzierte Ovulation. Sie konnten zeigen, daß PGE_2 zu einer zeitlichen Verzögerung des Ovulationsablaufs führte, während nach Infusion von $PGF_{2\alpha}$ keine Störung des Ovulationsablaufs zu verzeichnen war. Da $PGF_{2\alpha}$ die Kontraktilität im Kaninchenovar erhöht, während PGE_2 sie hemmt (24), und auch für das menschliche Ovar eine Verstärkung der Kontraktilität durch $PGF_{2\alpha}$ nachgewiesen ist (8), läßt sich die Frage nach der Mitwirkung der intrafollikulär nachweisbaren Prostaglandine an der Ovulation wie folgt zusammenfassen:

1. $PGF_{2\alpha}$ kann möglicherweise durch Aufrechterhaltung eines gewissen intraovariellen Druckes die Ausstoßung der reifen Eizelle nach enzymatischer Andauung und Verdünnung der Follikelmembran begünstigen.
2. PGE_2 hat in diesem Zusammenhang wahrscheinlich keine physiologische Rolle. Beim Vorhandensein beider Prostaglandine bleibt die Kontraktilität des Ovars erhalten.
3. Die Tatsache, daß Chaudhuri u. Elder (7) nach Aspirin-Gabe an 5 Patientinnen keine Beeinflussung des Zyklusablaufes gesehen haben, heißt nicht unbedingt, daß Ovulationen stattgefunden haben. Einschränkend ist außerdem noch anzumerken, daß die Autoren natürlich nicht nachgeprüft haben, ob die Dosierung ausreichend war, um die intrafollikuläre Prostaglandinsynthese zu hemmen.

Resümee

1. Für die zentrale Steuerung der Ovulation kann eine permissive Wirkung von Prostaglandinen ausgeschlossen werden. Dieses heißt natürlich nicht, daß nicht auch im Hypothalamus und in der Hypophyse intrazelluläre Abläufe erst unter Mitwirkung von Prostaglandinen möglich werden.
2. Es erscheint möglich, daß die Prostaglandine bei der Entlassung der Eizelle aus dem reifen Follikel eine physiologische Rolle spielen. Es ist jedoch z. Z. noch unklar, ob dieser Effekt nur über die Prostaglandin-$F_{2\alpha}$-bedingte Kontraktilität des Ovars wirksam wird.

Eine Andauung der Follikelwandung kurz vor der Ovulation gilt als wahrscheinlich. Ein kollagenaseähnliches Enzym ist in der Diskussion. Kürzlich veröffentlichte Untersuchungen machen es wahrscheinlich, daß ein Plasminogen-Aktivator ebenfalls eine gewisse Rolle im Ablauf der Ovulation haben könnte und daß diese Vorgänge unter dem Einfluß von FSH gesteuert ablaufen. Es ist nicht auszuschließen, daß hier Prostaglandin-abhängige Membranreaktionen beschrieben wurden, zumal Membrandestabilisierende Wirkungen von Prostaglandinen z. B. an Fettzellen bekannt sind. Es ist sicher noch viel Arbeit zu investieren, bis die Rolle der Prostaglandine während der Ovulation umfassend beschrieben werden kann. Vorläufig gibt es nur unvollständige Modelle (Abb. 10).

Die von Kuehl et al. (1974) vertretene These, nach der die Gonadotropinrezeptorenbildung über die Prostaglandine das Adenylzyklasesystem stimuliert, wobei die PGE-Gruppe eher über die Akkumulation von cAMP und die PGF-Gruppe evtl. über die Bildung von cGMP wirksam werden könnte, muß heute wohl fallengelassen werden. Das von Marsh et al. (15) aufgestellte Modell enthält noch viele Fragezeichen, vereinigt die widersprüchlichen Ergebnisse aus Granulosazellkulturversuchen jedoch müheloser. Für die Rolle der Prostaglandine bei der Ovulation sind hier dann ehrlicherweise aber nur mögliche und noch nicht nachgewiesene Mitwirkungen aufgeführt (Abb. 11).

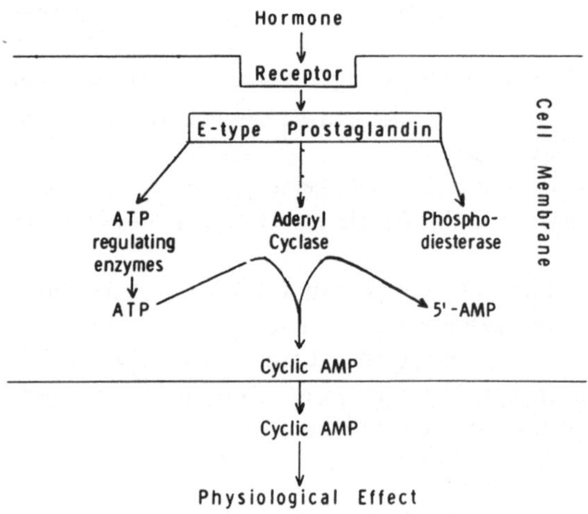

Abb. 10. Modell für die Rolle der Prostaglandine bei der Ovulation

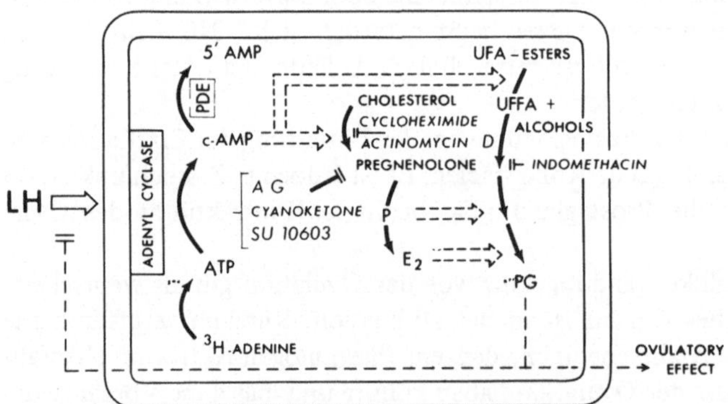

Abb. 11. Hypothetisches Modell für einige Aspekte der biochemischen Ereignisse im ovulatorischen Prozeß beim Kaninchen. Die benutzten Abkürzungen lauten: LH=Luteinisierendes Hormon, c-AMP=Zyklisches Adenosinmonophosphat, E_2=17β-Östradiol, P=Progesteron, PG=Prostaglandine, AG=Aminoglutethimid, PDE=Zyklische Nukleotidphosphodiesterase, UFA-esters=Ungesättigte Fettsäureester (Phospholipide, Cholesterolester, Triglyceride), UFFA=Ungesättigte freie Fettsäuren (Eikosatriensäure, Arachidonsäure und Eikosapentaensäure), alcohols=Lysophospholipide, Cholesterol und Diglyceride. Die fetten Pfeile kennzeichnen biochemische Veränderungen. Die gestrichelten Pfeile kennzeichnen Stimulationen. Das Symbol ||– kennzeichnet Inhibitionen. Die gestrichelten Linien und Pfeile kennzeichnen mögliche, aber bis jetzt noch nicht untersuchte Wirkungen

Literatur

1. Behrman HR, Orczyk GP, Korenman SG (1972) Effect of synthetic gonadotropin-releasing hormones (Gn-Rh) on ovulation blockade by aspirin and indomethacin. Prostaglandins 1:245–258
2. Carlson JC, Barcikowski B, McCracken JA (1973) $PGF_{2\alpha}$ and the release of LH in sheep. J Reprod Fertil 34:357–361
3. Chamley WA, Christie M (1973) Failure of prostaglandin $F_{2\alpha}$ to affect LH secretion in the ovariectomized ewe. Prostaglandins 3:405–412
4. Channing CP (1972) Stimulatory effects of prostaglandins upon luteinization of rhesus monkey granulosa cell cultures. Prostaglandins 2:331–350
5. Chasalow FI, Pharris BB (1972) Luteinizing hormone stimulation of ovarian prostaglandin biosynthesis. Prostaglandins 1:107–117
6. Chatterjee A (1973) A possible mode of action of prostaglandins: VI-failure of prostaglandin $F_{2\alpha}$ in the interruption of pregnancy of rats having pituitary heterotransplant under the kidney capsule. Prostaglandins 4:915–922
7. Chaudhuri G, Elder MG (1976) Lack of evidence for inhibition of ovulation by aspirin in women. Prostaglandins 11:727–735
8. Coutinho FM, Maia HS (1971) The contractile response of the human uterus, fallopian tubes and ovary to prostaglandins in vivo. Fertil Steril 22:539–543
9. Diaz-Infante A, Wright KH, Wallach EE (1974) Effects of indomethacin and prostaglandin $F_{2\alpha}$ on ovulation and ovarian contractility in the rabbit. Prostaglandins 5:567–581
10. Kolena J, Channing CP (1972) Stimulatory effects of LH, FSH and prostaglandins upon cyclic 3′5′AMP levels on porcine granulosa cells. Endocrinology 90: 1543–1550
11. Kuehl FA, Cirillo CV, Ham EA, Humes JL (1972) The regulatory role of prostaglandins on the cyclic 3′5′-AMP system. Adv Biosci 9:155–172
12. LeMaire WJ, Yang NST, Behrman HH, Marsh JM (1973) Preovulatory changes in the concentration of prostaglandins in rabbit graafian follicles. Prostaglandins 3:367–376
13. LeMaire WJ, Clark MR, Gagan BNC, Marsh JM (1980) The role of prostaglandins in the mechanism of ovulation. In: Tozzini RI, Reeves G, Pineda RL (eds) Endocrine physiopathology of the ovary. Elsevier North-Holland, Amsterdam, pp 207–217
14. Lindner HR, Zor U, Bauminger S et al. (1974) The use of prostaglandin synthetase inhibitors in analyzing the role of prostaglandins in reproductive physiology. In: Robinson HJ, Vane JR (eds) Prostaglandin synthesis inhibitors. Their effects on physiological functions and pathological states. Raven, New York, pp 271–287
15. Marsh JM, Yang NST, LeMaire WJ (1974) Prostaglandin synthesis in rabbit graafian follicles in vitro. Effect of luteinizing hormone and cyclic AMP. Prostaglandins 7:269–283
16. Plunkett ER, Moon YS, Zamecnik J, Armstrong DT (1975) Preliminary evidence of a role for prostaglandin F in human follicular function. Am J Obstet Gynecol pp 391:397
17. Ratner A, Wilson MC, Strivastava L, Peake GR (1974) Stimulatory effects of PGE_1 on rat anterior pituitary cyclic AMP and luteinizing hormone release. Prostaglandins 5:165–171
18. Richman KA, Wright KH, Wallach EE (1974) Local ovarian effects of prostaglandins E_2 and $F_{2\alpha}$ on human chorionic hormone induced ovulation in the rabbit. Obstet Gynecol 43:203–210
19. Sato T, Jyujo T, Iesaka T, Ishikawa J, Igarashi M (1974) Follicle stimulating hormone and prolactin release induced by prostaglandins in the rat. Prostaglandins 5:483–490

20. Sato T, Taya K, Jyujyo T, Hirono M, Igarashi M (1974) The stimulatory effect of prostaglandins on luteinizing hormone release. Am J Obstet Gynecol 118: 875–876
21. Spies HG, Norman RL (1973) Luteinizing hormone release and ovulation induced by the intraventricular infusion of prostaglandin E_1 into pentobarbital blocked rats. Prostaglandins 4:131–141
22. Triebwasser WF, Clark MR, LeMaire WJ, Marsh JM (1978) Localization and *in vitro* synthesis of prostaglandins in components of rabbit preovulatory graafian follicles. Prostaglandins 16:621–632
23. Tsafriri A, Koch Y, Lindner HR (1973) Ovulation rate and serum LH levels in rats treated with indomethacin or prostaglandin E_2. Prostaglandins 3:461–467
24. Virutamasen P, Wright KH, Wallach EE (1973) Monkey ovarian contractility – its relationship to ovulation. Fertil Steril 24:763–771
25. Wilks JW, Forbes KK, Norland JF (1972) Synthesis of prostaglandin $F_{2\alpha}$ by the ovary and uterus. J Reprod Med 9:271–276
26. Wilks JW, Forbes KK, Norland JF (1972) Synthesis of prostaglandin $F_{2\alpha}$ by the ovary and uterus. In: Southern EM (ed) The prostaglandins: Clinical applications in human reproduction. Futura, Mt Kisco, pp 47–58
27. Yang NST, Marsh JM, LeMaire WJ (1973) Prostaglandin changes induced via ovulatory stimuli in rabbit graafian follicles. The effect of indomethacin. Prostaglandins 4:395–404
28. Yang NST, Marsh JM, LeMaire WJ (1974) Post ovulatory changes in the concentration of prostaglandins in rabbit graafian follicles. Prostaglandins 6:37–44
29. Zor A, Kaneko T, Schneider HPG, McCann SM, Field JB (1970) Further studies on stimulation of anterior pituitary cyclic adenosine-3′5′-monophosphate formation by hypothalamic extract and prostaglandins. J Biol Chem 245:2883–2888

Nebenwirkungen und Komplikationen der Prostaglandinanwendung

T. LIPPERT*

Einleitung

Das letzte Jahrzehnt hat ein explosives Wachstum unserer Kenntnisse über die biologischen Wirkungen der Prostaglandine (PG) gebracht. In Gynäkologie und Geburtshilfe, später auch in anderen Fachgebieten wie Pädiatrie, Radiologie und innere Medizin hat dies zur klinischen Anwendung der PG geführt. Während das Interesse für die Nutzbarmachung der verschiedensten PG-Wirkungen sehr groß ist, läßt sich andererseits kaum übersehen, daß die PG auch in der Lage sind, unerwünschte Nebenwirkungen hervorzurufen. Um bei einer therapeutischen Anwendung von solchen Nebenwirkungen nicht überrascht zu werden, ist es nützlich, die pharmakologischen Wirkungen der PG auf einige wichtige Organsysteme zu kennen. Im folgenden soll über Nebenwirkungen bei therapeutischer PG-Anwendung jeweils im Zusammenhang mit den möglichen Organreaktionen berichtet werden. Berücksichtigung fanden dabei nur die Primärprostaglandine E_2 und $F_{2\alpha}$.

Herz-Kreislauf-System

Die PG entwickeln beim Übertritt größerer Konzentrationen in die Gesamtzirkulation hämodynamische Wirkungen (9, 22). Die sowohl beim Menschen als auch bei vielen Tierspezies nachgewiesenen Wirkungsmodi sind in Tabelle 1 zusammengefaßt.

Tabelle 1. Wirkung der Primärprostaglandine E_2 und $F_{2\alpha}$ auf das Herz-Kreislauf-System

	PGE_2	$PGF_{2\alpha}$
Herzfrequenz	Anstieg	Anstieg
Herzminutenvolumen	Anstieg	Anstieg
Blutdruck	Abfall	Anstieg
Widerstand der peripheren Gefäße	Abfall	Anstieg
Widerstand der Koronargefäße	Abfall	Ohne nachweisbare Wirkung

* Universitäts-Frauenklinik, D-7400 Tübingen

Wie man sieht, ist mit Ausnahme von Herzfrequenz- und Herzminutenvolumen, bei denen gemeinsam ein Anstieg stattfindet, die Reaktionsart von der jeweiligen PG-Art abhängig. So fällt bei PGE_2-Gabe der Blutdruck ab; gleichzeitig wird auch der periphere Gefäßwiderstand herabgesetzt. Bei $PGF_{2\alpha}$ erfolgt der Anstieg von Blutdruck und peripherem Gefäßwiderstand. Mit der Widerstandsherabsetzung der Herzkranzgefäße nach PGE_2 soll eine vermehrte Durchblutung des Herzens erfolgen, $PGF_{2\alpha}$ soll keine Wirkung auf die Koronargefäße entfalten. Die bei therapeutischer Anwendung verabreichten Substanzmengen liegen im allgemeinen unterhalb der Grenzen, in denen ein hämodynamischer Effekt zu erwarten ist.

Hohe Blutkonzentrationen bei therapeutischer PG-Anwendung können auftreten durch versehentliche Gabe am falschen Applikationsort, z. B. in die Uterusmuskulatur bei vorgesehener intraamnialer Gabe. Auch bei ungewöhnlich guten Resorptionsbedingungen, z. B. bei extraamnialer Applikation, ist ein größerer Übertritt in die Blutbahn möglich.

Es wurde über eine Reihe von passageren hämodynamischen Nebenwirkungen berichtet. Während bei PGE_2-Gabe Blutdruckabfälle registriert wurden (27, 29, 30), sind im Gegensatz zu experimentellen Resultaten bei $PGF_{2\alpha}$ auch Druckabfälle beobachtet worden (24, 36). Bei der Herzfrequenz wurden nicht nur, wie zu erwarten, Frequenzerhöhungen, sondern auch starke Abfälle gemessen (30, 36). Die Nebenwirkungen waren meistens nicht lebensbedrohlich und häufig schnell reversibel.

Von besonderem Interesse dürfte die Mitteilung über das Auftreten von Herzarrhythmien nach $PGF_{2\alpha}$-Gabe sein (4). Nach 40 mg, intraamnial appliziert, traten bei einer Patientin Schwächeanfälle mit einem Abfall und Unregelmäßigwerden der Herzfrequenz auf. Diese Symptome konnten mit einer Hypokaliämie (2,8 maequ/l) in Zusammenhang gebracht werden.

Von denselben Autoren wurden bei 19 weiteren Patientinnen mit Schwangerschaftsunterbrechungen der Kaliumblutspiegel gemessen und eine geringgradige, aber signifikante Erniedrigung registriert. Als Ursache wurde der PG-Einfluß auf die Elektrolytausscheidung der Niere verantwortlich gemacht. Die Autoren wiesen darauf hin, daß bei Patientinnen mit niederem Kaliumspiegel die PG-Anwendung kontraindiziert sei.

Lunge

Die PG spielen in der Lunge eine wichtige Rolle. Neben physiologischen Funktionen wird ihnen auch bei Erkrankungen wie Asthma und Lungenembolie eine wichtige Beteiligung zugeschrieben (15, 32). In Tabelle 2 sind die nach PG-Gaben nachgewiesenen Reaktionsarten auf die Lunge zusammengestellt.

In In-vitro-Untersuchungen zeigte PGE_2 auf die menschliche Bronchialmuskulatur eine relaxierende, $PGF_{2\alpha}$ eine kontrahierende Wirkung. Bei In-vivo-Untersuchungen war die Wirkung für $PGF_{2\alpha}$ gleichartig, bei PGE_2 wurden sowohl bronchodilatorische als auch bronchokonstriktorische Wirkungen gemessen. Der Widerstand der Luftwege nahm bei $PGF_{2\alpha}$ immer zu, bei PGE_2 waren die Reaktionen uneinheitlich. Die pulmonalen Gefäße reagieren auf $PGF_{2\alpha}$ mit einer Vasokonstriktion, PGE_2 kann sowohl eine vasodilatorische als auch eine vasokonstriktorische Wirkung entfalten.

Tabelle 2. Wirkung der Primärprostaglandine E_2 und $F_{2\alpha}$ auf die Lunge

	PGE_2	$PGF_{2\alpha}$
Bronchialmuskulatur	Relaxation (Auch Kontraktion möglich)	Kontraktion
Widerstand der Luftwege	Abfall (Auch Anstieg möglich)	Anstieg
Widerstand der Pulmonalgefäße	Abfall (Auch Anstieg möglich)	Anstieg

Der PG-Einfluß auf die Lungenfunktion wurde bei gesunden Schwangeren untersucht. Bei 5 von 7 Patientinnen entwickelten sich nach PGE_2-Infusionen (20 μg/min) Zeichen einer Bronchokonstriktion (31); nach $PGF_{2\alpha}$-Infusionen (200 μg/min) zeigten 13 von 19 Schwangeren eine eingeschränkte Lungenfunktion (11, 31). Bei der hohen Frequenz von Atemfunktionsbeeinträchtigungen ist es allerdings erstaunlich, daß die Anzahl der publizierten Nebenwirkungen von Seiten der Lunge relativ gering ist. Nur in wenigen Fällen wurde über das Auftreten von Bronchospasmen nach Anwendung von $PGF_{2\alpha}$ und auch von PGE_2 berichtet, meistens bei Patientinnen mit belasteter Anamnese (1, 12). Bei einer kleinen Gruppe Gefährdeter, wie z. B. Asthmatikern, sollen allerdings dramatische Veränderungen möglich sein. Es erscheint deshalb wichtig, daß vor jeder PG-Anwendung anamnestisch abgeklärt wird, ob aufgrund einer Lungenerkrankung eine Kontraindikation für die PG-Gabe besteht.

Zentralnervensystem

PG sind normalerweise im Zentralnervensystem (ZNS) vorhanden und üben dort verschiedene Funktionen aus, deren exakte Mechanismen bisher noch nicht geklärt werden konnten (8). In Tabelle 3 sind einige experimentell nachgewiesene Wirkungen auf das Zentralnervensystem dargestellt.

Eine Beeinflussung des psychischen Verhaltens im Sinne einer Sedierung soll bei PGE_2 stark ausgebildet sein, bei $PGF_{2\alpha}$ nicht oder nur sehr geringgradig. Die Hirndurchblutung, hauptsächlich im Tierexperiment untersucht, läßt sich mit $PGF_{2\alpha}$ durch Vasokonstriktion hemmen. Mit PGE_2 ist sowohl eine Vasodilatation, als auch

Tabelle 3. Wirkung der Primärprostaglandine E_2 und $F_{2\alpha}$ auf das Zentralnervensystem

	PGE_2	$PGF_{2\alpha}$
Verhalten	Sedierung	Ohne nachweisbare Wirkung
Hirngefäße	Dilatation (Auch Konstriktion möglich)	Konstriktion
Körpertemperatur	Anstieg	Anstieg

eine Vasokonstriktion möglich. Das Temperaturregelzentrum im hypothalamischen Bereich soll sowohl auf PGE_2 als auch auf $PGF_{2\alpha}$ mit einer Temperaturerhöhung reagieren.

Über Nebenwirkungen, die durch den PG-Einfluß auf das ZNS ausgelöst werden, liegen eine Reihe von Publikationen vor. Berichte über das Auftreten von epileptiformen Anfällen nach PG-Gabe haben zur Prüfung der Hirnstromkurven vor und nach PG-Applikationen geführt (10, 21, 33). Es wurden bei bis zu 50% der untersuchten Patientinnen abnorme EEG-Kurven beobachtet. Es besteht jedoch eine große Diskrepanz zwischen der erhöhten Zahl abnormer EEG und dem Auftreten von Anfällen. Die wenigen Fallberichte über die Auslösung eines Krampfanfalles nach $PGF_{2\alpha}$- und auch nach PGE_2-Gabe stehen meistens mit dem Vorliegen eines bereits bestehenden Krampfleidens in Verbindung (3, 16, 17, 21, 33). Über Hirndurchblutungsstörungen liegen keine Berichte vor. Möglicherweise basieren die häufig angegebenen Kopfschmerzen nach einer PG-Behandlung auf einer Beeinflussung der Hirngefäße. PG-bedingte Temperaturerhöhungen scheinen relativ häufig vorzukommen, und zwar sowohl nach PGE_2- als auch nach $PGF_{2\alpha}$-Gabe. In den meisten Fällen handelt es sich um einen Temperaturanstieg von 1–2 °C; aber auch über die Auslösung von hohem Fieber mit 40 °C und mehr wurde berichtet (27). Es wird empfohlen, bei Patientinnen mit vorbestehenden Infektionen wegen der Möglichkeit einer Verschleierung des Bildes PG nicht anzuwenden.

Gastrointestinaltrakt

Die PGE_2 und $PGF_{2\alpha}$ kommen normalerweise im Magen-Darm-Trakt vor. Nach Ansicht der meisten Untersucher spielen sie eine wichtige Rolle bei verschiedenen physiologischen und pathologischen Funktionen des Magen-Darm-Traktes. Genauere Kenntnisse über die einzelnen Mechanismen liegen noch nicht vor (2).

Tabelle 4. Wirkung der Primärprostaglandine E_2 und $F_{2\alpha}$ auf den Gastrointestinaltrakt

	PGE_2	$PGF_{2\alpha}$
Magensäuresekretion	Hemmung	Ohne nachweisbare Wirkung
Dünndarmsekretion	Stimulierung	Stimulierung
Dünndarmpassage	Beschleunigung	Beschleunigung
Darmmotilität	Hemmung (Auch Stimulierung möglich)	Stimulierung (Auch Hemmung möglich)

In Tabelle 4 sind einige Wirkungsarten exogen zugeführter PG zusammengestellt. Viel Arbeit wurde der Beeinflussung der Magensäuresekretion gewidmet, zumal die Hoffnung besteht, daß durch eine PGE_2-Gabe Überfunktionen bei Magengeschwüren positiv beeinflußt werden können. Bei $PGF_{2\alpha}$ konnte kein säuresekretionshemmender Effekt nachgewiesen werden. Die Wirkung von PGE_2 und $PGF_{2\alpha}$ auf den Dünndarm besteht in einer Stimulierung der Wasser- und Elektrolytsekretion in das Darmlumen.

Die Flüssigkeit tritt in den Dickdarm über und wird von dort als Diarrhö eliminiert. Die Dünndarmpassage wird dabei gegenüber dem Normalzustand erheblich beschleunigt. Im allgemeinen soll PGE_2 die Darmmotilität hemmen und $PGF_{2\alpha}$ eine Stimulation bewirken, es kann jedoch auch zu entgegengesetzten Reaktionen kommen.

Bei therapeutischer Anwendung der PG spielen die gastrointestinalen Nebenwirkungen in Form von Diarrhö eine dominierende Rolle (23). Durch beide PG-Arten auslösbar, stehen sie frequenzmäßig mit an der Spitze der Nebenwirkungen. Die Darmmotilität betreffend wurde auch über Darmkrämpfe berichtet (14). Obwohl Diarrhö und Darmkrämpfe für gesunde Patientinnen keine Bedrohung darstellen, haben diese Nebenwirkungen die Akzeptanz der Anwendung herabgesetzt.

Uterus

Das Vorkommen der Primär-PG im Endometrium und in der Dezidua des Uterus konnte mit der Physiologie und Pathophysiologie von Menstruation und Geburtsauslösung in Zusammenhang gebracht werden (18, 19). Der exakte Wirkungsmechanismus der Kontraktionsauslösung ist jedoch bisher noch nicht geklärt.

Alles deutet darauf hin, daß es sich um einen direkten Effekt auf die Muskelzelle handelt.

Tabelle 5. Wirkung der Primärprostaglandine E_2 und $F_{2\alpha}$ auf den Uterus

	PGE_2	$PGF_{2\alpha}$
Nichtschwangerer Uterus	Relaxation (Auch Kontraktion möglich)	Kontraktion
Schwangerer Uterus	Kontraktion	Kontraktion

Tabelle 5 zeigt die In-vivo-Wirkungen von PGE_2 und $PGF_{2\alpha}$ auf den Uterus schwangerer und nichtschwangerer Frauen. Exogenes PGE_2 bewirkt dabei beim nichtschwangeren Uterus zur Zeit der Menstruation und auch der Ovulation eine Relaxation; in höheren Dosen treten auch Kontraktionen auf. $PGF_{2\alpha}$ ist immer kontraktionsauslösend sowohl während als auch außerhalb der Schwangerschaft (5, 34).

Über Nebenwirkungen am Uterus existieren eine Reihe von Publikationen. Es soll hier nicht auf unspezifische Zwischenfälle wie Infektionen, mechanischen Verletzungen oder Blutungen bei unvollständiger Plazentaausstoßung eingegangen werden. Diese Nebenwirkungen sind nicht PG-spezifisch, sie treten bei anderen Induktionsmethoden ebenfalls auf. Von Interesse sind jedoch die durch PGE_2 und $PGF_{2\alpha}$ ausgelösten unphysiologisch hohen Uterusaktivitäten, die zu Verletzungen der Cervix führen (16, 20, 26, 28, 35). Ein wichtiges Charakteristikum ist das fast ausschließliche Auftreten bei Primiparae. Mit wenigen Ausnahmen bleiben die Cervixverletzungen ohne starke Blutungen. Die chirurgische Versorgung ist nicht immer einfach, in nichtseltenen Fällen entwickeln sich vaginozervikale Fisteln. Cervixverletzungen werden auch bei Anwendung anderer Methoden der Schwangerschaftsunterbrechung beobachtet, die Frequenz soll bei der PG-Anwendung allerdings stark erhöht sein. Es werden Zahlen von 1–3% genannt.

Todesfälle

In den ersten Jahren des klinischen PG-Einsatzes nahm man an, daß diese Substanzen eine gegenüber anderen Methoden komplikationslosere Anwendung speziell zum Schwangerschaftsabbruch im 2. Trimenon erlauben. Eine größere Anzahl von Fallbeobachtungen war erforderlich, um einige der seltenen ernsthaften Komplikationen zu entdecken. Da der Abbruch einer bereits fortgeschrittenen Schwangerschaft an und für sich ein komplikationsanfälliger Eingriff ist, kommt das Auftreten von ernsthaften Zwischenfällen allerdings nicht unerwartet.

Nach der uns zugänglichen Literatur wurde über 10 Todesfälle berichtet (6, 7, 13, 25). Die genaue Analyse ergab, daß in 7 Fällen die PG-Beteiligung an dem fatalen Ausgang nur marginal gewesen sein kann. In den restlichen 3 Fällen, in denen PGF_{2a} intraamnial verabreicht wurde, ist anzunehmen, daß die PG-Gabe in ursächlichem Zusammenhang mit dem tödlichen Ausgang stand. Die kurz nach der PG-Gabe aufgetretenen Einzelsymptome wie Erbrechen, Atemnot, Kopfschmerzen, Bauchkrämpfe und Krampfanfälle mit Kollaps sind als PG-Wirkungen auf die verschiedenen Organsysteme zu betrachten. Falls die Anwendung der PG zu weiteren Todesfällen führen würde, müßten ernsthafte Anstrengungen unternommen werden, um diese fatalen Folgen zu verhindern. In jedem Falle sollten jedoch die vorliegenden Berichte die Aufmerksamkeit darauf richten, daß die i. allg. als sicher anzusehende PG-Anwendung in seltenen Fällen auch mit Risiken verbunden sein kann. Eine sofortige gezielte Behandlung von bekannten Komplikationen sollte in vielen Fällen den Arzt in die Lage versetzen, schwere Folgen abzuwenden.

Literatur

1. Anderson GG, Steege JF (1975) Clinical experience using intraamniotic prostaglandin F_{2a} for midtrimester abortions in 600 patients. Obstet Gynecol 46:591
2. Bennett A (1976) Prostaglandins and the alimentary tract. In: Karim SMM (ed) Prostaglandins: Physiological, pharmacological, and pathological aspects. MTP Press, Lancaster, p 247
3. Brash JH (1976) A generalized epileptiform convulsion after intra-amniotic prostaglandin E_2. Brit J Obstet Gynaecol 83:665
4. Burt RL, Connor ED, Davidson IWF (1977) Hypokalemia and cardiac arrhythmia associated with prostaglandin-induced abortion. Obstet Gynecol [Suppl 1] 50:45
5. Bygdeman M, Bremme K, Gillespie A (1979) Effects of the prostaglandins on the uterus. Acta Obstet Gynecol Scand [Suppl] 87:33
6. Cates W, Jordaan HVF (1979) Sudden collapse and death of women obtaining abortions induced with prostaglandin F_{2a}. Am J. Obstet Gynecol 133:398
7. Cates W, Grimes DA, Haber RJ, Tyler CW (1977) Abortion deaths associated with the use of prostaglandin F_{2a}. Am J Obstet Gynecol 127:219

8. Coceani F, Pace-Asciak CR (1976) Prostaglandins and the central nervous system. In: Karim SMM (ed) Prostaglandins: Physiological, pharmacological, and pathological aspects. MTP Press, Lancaster, p 1
9. Eklund B, Carlson LA (1980) Central and peripheral circulatory effects and metabolic effects of different prostaglandins given i. v. to man. Prostaglandins 20:333 20:333
10. Faden A, Golbus MS, Spire JP (1976) Electroencephalographic changes following intraamniotic prostaglandin $F_{2\alpha}$ administration for therapeutic abortion. Obstet Gynecol 47:607
11. Fishburne JI, Brenner, WE, Braaksma JT, Staurovsky LG, Mueller RA, Hoffer JL, Hendricks CH (1972) Cardiovascular and respiratory responses to intravenous infusion of prostaglandin $F_{2\alpha}$ in the pregnant woman. Am J Obstet Gynecol 114:765
12. Fraser IS, Brash JH (1974) Comparison of extra- and intra-amniotic prostaglandins for therapeutic abortion. Obstet Gynecol 43:97
13. Haller U, Kubli F (1978) Klinische Nebenwirkungen und Komplikationen der Prostaglandine bei Abortinduktion. Gynaekologe 11:39
14. Hunt RH, Dilawari JB, Misievicz JJ (1975) The effect of intravenous prostaglandin $F_{2\alpha}$ and E_2 on the motility of the sigmoid colon. Gut 16:47
15. Hyman AL, Spannhake EW, Kadowitz PJ (1978) Prostaglandins and the lung. Am Rev Respir Dis 117:111
16. Kajanoja P, Jungner G, Wildholm O, Karjalainen O, Seppälä M (1974) Rupture of the cervix in prostaglandin abortions. J Obstet Gynaecol Br Commonw 81:242
17. Kaplan E (1978) A generalized epileptiform convulsion after intra-amniotic prostaglandin with intravenous oxytocin infusion: A case report. S Afr Med J 53:27
18. Karim SMM, Hillier K (1975) Physiological roles and pharmacological actions of prostaglandins in relation to human reproduction. In: Karim SMM (ed) Prostaglandins and reproduction. MTP Press, Lancaster, p 23
19. Lippert TH (1977) Die Prostaglandine in der reproduktiven Physiologie. Klin Wochenschr 55:515
20. Lowensohn R, Ballard CA (1974) Cervicovaginal fistula: An apparent increased incidence with prostaglandin $F_{2\alpha}$. Am J Obstet Gynecol 119:1057
21. Lyneham RC, McLeod JG, Smith ID (1973) Convulsions and electroencephalogram abnormalities after intra-amniotic prostaglandin $F_{2\alpha}$. Lancet II:1003
22. Malik KU, McGiff JC (1976) Cardiovascular actions of prostaglandins. In: Karim SMM (ed) Prostaglandins: Physiological, pharmacological, and pathological aspects. MTP Press, Lancaster, p 103
23. Mickan H (1978) Nebenwirkungen der Prostaglandine. Gynaekol Rundsch [Suppl 1] 18:40
24. Neeb U (1980) Wirksamkeit und Nebenwirkungen der intrazervikalen Prostaglandin F_2-Alpha-Gel-Applikation im I. Trimenon. Geburtshilfe Frauenheilkd 40:901
25. Patterson SP, White JH, Reaves EM (1979) A maternal death associated with prostaglandin E_2. Obstet Gynecol 54:123
26. Perry G, Siegal B, Held B (1977) Uterine trauma associated with midtrimester abortion induced by intra-amniotic prostaglandin $F_{2\alpha}$ with and without concomitant use of oxytocin. Prostaglandins 13:1147
27. Phelan JP, Meguiar RV, Matey D, Newman C (1978) Dramatic pyrexic and cardiovascular response to intravaginal prostaglandin E_2. Am J Obstet Gynecol 132:28
28. Purandare VN, Ganguli AC, Gharse RM, Krishna UR (1977) Cervico-vaginal injuries in cases of second trimester termination of pregnancy. Prostaglandins 13:349
29. Ross AH, Whitehouse WL (1974) Adverse reactions to intra-amniotic urea and prostaglandins. Br Med J I:642

30. Smith AM (1974) Adverse reactions to intra-amniotic prostaglandin. Br Med J II:382–3
31. Smith AP (1973) The effects of intravenous infusion of graded doses of prostaglandins F_{2a} and E_2 on lung resistance in patients underoing termination of pregnancy. Clin Sci 44:17
32. Smith AP (1976) Prostaglandins and the respiratory system. In: Karim SMM (ed) Prostaglandins: Physiological, pharmacological, and pathological aspects. MTP Press, Lancaster, p 83
33. Shearman RP, Lyneham RC, Walsh JC, Itzkowic D, Shutt DA (1975) Electroencephalographic changes after intraamniotic prostaglandin F_{2a} and hypertonic saline. Br J Obstet Gynaecol 82:314
34. Toppozada M, Gaafar A, Shaala S, Osman M (1975) The relaxant property of local prostaglandin E_2 on the nonpregnant uterus – a cyclic response. Prostaglandins 9:475
35. Wentz AC, Thompson BH, King TM (1973) Posterior cervical rupture following prostaglandin-induced mid-trimester abortion. Am J Obstet Gynecol 115:1107
36. Yloestalo P, Kauppila E, Vapaatalo H (1974) Complications following the intraamniotic administration of prostaglandin F_{2a} for therapeutic abortion. Acta Obstet Gynecol Scand 53:279

Zum Problem der Hemmung prostaglandininduzierter Wehentätigkeit: Untersuchungen an Isolierten Myometriumstreifen

M. CORNELY*

Die Hemmung bzw. Reduktion prostaglandininduzierter Wehen und Kontraktionen ist durch zwei Medikamentengruppen möglich: durch Antiphlogistika und Betamimetika (1, 2, 3). Bei der Hemmung uteriner Kontraktionen, z. B. durch Indomethacin, Naproxen oder Dicloferac, zielt die Medikation auf die Hemmung des Multienzymkomplexes Prostaglandinsynthetase und damit auf die Hemmung der Eigensynthese im Gewebe ab (4, 5). Das Myometrium setzt Prostaglandine einerseits bei jeder Spontankontraktion frei, andererseits führt die Stimulation des Myometriums durch exogene Prostaglandine auch zu einer gesteigerten Freisetzung gewebeständiger Prostaglandine. Die Prostaglandinsynthetase ist für die Bildung der primären Prostaglandine E_2 und $F_{2\alpha}$, der Thromboxane und des Prostacyclin verantwortlich. Das bedeutet, daß beim Versuch der Kontraktionshemmung mit Antiphlogistika sehr breit in zelluläre Regelmechanismen eingegriffen wird, weshalb bei systemischer Verabreichung und bei Dosen, die zu wesentlicher Kontraktionshemmung führen können, auch allgemeine Nebenwirkungen dieser Medikamente zu erwarten sind.

Daß eine gewisse Kontraktions- bzw. Wehenhemmung durch einige antiphlogistische Substanzen möglich ist, zeigt Abb. 1. Die unterste Kontraktionsschreibung gibt die stufenweise Hemmbarkeit der prostaglandininduzierten Kontraktionen (PGE_2 10^{-6} M) wieder. Allerdings liegen die zur wirksamen Hemmung erforderlichen Dosen außerhalb der therapeutischen Breite, d. h. die praktische Verwendbarkeit zur Kontraktionshemmung entfällt.

Von der klinischen Anwendung der Prostaglandine zur Geburts- und Aborteinleitung her abgeleitet, interessierte aber die Frage: Lassen sich PGE_2- und $PGF_{2\alpha}$-induzierte Kontraktionen mit dem Betamimetikum Fenoterol (Partusisten) genau so sicher hemmen wie spontane oder oxytozininduzierte Kontraktionen bzw. Wehen? Unterscheiden sich die Kontraktionsformen bei Oxytozin- und Prostaglandinstimulation? Gibt es einen Unterschied in der Hemmbarkeit zwischen oxytozin- und prostaglandininduzierten Kontraktionen? Wenn ja, wie läßt er sich in vitro darstellen und wie wirken konstante Konzentrationen von Fenoterol (Partusisten) auf das Myometrium?

Der klinische Bezug dieser Fragen ist bekannt: Einerseits sind Fälle einer Prostaglandinüberstimulation mit Organläsionen wie Cervix- und Uterusruptur beschrieben worden. Andererseits beobachteten wir, daß bei Aborteinleitungen mit intrauteriner Druckmessung übliche Dosierungen im Bereich von 2–6 μg Fenoterol pro Minute nicht ausreichten, die Kontraktionsaktivität des Uterus vollständig zu hemmen.

* Frauenklinik vom Roten Kreuz, Taxisstraße 3, D-8000 München 19

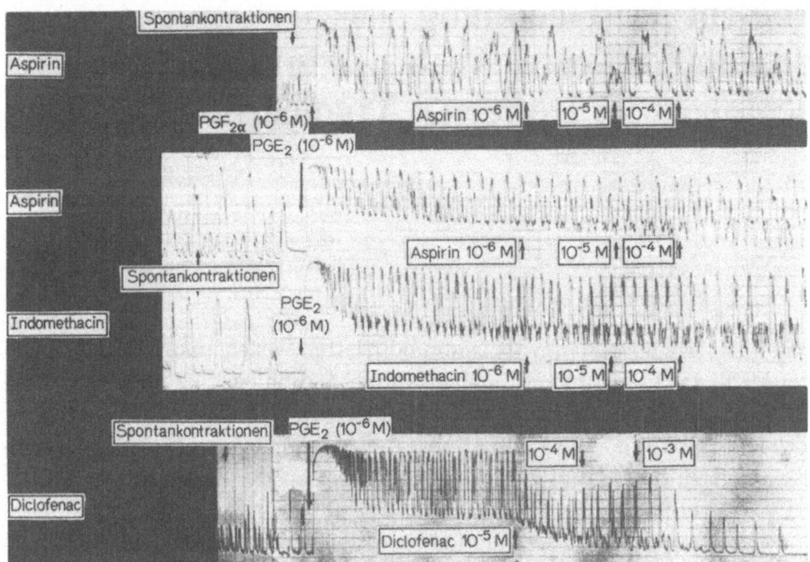

Abb. 1. Beispiel einer Hemmung prostaglandininduzierter Kontraktionen: Die unterste Kontraktionsschreibung zeigt die stufenweise Hemmung der Kontraktionsaktivität durch hohe Dosen von Diclofenac

Wir haben deshalb isolierte Myometriumstreifen vom Uterus des Menschen und des Meerschweinchens im Gewebebad zu Kontraktionen angeregt, die Unterschiede dieser Kontraktionen zu oxytozininduzierten Kontraktionen besonders herausgestellt und die Hemmbarkeit der PGE_2- und $PGF_{2\alpha}$-induzierten Kontraktionen in Abhängigkeit von der Fenoterolkonzentration im Organbad geprüft. Die Ergebnisse beider Spezies waren vergleichbar. Zur Methodik sei nur soviel gesagt, daß sich isoliertes Myometrium in Nährlösungen wie Tyrodebädern unter Carbogenbegasung für Kontraktionsversuche sehr gut eignet: Die Muskelstreifen waren über mehr als 8 h vital und zeigten eine normale Kontraktilität. Die Aufzeichnung der Kontraktionen erfolgte über einen Vorverstärker auf einem Hellige-Schreiber.

Als erstes Ergebnis dieser Serienuntersuchungen von Myometriumstreifen soll der Nachweis des unterschiedlichen Ablaufes von oxytozin- und prostaglandininduzierten Kontraktionen hervorgehoben werden. In Abb. 2 wird zunächst der Oxytozineffekt am Myometrium des Meerschweinchens dargestellt. Es wurden 1/100 VE Oxytozin in das 50-ml-Tyrodebad gegeben. Der Muskelstreifen reagierte mit einer kurzfristigen Tonusanhebung, einer Kontraktionssalve und nachfolgenden starken Kontraktionen in größeren Zeitabständen auch nach Auswaschen des Oxytozins aus dem Organbad. Diese kurze Tonuserhöhung kann als Unterscheidungsmerkmal gegenüber der Wirkung der Prostaglandine gelten.

Im Gegensatz dazu ist für die natürlichen Prostaglandine PGE_2 und $PGF_{2\alpha}$ der sofortige, steile und langanhaltende Anstieg des Myometriumtonus im Sinne einer Dauerkontraktion typisch (Abb. 3). Solche Dauerkontraktionen hielten bei PGE_2-induzierten Kontraktionen meist für mehr als eine Stunde an. Auf den erhöhten basalen To-

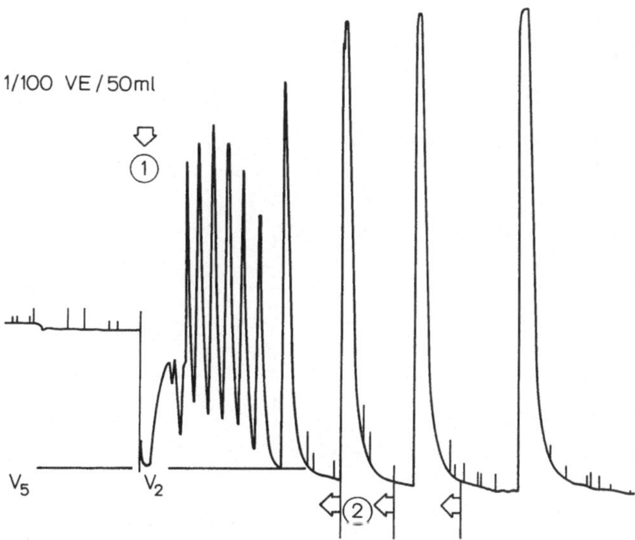

Abb. 2. Präparat: 100 mg der longitudinalen, äußeren Myometriumschicht des Meerschweinchenuterus 3 Tage nach dem Wurf. 1: Injektion von 1/100 VE in das 50 ml Gewebebad. Initiale Erhöhung des basalen Tonus und Auftreten frequenter Kontraktionen. Nach 6 min Absinken des basalen Tonus; 2: Trotz Auswaschen des Oxytozin (3 mal) kommt es zum Auftreten von starken Kontraktionen

nus pflanzten sich hochfrequente Kontraktionen auf. In Anlehnung an klinische Bilder der Prostaglandinüberstimulation haben wir auch in unseren Versuchen immer eine Maximalstimulation mit PGE_2 bzw. $PGF_{2\alpha}$ (10^{-5} M) durchgeführt. Umgekehrt zeigten aber auch Versuche mit sehr niedrigen Konzentrationen PGE_2 und $PGF_{2\alpha}$ um 10^{-10} M keine Änderung im phasischen und zeitlichen Ablauf der induzierten Kontraktionen. Interessant war ferner, daß auch nach Auswaschen der Prostaglandine aus dem Organbad das einmal stimulierte Myometrium noch für einen Zeitraum von ca. 1 h weiterhin Kontraktionen ausführte.

Diese prostaglandininduzierten Kontraktionen wurden nun mit steigenden Konzentrationen von Fenoterol (Partusisten) im Tyrodebad zu hemmen versucht. Dabei wurde beobachtet, in welcher Zeit und in welchem Umfang sich der tokolytische Effekt auf den Myometriumtonus und auf die Kontraktionsstärke und -frequenz zeigte. Hierzu wurden Serienuntersuchungen an jeweils 6 isolierten Myometriumstreifen vom Uterus der 18. SSW und vom Meerschweinchenuterus durchgeführt.

Abbildung 4 zeigt die Kontraktionshemmung an Myometriumstreifen vom Meerschweinchen. In einem Bereich von 10^{-8} M bis 10^{-4} M Fenoterol wurde die Kontraktionshemmung geprüft. Bereits bei 10^{-8} M Fenoterol im Organbad kommt es in allen vier Kontraktionsschreibungen mit Stimulation sowohl durch PGE_2 wie durch $PGF_{2\alpha}$ zum sofortigen Abfall des Muskeltonus, d. h. die Dauerkontraktion wurde in allen Fällen durchbrochen. Im weiteren Verlauf traten aber trotz steigender Fenoterolkonzentration weiterhin Kontraktionen auf. Beim menschlichen Myometrium vom Uterus der 18. SSW sinkt ebenfalls der Tonus unmittelbar mit der Fenoterolgabe ab. Auch

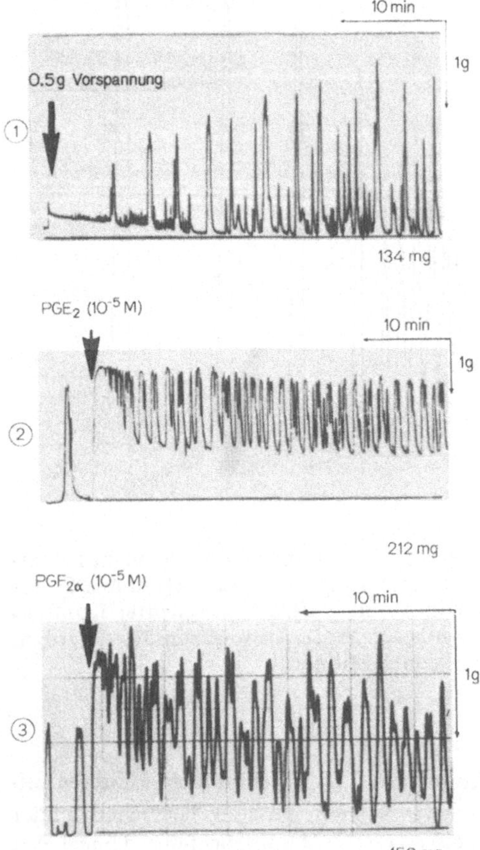

Abb. 3. Spontane Kontraktionen von Myometriumstreifen in vitro 1 und typischer Ablauf von prostaglandin-induzierten Kontraktionen 2 und 3

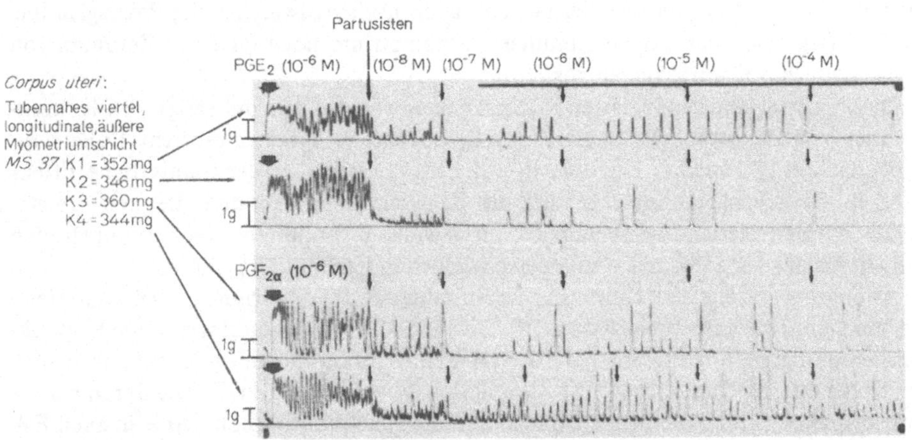

Abb. 4. Wirkung von Fenoterol (Partusisten) auf das Myometrium in vivo nach maximaler Stimulation mit PGE_2 und $PGF_{2\alpha}$

beim menschlichen Myometrium erfolgte keine vollständige Tokolyse (Abb. 5), vielmehr war die Restaktivität des Myometriums im Vergleich zum Meerschweinchenmyometrium höher. In allen Versuchen wurde aber die initiale Dauerkontraktion mit Fenoterol wirksam durchbrochen.

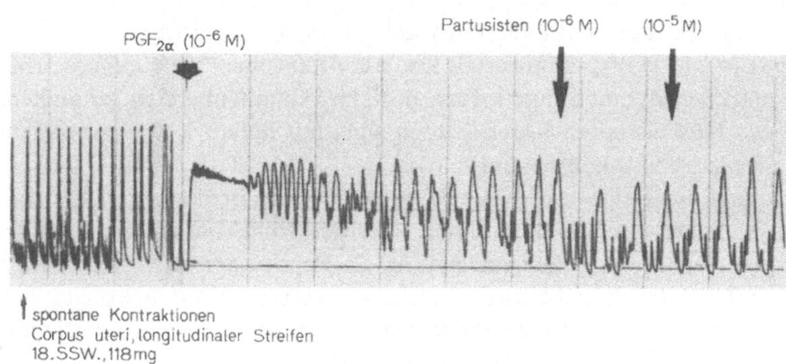

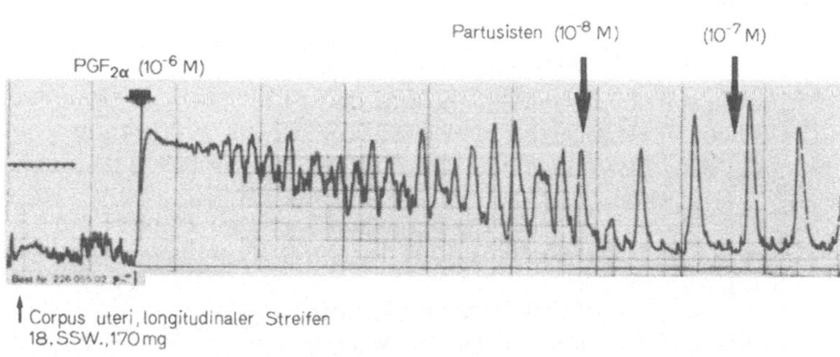

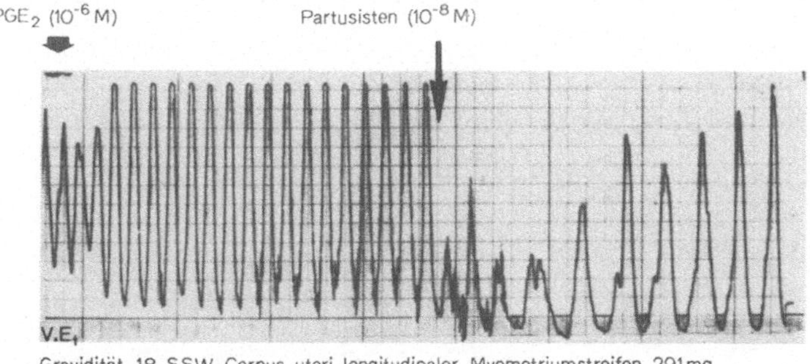

Abb. 5. Wirkung von Fenoterol (Partusisten) auf PGE_2- und $PGF_{2\alpha}$-induzierte Kontraktionen am Myometrium des Menschen

Zusammenfassend kann gesagt werden:

Prostaglandininduzierte Kontraktionen bzw. Wehen unterscheiden sich beträchtlich von oxytozininduzierten bzw. spontanen Kontraktionsabläufen. Die bei Prostaglandinstimulation auftretende initiale Dauerkontraktion mit den nachfolgenden hochfrequenten Kontraktionen sind nicht dem physiologischen Wehenablauf gleichzusetzen (6, 7, 8). Diese Tatsache allein sollte bei einigen klinischen Prostaglandinanwendungen (z. B. Muttermundreifung durch lokale PG-Anwendung) in therapeutische Überlegungen miteinbezogen werden.

Mit Fenoterol (Partusisten) gelingt es, in therapeutischen Konzentrationen die PGE_2- und $PGF_{2\alpha}$-induzierten Dauerkontraktionen zu durchbrechen und den basalen Tonus des Myometriums sofort, d. h. im Sekundenbereich, zu senken. Maximal stimulierte Muskelstreifen waren jedoch auch mit hohen Konzentrationen Fenoterol nicht vollständig zu tokolysieren (9, 10).

Inwieweit sich unsere Versuche auf In-vivo-Bedingungen übertragen lassen, hängt z. B. auch vom Gestationsalter, von der Höhe der applizierten Prostaglandindosis sowie von der Art der Anwendung als Depot oder als Infusion ab. Unsere Versuche könnten aber dazu beitragen, nicht im Vertrauen auf bekannte Tokolyseerfolge bei spontanen und oxytozininduzierten Wehen den gleichen ruhigstellenden Effekt auch nach einer Prostaglandinstimulation zu erwarten.

Literatur

1. Aiken JW (1972) Nat 240:21
2. Flower RB (1974) Pharmacol. Rev. 26, 33
3. Cornely M, Hackbarth I (1979) Therapiewoche 29/17:3022
4. Wiquist N, Myderman J, Green K, Lundström V (1975) Acta Obstet Gynec Scand 37:7
5. Ku EC, Wasvary WD (1975) Biochem Pharmacol 24:641
6. Karim SM, Hillier K, Trussell R, Patel RG, Tanusange (1970) Journ Obstet Gynec Brit Cwlth 77:200
7. Karim SM, Amy J (1975) MTP Lancaster p 78
8. Goodman LS, Gillman H (1976) Macmillan Publ Co New York
9. Cornely M (1979) Habilitationsschrift Medizinische Hochschule Hannover
10. Baillie P, Edelstein H, Scher J, Edwards J (1972) Med Proc 18:89

Biochemische Grundlagen der Muttermunderöffnung: Veränderungen im Bindegewebe der Cervix uteri während Schwangerschaft und Geburt

K. von MAILLOT*

Trotz erstaunlicher Fortschritte in der Geburtshilfe in den letzten beiden Jahrzehnten sind die für die Muttermunderöffnung verantwortlichen Vorgänge bis heute weitgehend unbekannt geblieben. Viele der meist aufgrund licht- und elektronenmikroskopischer Untersuchungen aufgestellten Theorien mußten fallengelassen werden (21). Auch eine muskuläre sphinkterartige Funktion der Cervix scheidet aus (6, 37). Der Muskelgehalt beträgt hier am Ende der Gravidität nur etwa 5–10% (31, 35). Vorwiegend besteht die Cervix uteri aus Bindegewebe. Wie alles Bindegewebe hat auch das der Cervix einen typischen Aufbau aus Zellen und Extrazellulärsubstanz. Die Zellen haben hier einen Volumenanteil von 20% (35). Die extrazelluläre Substanz besteht vorwiegend aus kollagenen Fasern, wenig Elastin und der Grundsubstanz. Hauptbestandteil der Grundsubstanz (auch Zwischen- oder Kittsubstanz genannt) sind die Proteoglykane. Proteoglykane sind Polysaccharid-Protein-Komplexe, wobei die Glykosaminoglykane, früher saure Mukopolysaccharide genannt, den Polysaccharidanteil darstellen.

Der gewaltige Form- und Konsistenzwechsel der Cervix unter der Geburt, der auch zu eindrucksvollen histologischen Veränderungen führt [s. bei (22)], ist nicht ohne den Ablauf von biochemischen Prozessen in den Hauptbestandteilen der Cervix uteri – dem kollagenen Fasergerüst und der Grundsubstanz – vorstellbar. In früheren Arbeiten hatte man jedoch nur den Veränderungen der Grundsubstanz eine entscheidende Bedeutung für die Erweiterung der Cervix zugemessen (2–4, 6, 10). Der Kollagengehalt der Cervix uteri beträgt jedoch bezogen auf das Trockengewicht nahezu 50% (Tabelle 1). Bezogen auf den Gesamtproteingehalt der Cervix stellt das Kollagen sogar einen Anteil von 82% dar (9). Bei der Muttermunderöffnung müssen deshalb auch Veränderungen im kollagenen Fasergerüst der Cervix ablaufen.

Tabelle 1. Kollagengehalt der nichtschwangeren menschlichen Cervix (in % des Trokkengewichtes ± Standardabweichung)

Montfort u. Perez-Tamayo	(27)	1961	41,2±8%
Chvapil	(5)	1967	47,3%
Danforth et al.	(10)	1960	50%
v. Maillot u. Zimmermann	(23)	1976)	46±7%

* Frauenklinik der Universität, D8520 Erlangen/Nürnberg

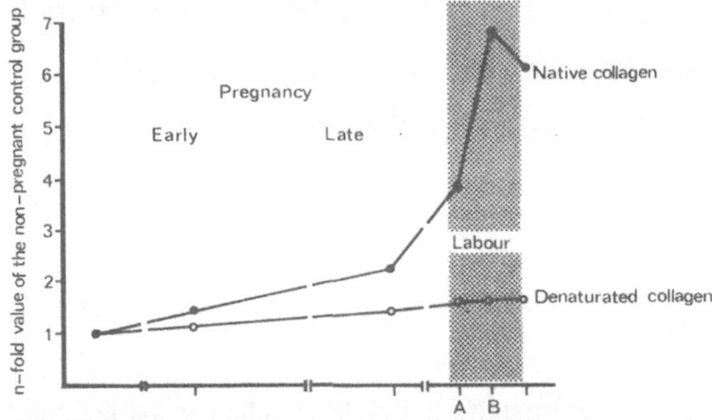

Abb. 1. Essigsäure-(natives) und Harnstoff-(denaturiertes) lösliches Kollagen der Cervix uteri. Die Werte während der Schwangerschaft, Geburt und unmittelbar post partum erscheinen als Vielfaches der Werte der nichtschwangeren Cervix (jeweils bezogen auf das Trockengewicht). A: Muttermunderöffnung $\leqq 5$ cm, B: Muttermunderöffnung = vollständig [Aus v. Maillot u. Zimmermann (23)]

Bei Untersuchungen über das Löslichkeitsverhalten des Kollagens konnte gezeigt werden, daß im Laufe der Schwangerschaft die Anteile des in 0,175 M Essigsäure bei +4 °C und des in 8 M Harnstoff bei +40 °C löslichen Kollagens, bezogen sowohl auf Gesamtkollagengehalt als auch auf Trockengewicht, ständig zunehmen. Die höchsten Werte fanden sich unter der Geburt bei vollständig eröffnetem Muttermund und unmittelbar post partum (3) (Abb. 1). Diese Zunahme des löslichen Kollagenanteils wurde zwischenzeitlich bestätigt (19).

Der Gesamtkollagengehalt der Cervix uteri, bezogen auf das Trockengewicht der Cervix, fällt während der Gravidität ab. Dies konnte anhand von Bestimmungen über den Hydroxyprolin-Gehalt gezeigt werden. Die Konzentration dieser Aminosäure gibt ein exaktes Bild über den Kollagengehalt, da sie beim Menschen praktisch nur im Kollagenmolekül vorkommt (Tabelle 2).

Diese Veränderungen des Kollagens während der Schwangerschaft und Geburt können verschiedene Ursachen haben. Unlösliches Kollagen könnte durch Spaltung der Quervernetzungen, welche die Kollagenmoleküle in der Fibrille zusammenhalten, löslich werden. Darüberhinaus könnte auch lösliches Kollagen vermehrt dadurch gebildet werden, daß der Übergang der neu synthetisierten Moleküle in die unlösliche Form blockiert oder gebremst wird. Beim turn over des Kollagens wird auch unlösliches

Tabelle 2. Der Abfall der Hydroxyprolinkonzentration in der menschlichen Cervix während der Schwangerschaft (bezogen auf das Trockengewicht). Die Werte am Termin und post partum werden jeweils in Prozenten der Werte der nichtschwangeren Cervix angegeben

Cretius et al.	(6)	1966	46%	(Am Termin)
Strauss	(35)	1969	76%	(Am Termin)
Danforth et al.	(10)	1960	46%	(Post partum)
v. Maillot et al.	(26)	1979	65%	(Post partum)

Kollagen, möglicherweise durch Kollagenasen, ständig abgebaut und neues Kollagen gebildet. Vorläufige Untersuchungen (19) zeigten allerdings keine ansteigende Kollagenaseaktivität unter der Geburt. Es wurde deshalb angenommen, daß der Kollagenabbau bereits während der Schwangerschaft erfolgt. Das Hauptproblem bei der Bestimmung der menschlichen Kollagenase besteht in dem Fehlen einer quantitativ wirklich guten Nachweismethode.

Eine japanische Arbeitsgruppe hat deshalb die Aktivität der PZ-Peptidase, die ebenfalls eine Rolle im Kollagenabbau spielen soll, bestimmt. Dabei wurde ein deutlicher Anstieg dieses Enzyms während der Gravidität festgestellt (18). Bei Untersuchungen am post-partum-Uterus der Ratte konnte gezeigt werden, daß Kollagenase und PZ-Peptidase in ihren Aktivitäten einen völlig parallelen Verlauf haben (24). Es ist deshalb vorstellbar, daß auch in der menschlichen Cervix diese beiden Enzyme in ihrem zeitlichen Aktivitätsverhalten gleichsinnig sind.

Histologische und histochemische Untersuchungen haben zu der Annahme geführt, daß die Hauptursache für die Erweiterung der Cervix unter der Geburt in Veränderungen der Grundsubstanz zu sehen sind. Der Nachweis von Glykosaminoglykanen (GAG) im Cervixgewebe gelang jedoch erst 1974. Es wurden Hyaluronat, Chondroitin-4-sulfat, Chondroitin-6-sulfat und Dermatansulfat in der nicht schwangeren Cervix und in der Cervix post partum mit chromatographischen Methoden festgestellt. Eine quantitative Analyse wurde jedoch nicht durchgeführt (11).

In den letzten Jahren konnte jedoch mit enzymatischen und chromatographischen Methoden für das Bindegewebe der Cervix uteri ein charakteristisches GAG-Verteilungsmuster festgestellt werden. Dieses läßt sich mit keinem der anderen Verteilungsmuster der bisher untersuchten Bindegewebe anderer Organe vergleichen (26).

Darüberhinaus konnte gezeigt werden, daß die Gehalte an Hyaluronat- und Heparansulfat bezogen auf das Trockengewicht während der Gravidität ansteigen, während die Konzentration an Chondroitin unverändert bleibt und die an Chondroitinsulfaten und Dermatansulfat abfällt. Unter der Geburt kommt es zu einem weiteren Anstieg an Hyaluronat und zu einer Verdreifachung des Chondroitingehaltes (Tabelle 3) (26). (In der Originalmitteilung wurde statt von Heparansulfat von Keratansul-

Tabelle 3. Glykosaminoglykangehalt der menschlichen Cervix. $\bar{x}$: Median, s: Standardabweichung in µmol pro g Trockengewicht. [Aus v. Maillot et al. (26)]

	Nichtgravid (I) N=21		Eröffnungsperiode (II) N=12		Post partum (III) N=9	
Glykosaminoglykane	$\bar{x}$	s	$\bar{x}$	s	$\bar{x}$	s
Hyaluronat	1,9	0,6	2,5	1,4	3,3	1,8
Chondroitin	0,5	0,2	0,6	0,1	1,7	1,0
Chondroitin-4-sulfat + Chondroitin-6-sulfat + Dermatansulfat	4,7	1,0	2,7	1,1	3,3	1,5
Heparansulfat	1,5	0,3	2,8	1,0	3,2	1,0

Tabelle 4. Die Änderung des GAG-Verteilungsmusters während der Schwangerschaft und Geburt. Die Prozentzahlen errechnen sich als Anteile des jeweiligen Gesamtgehaltes an GAG, der in μmol GAG pro g Trockengewicht Cervix durch Summation der Einzelwerte errechnet wurde [Aus v. Maillot et al. (26)]

	Nichtgravid	Eröffnungsperiode	Post partum
Hyaluronat	22%	29%	29%
Chondroitin	6%	7%	15%
Chondroitin-4-sulfat + Chondroitin-6-sulfat + Dermatansulfat	55%	31%	29%
Heparansulfat	17%	33%	27%
μmol/g Trockengewicht	8,62=100%	8,57=100%	11,52=100%

fat gesprochen. Bei weiteren Untersuchungen konnte jedoch zwischenzeitlich gezeigt werden, daß es sich vorwiegend um Heparansulfat und nur zum geringeren Teil um Keratansulfat handelt.)

Der prozentuale Anteil der einzelnen GAG am Gesamt-GAG-Gehalt (=100%) ändert sich damit ebenfalls erheblich. Bei der nichtgraviden menschlichen Cervix machen die Chondroitinsulfate und das Dermatansulfat 55% des Gesamt-GAG-Gehaltes aus, unmittelbar post partum aber nur noch 29%. Der Anteil des Heparansulfates und des Hyaluronates steigt während der Schwangerschaft an (Tabelle 4). Bezogen auf das Trockengewicht nimmt der Gesamt-GAG-Gehalt während der Schwangerschaft nicht, unter der Geburt jedoch zu (von 8,57 μmol auf 11,52 μmol/g Trokkengewicht) (26).

Diese Ergebnisse passen gut zu den klinischen Beobachtungen und tierexperimentellen Ergebnissen. Bereits 1968 war berichtet worden, daß die Rigidität eines Gewebes mit fallendem Chondroitinsulfatgehalt abnimmt. Die Gewebsverformbarkeit nimmt dagegen mit wachsendem Hyaluronatgehalt zu (3). Dieser Anstieg des Hyaluronatgehaltes während der Schwangerschaft in Relation zum gesamten GAG-Gehalt konnte erst kürzlich auch bei Ratten bestätigt werden (14).

Es ist vorstellbar, daß die Veränderungen des GAG-Verteilungsmusters im Bindegewebe der Cervix während der Schwangerschaft nicht nur die Synthese des Kollagens, sondern auch dessen Abbau mit beeinflussen. In diesem Zusammenhang ist es von Interesse, wie sich das Verhältnis der beiden Hauptkomponenten des Cervixbindegewebes zueinander während der Schwangerschaft und Geburt ändert. Tabelle 5 zeigt, daß sich dieses Verhältnis zugunsten der GAG bereits während der Schwangerschaft ändert, während der Geburt wird das noch deutlicher. Dies ist bereits früher von Histologen beobachtet worden (2, 10).

Bis heute ist es unklar, welche Stoffe und welche Reaktionen die oben beschriebenen Veränderungen im kollagenen Fasergerüst und in der Grundsubstanz bewirken. Das Polypeptid Relaxin hat eine erweichende Wirkung auf das Bindegewebe der Schamfuge (16) und auf das der graviden Cervix uteri (12, 13, 34).

Tabelle 5. Die Änderung des Verhältnisses Gesamt-GAG-Gehalt in μmol zu Hydroxyprolingehalt in mmol (jeweils bezogen pro g Trockengewicht Cervix) während Schwangerschaft und Geburt. $\bar{x}$: Median, s: Standardabweichung [Aus v. Maillot et al. (26)]

	Nichtgravid (I)		Eröffnungsperiode (II)		Post partum (III)	
	$\bar{x}$	s	$\bar{x}$	s	$\bar{x}$	s
Gesamt-GAG-Gehalt in μmol/g Trockengewicht	8,6	1,0	8,6	1,7	11,5	2,5
Hydroxyprolin-Gehalt in mmol/g Trockengewicht	0,40		0,31		0,26	
μmol GAG / mmol Hydroxyprolin	21:1		28:1		44:1	

Beim Menschen konnte Relaxin im Serum von schwangeren Frauen (29, 40) und in Tropoplastzellen der Plazenta (8), sowie im Bindegewebe der Cervix uteri nachgewiesen werden (25). Die Relaxinkonzentration im Bindegewebe der Cervix stieg während der Schwangerschaft auf den $2^1/_2$ fachen Wert an. Bereits unter der Geburt fanden sich wieder die Werte wie im nichtschwangeren Zustand. Diese höchsten Relaxinwerte am Ende der Gravidität gehen parallel mit den höchsten Relaxinwerten im Blut von Menschen (40), Schweinen (32), Ratten (20) und Hamster (28), sowie in den Corpora lutea von Schweinen (1). Im Gegensatz zu den Ergebnissen von Zarrow et al. (40) konnte die Arbeitsgruppe von O'Byrne (29) keine Erhöhung der Relaxinkonzentration am Ende der Schwangerschaft feststellen.

Mit Relaxininjektionen konnte bei Ratten die Ausdehnbarkeit des Zervikalkanals erhöht werden. Dabei kam es zu einer Verminderung der Kollagenkonzentration (7). Darüberhinaus wurde nachgewiesen, daß das Relaxin den Anteil des löslichen Kollagens erhöht (34, 37). Es kann daher angenommen werden, daß der beim Menschen beobachtete Anstieg der essigsäurelöslichen Kollagenfraktionen (23) unter dem Einfluß des Relaxins abläuft. Es erhebt sich damit die Frage, ob das Hormon über eine Aktivitätserhöhung der kollagenabbauenden Enzyme zur Wirkung kommt. Dies ist anzunehmen, da gezeigt werden konnte, daß zum Zeitpunkt der Geburt in der Symphysis pubis des Meerschweinchens eine deutliche Kollagenaseaktivität zu verzeichnen ist (38).

Die PZ-Peptidase-Aktivität wird im Serum der Maus durch Gabe von Relaxin erhöht (25). Durch die Injektionen von Extrakten aus menschlichem Cervixgewebe, das während Schwangerschaft und Geburt gewonnen worden war, konnte jedoch gezeigt werden, daß die Enzymerhöhung nicht allein vom Relaxin abhängig ist. Welcher Stoff zusätzlich eine Wirkung auf diese kollagenabbauenden Enzyme hat, ist bisher unklar (25). Relaxin kann nur voll wirksam sein, wenn ovarielle Steroide vorhanden sind (15). Es wird deshalb angenommen, daß Östrogene, Progesteron und Relaxin im Zusammenspiel die Veränderungen in der Cervix während Schwangerschaft und Geburt mit beeinflussen. Die Östrogene scheinen für die Synthese der einzelnen Bindegewebsbestandteile verantwortlich zu sein. Progesteron könnte die Wirkung der Östrogene steuern und das Bindegewebe auf die Wirkung des Relaxins vorbereiten. Relaxin wäre danach für eine qualitative Veränderung der Konsistenz und Ausdehnbarkeit der Cervix verantwortlich (33).

Über die mögliche Bedeutung von Proteasen für die Muttermunderöffnung wurde berichtet (39). In diesem Zusammenhang sind frühere Untersuchungen von besonderem Interesse. Mit Trypsin und Chymotrypsin konnte die Ausdehnbarkeit der Cervix bei Ratten in gleichem Maße verändert werden wie durch Relaxin (15). Einen Überblick über die Enzyme, die möglicherweise wichtig für die Muttermunderöffnung sind, hat Polle gegeben (30).

Es besteht heute kein Zweifel mehr, daß die Prostaglandine eine besondere Bedeutung für die Erweichung und Erweiterung der Cervix uteri besitzen. Es gibt jedoch bisher nur vorläufige Ergebnisse, was die Prostaglandine im einzelnen am Bindegewebe der Cervix uteri bewirken. Nach Gabe von Prostaglandinen konnte eine Verminderung der Hydroxyprolikonzentration in der Cervix uteri beobachtet werden (Rath et al., siehe S. ???). Unklar ist, ob die Prostaglandine dabei über eine Aktivierung der kollagenabbauenden Enzyme zur Wirkung gelangen oder möglicherweise die Bildung anderer Wirkstoffe induzieren. Durch $PGF_{2\alpha}$-Infusionen konnte allerdings bei Frauen am Termin keine Erhöhung des Relaxinserumgehaltes erzielt werden (17). Trotzdem wird angenommen, daß Relaxin und Prostaglandine sich gegenseitig beeinflussen oder zusammenwirken. Vorläufige Untersuchungsergebnisse unserer Arbeitsgruppe deuten darauf hin, daß durch die Gabe von Prostaglandinen (Sulproston) auch das GAG-Verteilungsmuster verändert werden kann.

Es gibt viele Hypothesen, aber bisher wenig echtes Wissen über die komplizierten Vorgänge, die zur Erweichung und Erweiterung der Cervix uteri führen. Fest steht, daß die Muttermunderöffnung nicht durch bloße passive Ausdehnung erreicht werden kann. Es sind vielmehr aktive biochemische Veränderungen erforderlich, die sowohl die Kollagenfibrillen als auch die Proteoglykane der Grundsubstanz betreffen.

Literatur

1. Anderson LL, Ford JJ, Melampy RM, Cox DF (1973) Relaxin in porcine corpora lutea during pregnancy and after hysterectomy. Am J Physiol 225:1215–1219
2. Berwind T (1954) Elektronenmikroskopische Untersuchungen am Fasersystem der Cervix uteri der Frau. Arch Gynaekol 184:459–468
3. Bryant WM, Greenwell JE, Weeks PM (1968) Alterations in collagen organization during dilatation of the cervix uteri. Surg Gynecol Obstet 1–13
4. Buckingham JC, Selden R, Danforth DN (1962) Connective tissue changes in the cervix during pregnancy and labor. Ann NY Acad Sci 97:733–742
5. Chvapil M (1967) Physiology of connective tissue. Butterworths, London; Czechoslowak Medical Press, Prague
6. Cretius K, Hannig K, Beier G (1966) Untersuchungen zur Löslichkeit und zum Verhalten des Kollagens im nichtschwangeren menschlichen Uterus. Arch Gynaekol 203:329–353
7. Cullen BM, Harkness RD (1960) The effect of hormones on the physical properties and collagen content of the rat's uterine cervix. J Physiol 152:419–436
8. Dallenbach D, Dallenbach-Hellweg G (1964) Immunologische Untersuchungen zur Lokalisation des Relaxins in der menschlichen Placenta und Decidua. Virchows Arch [Pathol Anat] 337:301–316

9. Danforth DN, Buckingham JC (1973) The effects of pregnancy and labor on the amino acid composition of the human cervix. In: Blandau RJ, Moghissi K (eds) The biology of cervix. University of Chicago Press, Chicago, pp 351–355
10. Danforth DN, Buckingham JC, Roddik JW (1960) Connective tissue changes incident to cervical effacement. Am J Obstet Gynecol 80:939–945
11. Danforth DN, Veis A, Breen M, Weinstein HG, Buckingham JC, Manalo-Estrella P (1974) The effects of pregnancy and labor on the human cervix: Changes in collagen glycoproteins and glycosaminoglycans. Am J Obstet Gynecol 120: 641–651
12. Eichner E, Waltner C, Goodmann M, Post S (1956) Relaxin, the third ovarian hormone: Its experimental use in women. Am J Obstet Gynecol 71:1035–1048
13. Folsome CE, Harami T, Lavietes SR, Masell GM (1956) Clinical evaluation of relaxin. Obstet Gynecol 8:536–544
14. Golichowski A (1980) Cervical stromal interstitial polysaccharide metabolism in pregnancy. In: Naftolin F, Stubblefield PG (eds) Dilatation of the urine cervix. Raven, New York, pp 99–112
15. Harkness MLR, Harkness RD (1959) Changes in the physical properties of the uterine cervix of the rat during pregnancy. J Physiol 148:524–547
16. Hisaw FL, Zarrow MX (1950) The physiology of relaxin. In: Harris RS, Thimann KV (eds) Vitamins and hormones, vol VIII. New York, Academic Press, pp 151–178
17. Hochman J, Weiss G, Steinetz BG, O'Byrne EM (1978) Serum relaxin concentrations in prostaglandin- and oxytocin-induced labor on women. Am J Obstet Gynecol 130:473–474
18. Ito A, Naganeo K, Mori Y, Hirakawa S, Hayashi M (1977) PZ-Peptidase activity in human uterine cervix in pregnancy at term. Clin Chim Acta 78:267–270
19. Kleissl HP, van der Rest M, Naftolin F, Glorieux FH, de Leon A (1978) Collagen changes in the human uterine cervix at parturition. Am J Obstet Gynecol 130: 748–753
20. Kroc RL, Steinetz BG, Beach VL (1959) The effects of estrogens, progestagens, and relaxin in pregnant and non-pregnant laboratory rodents. Ann NY Acad Sci 75:942–980
21. Maillot K von (1978) Biochemische Veränderungen im Bindegewebe der cervix uteri während Schwangerschaft und Geburt. Habilitationsschrift, Universität Erlangen-Nürnberg
22. Maillot K von (1981) Connective tissue changes in the human cervix in pregnancy and labor. In: Ellwood DA, Anderson A (eds) The pregnant cervix. Churchill Livingstone, Edinburgh
23. Maillot K von, Zimmermann BK (1976) The solubility of collagen of the uterine cervix during pregnancy and labor. Arch Gynecol 220:275–280
24. Maillot K von, Rexilius F, Strauch L (1969) Activity of collagenolytic enzyms in the uterus during post partum involution. Report of 12th Internat. Congr. Rheumatology, Prague, 6.–11. Oct. 1969, Abstract, No. 720
25. Maillot K von, Weiß M, Nagelschmidt M, Struck H (1977) Muttermundseröffnung und Relaxin. Arch Gynecol 223:323–331
26. Maillot K von, Stuhlsatz HW, Mohanaradhakrishan V, Greiling H (1979) Changes in the glycosaminoglycans distribution pattern in the human uterine cervix during pregnancy and labor. Am J Obstet Gynecol 135:503–506
27. Montfort J, Perez-Tamayo R (1961) Studies on uterine collagen during pregnancy and puerperium. Lab Invest 10:1240–1258
28. O'Byrne EM, Sawyer WK, Butler MC, Steinetz BG (1976) Serum immunoreactive relaxin and softening of the uterine cervix in pregnant hamsters. Endocrinology 99:1333–1335
29. O'Byrne EM, Carriere BT, Sorenson L, Segaloff A, Schwabe C, Steinetz B (1978) Plasma immunoreactive relaxin levels in pregnant and non-pregnant women. J Clin Endocrinol Metab 47:1106–1110

30. Poole RA (1980) Proteinases of connective tissues. In: Naftolin F, Stubblefield PG (eds) Dilatation of the uterine cervix. Raven, New York, pp 113–131
31. Schwalm H, Cretius K (1958) Über den Gehalt der menschlichen Uterusmuskulatur an contractilen Proteinen, an wasserlöslichen Proteinen und an Stromaeiweiß. Arch Gynaekol 191:271–282
32. Sherwood OD, Chang CC, Bevier GW, Dziuk PG (1975) Radioimmunoassay of plasma relaxin levels throughout pregnancy and at parturition in the pig. Endocrinology 97:834–837
33. Steinetz BG, O'Byrne EM, Kroc RL (1980) The role of relaxin in cervical softening during pregnancy in mammals. In: Naftolin F, Stubblefield PG (eds) Dilatation of the uterine cervix. Raven, New York, pp 157–177
34. Stone ML, Zuckermann M (1958) Relaxin – a critical evaluation. Am J Obstet Gynecol 76:544–552
35. Strauss G (1969) Histoplanimetrische Untersuchungen am menschlichen Uterus. Arch Gynaekol 207:572–600
36. Strauss G (1969) Funktionsbedingte Unterschiede der Feinstruktur des kollagenen Bindegewebes menschlicher Uteri. Arch Gynaekol 208:147–177
37. Struck H (1972) Untersuchungen über Reinigung, Bestimmung und Wirkung des Relaxins. Westdeutscher Verlag, Opladen (Forschungsbericht Nr. 2304 des Landes Nordrhein-Westfalen)
38. Wahl L (1971) Collagenolytic activity in the pubis symphysis. Anat Rec 169:448
39. Veis A (1980) Cervical dilatation: A proteolytic mechanism for loosening the collagen fiber network. In: Naftolin F, Stubblefield PG (eds) Dilatation of the urine cervix. Raven, New York, pp 195–202
40. Zarrow MX, Holmstrom EG, Salhanick HA (1955) The concentration of relaxin in the blood serum and other tissues of women during pregnancy. J Clin Endocrinol 15:22–27

Tierexperimentelle Aspekte antifertil wirksamer Prostaglandine und deren Reproduzierbarkeit beim Menschen

W. ELGER*

Einleitung

Nach Liggins ist das präzise „Timing" der Geburt bei Säugern der Ausdruck von Reifungsprozessen der Frucht („conceptus"). Nach seiner Einschätzung soll der Geburtsbeginn nicht stärker abhängig von mütterlichen Vorgängen sein als spätere Vorgänge, wie z. B. das Abstillen der Jungen oder die Pubertät (13). Als jeweils zu klärende Frage betrachtet Liggins die Mechanismen, über die ein bestimmter Reifezustand der Frucht in motorische Uterusaktivität übersetzt wird. Diese variieren offensichtlich von Spezies zu Spezies stark und sind für die Spezies Mensch weitgehend im Dunkeln.

Die bei einer Spezies gegebene geburtsphysiologische Situation bestimmt auch das entsprechende pharmakologische Verhalten dieser Spezies. Umgekehrt lassen sich aus dem pharmakologischen Verhalten Rückschlüsse auf den jeweils vorliegenden Ausklinkmechanismus der Geburtsvorgänge ziehen.

Zur Erläuterung dieser Betrachtungsweise können die gut untersuchten Verhältnisse beim Schaf dienen. Präpartal wird bei dieser Spezies die fetale Nebennierenrinde aktiviert. Die produzierten Glukokortikoide aktivieren in der Plazenta einen Progesteronkatabolismus und – damit einhergehend – eine vermehrte Östrogenproduktion. Beide Faktoren sind Auslöser der nachfolgenden Steigerung der uterinen PG-Synthese und Kontraktionsaktivität. Es entspricht diesem Auslösemechanismus, daß auch exogene Glukokortikoide beim Schaf und analogen Spezies Geburts- und Abortvorgänge auslösen können (1, 10, 11).

Allein aus der Tatsache, daß exogene Glukokorticoide bei verschiedenen anderen Spezies und auch bei Primaten entsprechende Wirkungen nicht besitzen, läßt sich die fehlende allgemeine Übertragbarkeit der Verhältnisse beim Schaf für andere Säugetiere ableiten (1).

Gemeinsam könnte bei allen denkbaren Varianten von Ausklinkmechanismen sein, daß die dominante Funktion des Progesterons in der Gravidität, die Blockade des Myometriums („Progesterone block" nach Csapo) (2, 3), aufgehoben werden muß. Da Prostaglandine (PG) bei vielen Spezies Geburt oder Abort auslösen, bietet es sich an, sie als pharmakologisches Werkzeug einzusetzen und den Fortgang der motorischen Aktivierung des Uterus in Relation zur Veränderung verschiedener endokriner Parameter zu untersuchen. Besonders gilt dies für den Abfall von Progesteron im Blut im Verlauf des Abortgeschehens und dessen Manipulation durch exogene Substitution.

* Endokrinpharmakologie I, Schering AG, D-1000 Berlin 65

Beeinflussung der lutealen und plazentaren Progesteronproduktion durch PG und deren Bedeutung im Abortgeschehen

Wird eine Ratte um den 8. Tag der Gravidität mit $PGF_{2\alpha}$ behandelt (Dosis ca. 1,0 mg s. c., i. m. oder i. v.), so kommt es nach einer Zeit von ca. 15–24 h zum Zusammenbruch der Dezidua und unter Auftreten einer Blutung zum Abort (6) (Abb. 1). Analysiert man die Reihenfolge der zum Abort führenden Ereignisse, so findet man zuerst

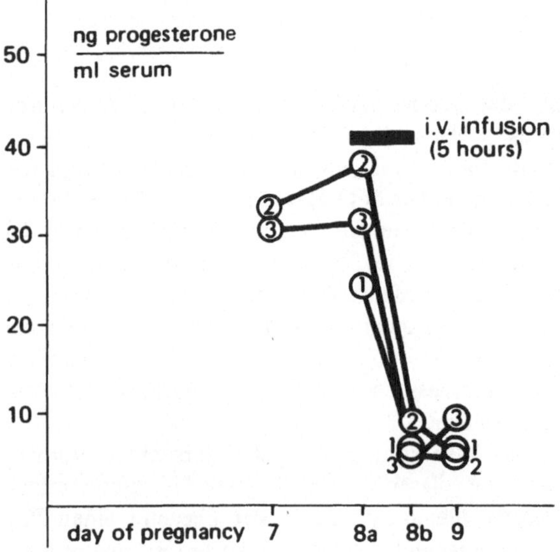

Abb. 1. SP-Verhalten bei graviden Ratten unter i. v. Infusion eines PGF-Derivates

einen dramatischen Abfall der Serumprogesteronwerte (SP). Zur Abortblutung kommt es mit einer Latenz von mehr als 15 h. Da die Elimination von natürlichen PG im Organismus sehr schnell erfolgt, liegt die Annahme nahe, daß die zugeführten PG bei der Manifestation des Abortgeschehens keine Rolle mehr spielen, daß vielmehr das durch sie ausgelöste Progesterondefizit auf der Basis einer Luteolyse die eigentliche Abortursache darstellt. Tatsächlich wird durch exogenes Progesteron bei der Ratte in der oben genannten Phase ein Abort verhindert. Die bisher erhobenen Befunde sprechen dafür, daß unter der Bedingung noch erhaltener SP-Spiegel keine nachhaltige Schädigung der Frucht oder deren Ausstoßung erfolgen kann (5, 8).

Betrachtet man die Veränderung der SP-Werte unter Sulproston bei Rhesusaffen (Abb. 2) in der Frühgravidität, so zeigt sich ebenfalls ein sehr drastischer Abfall vor einer verstärkten Blutung als Zeichen des einsetzenden Abortes. Entsprechende Befunde bei der Frau führten einzelne Autoren zu der Annahme, daß PG auch beim Menschen direkt am Corpus luteum angreifen (Luteolyse) und der Abort Folge eines Progesteronentzuges ist (12).

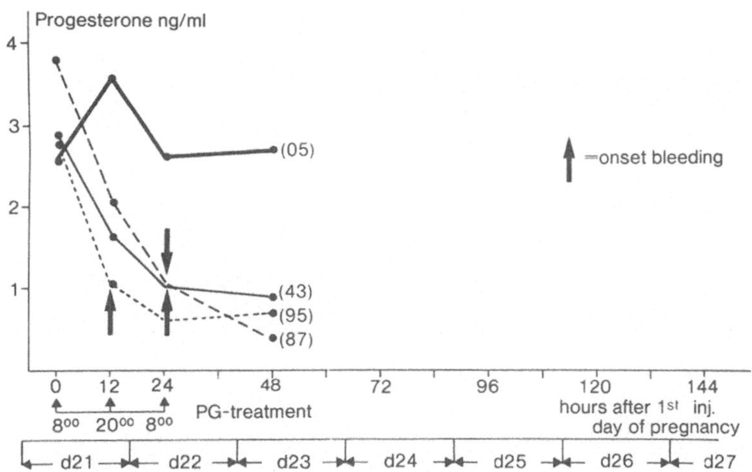

Abb. 2. SP-Verhalten bei graviden abortierenden Rhesusaffen nach Sulprostonbehandlung (1,5 mg/Injektion s. c.). Tier 05 wurde mit einer unterschwelligen Dosis (0,3 mg/Injektion s. c.) behandelt

Csapo et al. postulieren ebenfalls eine essentielle Bedeutung der gestörten Progesteronproduktion, sehen diese allerdings als Folge einer gestörten Luteotropie im Gefolge einer Schädigung plazentarer Funktionen (4). Nach unseren eigenen Erfahrungen bei Rhesusaffen ist die Bedeutung fallender SP-Werte weniger klar. Auch die Injektion sehr hoher Progesterondosen, die zu einer starken Erhöhung der SP-Werte führten, konnte die Auslösung eines Abortes durch Sulproston (3x1,5 mg s. c./Tier in 24 h) nicht verhindern (Abb. 3).

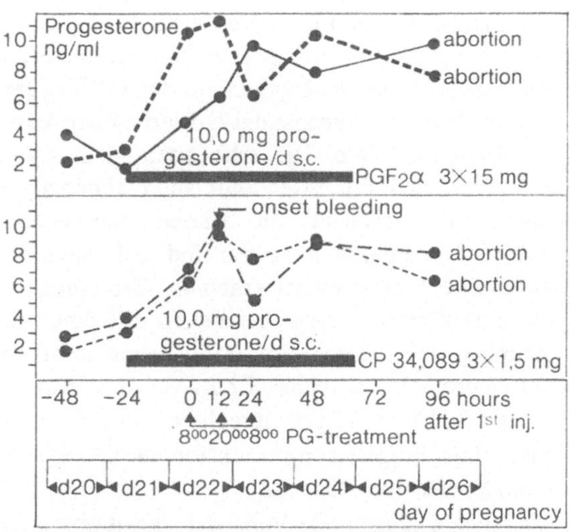

Abb. 3. Abortauslösung bei graviden Rhesusaffen durch Sulproston (unten) und $PGF_{2\alpha}$ in Gegenwart künstlich erhöhter SP-Werte

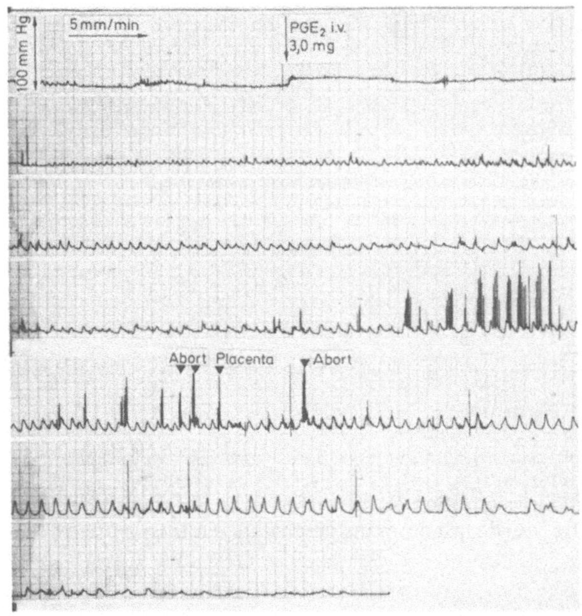

Abb. 4. Intrauterine Druckmessung mittels extraovulärem Mikroballon nach Csapo. Abortauslösung durch Bolus-i.v.-Injektion von 3,0 mg PGE_2. Schwarze Dreiecke: Ausstoßungsvorgänge, 1 Streifen = 60 min, Streifenhöhe entspricht 100 mm Hg

Um die Faktoren der Abortauslösung neben einer Störung der Lutealfunktion zu untersuchen, wählten wir das Meerschweinchen als Versuchsmodell. Bei dieser Art besteht in fortgeschrittenen Phasen der Gravidität eine Produktion von Progesteron in der Plazenta, die auch nach Ausfall der Corpora lutea ausreicht, die Gravidität zu erhalten; d. h. eine Luteolyse durch Prostaglandine allein sollte beim Meerschweinchen in der Gravidität nach Tag 25 p. c. nicht in der Lage sein, einen Abort auszulösen. Wurden intakte Meerschweinchen um den 40. Tag der Gravidität mit PG behandelt (Abb. 4), so kam es bei entsprechender Dosierung zur Ausstoßung des Feten, der die Ausstoßung der Plazenta folgte. Die erhobenen, dem Abort vorangehenden Veränderungen der SP-Werte, sind durchweg sehr stark abhängig von den jeweils geprüften natürlichen oder synthetischen PG. Sie können auch bei abortierenden Tieren vor der Ausstoßung völlig ausbleiben, andererseits sind z. T. auch bei unterschwelligen Dosen ausgeprägte endokrine Störungen zu erheben. Abbildung 5 zeigt die SP-Werte bei intakten und ovarektomierten Tieren, bei denen mit einer einzigen Sulprostoninjektion ein Abort ausgelöst wurde. Der bei intakten Tieren zu beobachtende SP-Abfall fehlt bei den ovarektomierten Tieren völlig. Er ist vermutlich Ausdruck einer Luteolyse. Die Daten bei ovarektomierten Tieren sprechen nicht dafür, daß eine wie auch immer reduzierte plazentare Progesteronproduktion die Voraussetzung für die Aktivierung des Uterus beim Meerschweinchen ist.

Auch schlugen alle Versuche, die abortive Wirkung von PG beim Meerschweinchen durch die Substitution von Progesteron zu hemmen, fehl. Diese Aussage gilt für spätere Phasen der Gravidität – untersucht um Tag 40 und um Tag 60 nach Konzeption, sie

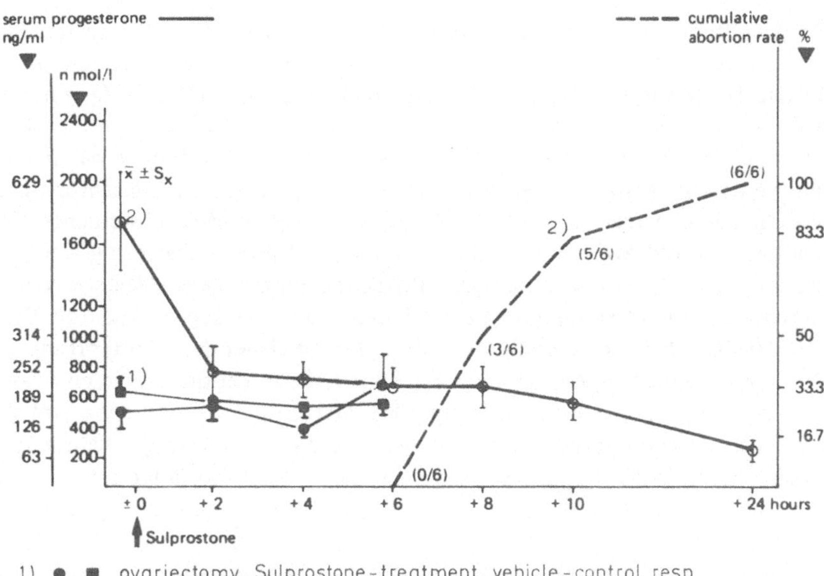

Abb. 5. SP-Verhalten bei abortierenden Meerschweinchen ca. Tag 40 p. c. nach einmaliger Sulprostonbehandlung (0,3 mg i. m.). Vergleich intakter und ovarektomierter Tiere

muß für frühere Phasen – untersucht um Tag 25 p. c. – eingeschränkt werden. In dieser Phase wird durch eine Progesteronbehandlung eine Ausstoßung nach einer PG-Behandlung sicher verhindert, allerdings sterben die meisten Feten ab.

Vergleichend betrachtet basiert bei Ratten die abortive Wirkung sehr weitgehend auf der Induktion einer Luteolyse. Umgekehrt ist bei Affen und Meerschweinchen ein Abort offensichtlich auch ohne vorausgehende Abschaltung der Progesteronproduktion möglich. Veränderungen der SP-Werte im Verlauf des Abortgeschehens scheinen eher eine symptomatische Bedeutung zu haben. Vernachlässigt man die besondere Situation in bestimmten Phasen der Gravidität, so lassen die erhobenen Befunde für das Meerschweinchen und für Primaten im Gegensatz zu Ratten die Möglichkeit erkennen, daß PG die protektive Funktion des Progesterons am Myometrium durchbrechen.

Die Rolle uteriner Vorgänge beim PG-ausgelösten Abort

Die motorische Aktivierung des Uterus durch PG erfolgt beim Meerschweinchen ähnlich wie beim Menschen über mehrere Stunden in mehreren Phasen unterscheidbarer Aktivitäten (Abb. 4). Als erste Reaktion des Uterus erfolgt sofort nach Injektion von PG ein Anstieg des Ruhedrucks um ca. 10 mm Hg. Im Verlaufe der nächsten Stunden kommt es zu rhythmischen Kontraktionen, zunächst mit hoher Frequenz und geringer Amplitude, später mit fallender Frequenz und steigender Amplitude. In der Phase vor der Ausstoßung der Feten werden die Uteruskontraktionen durch Preßwehen überlagert. Erst in dieser Phase werden Drücke von 50–100 mm Hg registriert. Die in Abb. 4 deutlich erkennbare Austreibungsphase kennzeichnet offensichtlich den Widerstand der Cervix. Sie kann durch eine forcierte Behandlung erheblich vorgezogen und verlängert werden, ohne daß der Abortvorgang dadurch wesentlich beschleunigt werden kann. Anders als bei der Ratte besteht beim Meerschweinchen kein gesetzmäßiges Intervall zwischen der PG-Behandlung (Ratte: Behandlung = SP-Abfall) und der Abortmanifestation. Niedrigere PG-Dosen führen beim Meerschweinchen unter Umständen zur Ausstoßung mit einer Latenz von 4–5 Tagen. Auch die Bioverfügbarkeit der PG scheint eine große Bedeutung für die Dauer des Abortvorganges zu haben. Die intramuskuläre Injektion eines PG führt z. B. zu deutlich früheren Aborten als die s. c. Injektion der gleichen Dosis eines PG. Gerade die große Latenz, mit der in manchen Versuchsanordnungen die Ausstoßung der Früchte erfolgte, führte zu der Überlegung, ob im gesamten Abortvorgang die uterine Aktivität unter dem Einfluß der exogenen PG erfolgt. Daß dieses nur in einem sehr begrenzten Umfang der Fall sein kann, belegen verschiedene Befunde:

1. Die Elimination exogener PG (Sulproston) ist vermutlich weitgehend abgeschlossen, bevor es zur Ausstoßung von Feten kommt (5, 8).
2. Die abortive Wirkung von PG kann durch Indomethacin – einem Hemmstoff der *endogenen* PG – blockiert werden (Abb. 6). Allerdings kommt es zum Absterben der Feten und zum Zustand eines „missed abortion" (Abb. 7).
3. Auch die Bolus-i.v.-Injektion von PGE_2, das im Organismus eine Halbwertzeit von Sekunden hat, kann einen Abortvorgang, der sich über etliche Stunden erstreckt, auslösen (Abb. 4).

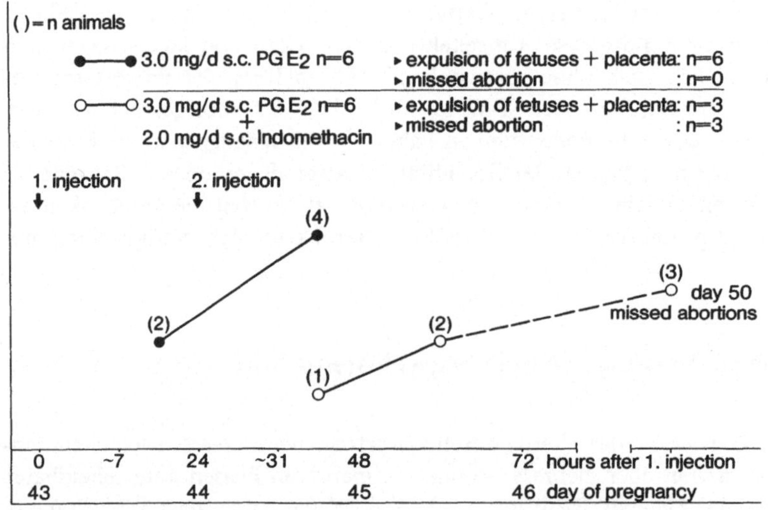

Abb. 6. Verzögerung und Hemmung eines durch PGE_2 (3,0 mg s. c.) ausgelösten Abortes durch Indomethacin (2,0 mg/d s. c.) beim Meerschweinchen

PG E2 3.0mg s.c. d43+d44 +
Indomethacin 2.0mg s.c. d43-d43

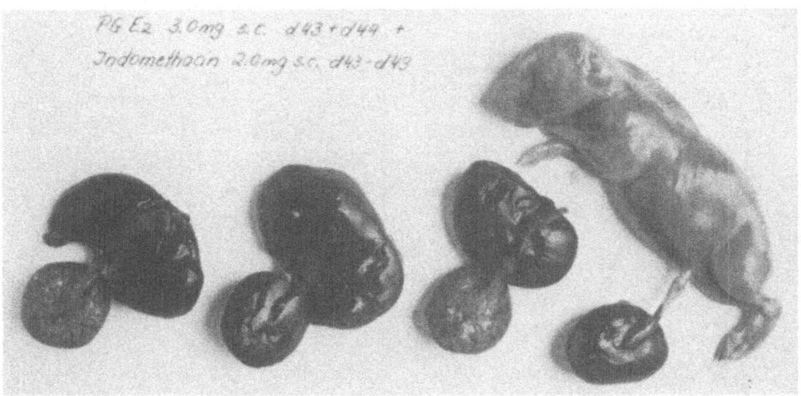

Abb. 7. Zustand eines "missed abortion" nach kombinierter PGE_2/Indomethacin-Behandlung beim Meerschweinchen

Anhaltspunkte für die Einwirkung von PG auf die fetoplazentare Einheit

Nach den Befunden, die im vorangegangenen Abschnitt geschildert wurden, sind die „uterinen" Wirkungen exogener PG Ausdruck sowohl direkter Wirkungen als auch sekundärer, endogen gesteuerter Prozesse; deren möglicherweise endokrine Grundlage bleibt im Dunkeln. Daß die Plazenta, evtl. auch die Feten selbst, hierbei eine wichtige Rolle spielen könnten, lehrt die Regulation der Geburt beim Schaf, die bereits skizziert wurde. Daß möglicherweise die Plazenta allein Geburtsvorgänge initiieren kann, ist durch Fetektomieversuche bei Rhesusaffen belegt (15). Die genannten Autoren beobachteten eine Geburt der Plazenten am Termin. Auf eine kritische Würdigung dieser und analoger Versuche sei an dieser Stelle hingewiesen (14).

Daß exogene PG beim Meerschweinchen tatsächlich eine nachhaltige Wirkung auf Fet und Plazenta ausüben, ist mehrfach zu belegen. Neben den bereits erwähnten Befunden nach einer kombinierten PG- und Indomethacin-Behandlung machten wir in diesem Zusammenhang folgende Beobachtungen:

1. Behandelt man Meerschweinchen eine Woche vor dem Geburtsterminn mit PG, so kommt es [untersucht wurden $PGF_{2\alpha}$, PGE_2, Sulproston (5)] bei der Auslösung einer Ausstoßung stets zu Totgeburten (Abb. 8). Auch wenn die Behandlung in diesem Sinne erfolglos blieb, werden zum Termin sehr oft Totgeburten festgestellt. Vielleicht wird die beobachtete Situation korrekter dadurch beschrieben, daß man in einer termingerechten Ausstoßung der schon unter der Behandlung abgestorbenen Feten ausgeht.
2. In früheren Phasen der Gravidität untersuchten wir den Zustand von Feten und Plazenten kurz vor der zu erwartenden Ausstoßung. Die Untersuchung fand statt, wenn nach der induzierten PG-Behandlung der erste von mehreren Feten abortiert worden war. Durchgehend fanden wir tote oder stark verfärbte Feten und hämorrhagische Plazenten (9).

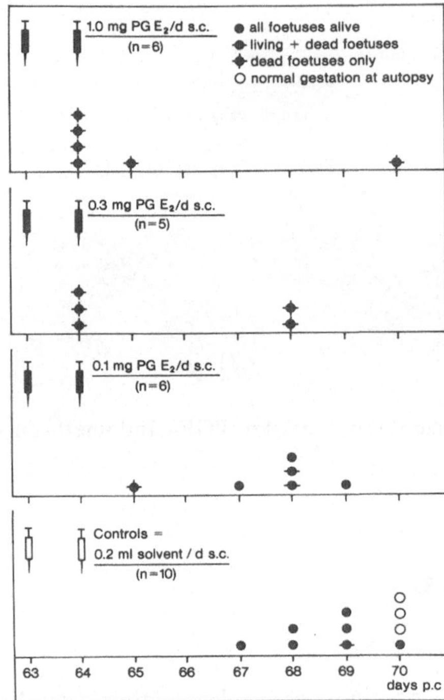

Abb. 8. Auslösung einer vorzeitigen Geburt durch PGE_2 beim Meerschweinchen. Zu beachten ist die Häufung der Geburt toter Feten bei vorzeitiger *und* termingerechter Geburt

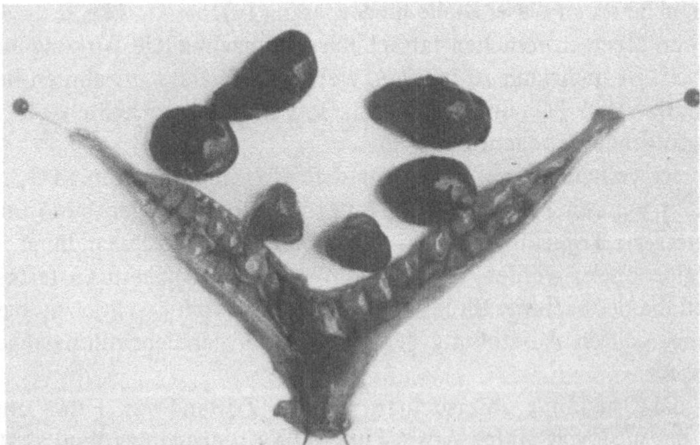

Abb. 9. Blockade der Ausstoßung nach PGE_2-Behandlung durch exogenes Progesteron bei Meerschweinchen vor Tag 25 p. c. Es kommt überwiegend zum Absterben der Früchte und deren Retention

3. Anders als in späteren Phasen (Tag 40 bis Tag 60 p. c.) verhindert eine Progesteronsubstitution nach PG-Behandlung um Tag 25 der Gravidität die Ausstoßung der Früchte mit Sicherheit. Als ganz überwiegender Befund wurde dann auch hier die Retention einer abgestorbenen Schwangerschaft beobachtet (Abb. 9).

Möglicherweise steht der stark fallende Gehalt endogener PG in der Plazenta nach PG-Behandlung (9) in Verbindung mit plazentaren Zirkulationsstörungen. Sie entsprächen unserer Erfahrung, daß nach einer PG-Behandlung die Entnahme von Blut aus mütterlichen zu- und abführenden Plazentagefäßen deutlich erschwert ist.

Die Aussagekraft des Meerschweinchenmodells für die Selektion antifertiler PG für die klinische Entwicklung

Die bereits geschilderten PG-Wirkungen auf die Gravidität des Meerschweinchens lassen verschiedene Angriffspunkte exogener PG erkennen. Die Auswertung abortiver Wirkungen einzelner Substanzen stellt daher vermutlich die summarische und empirische Bewertung mehrerer Wirkungskomponenten dar. Die erhobenen Befunde waren zunächst hinsichtlich ihrer Bedeutung für den Menschen unklar. Dies war ein Grund, Versuche an Rhesusaffen durchzuführen, zumal die ermittelte abortive Potenz einzelner Derivate bei Meerschweinchen, Ratten und Affen extrem divergierte. Aus Tabelle 1 ist diese Situation zu entnehmen. Es zeigte sich, daß Meerschweinchen- und Rhesusaffentests die abortive Potenz (s. CP 34089 = Sulproston) gleichsinnig beurteilen, während Tests an der Ratte zu stark positiv und negativ abweichenden Resultaten führen können. Es waren diese Versuche an Meerschweinchen im ersten Schritt und anschließende Versuche an Rhesusaffen zur Absicherung, die zur Auswahl von Sulproston für klinische Versuche führten.

In Abbildung 10 sind die Dosis-Wirkungskurven von verschiedenen abortiven PG beim Meerschweinchen dargestellt. Die Substanzen wurden in Öl gelöst und jeweils einmal am 43. und 44. Tag der Gravidität s. c. injiziert (= Standardtest). Die Versuche mit den erfaßten klinisch ausgewerteten PG-Analoga wurden als „Gegenprobe" auch beim Meerschweinchen untersucht. Tatsächlich „ordnen" sich beim Meerschweinchen die untersuchten Verbindungen gemäß ihrer klinischen Wirksamkeit. Diese Befunde drängen zusammen mit den sonstigen gefundenen Parallelen – ähnliche Mechanik des Abortvorganges, fragliche Rolle des Progesterons im Abortgeschehen, phy-

Tabelle 1. Abortive Wirksamkeit von Prostaglandinen bei Ratte, Meerschweinchen und Rhesusaffe im Vergleich

	Ratte	Meerschweinchen	Rhesusaffe
C 59[a].	100x	1x	1x
Sulproston	1–3x	100x	>20x
PGE_2	0,3x	3x	1x

[a] ω-Tetranor-16-phenoxy-15-dehydro-15-äthylen-dioxy-$PGF_{2\alpha}$-methylester

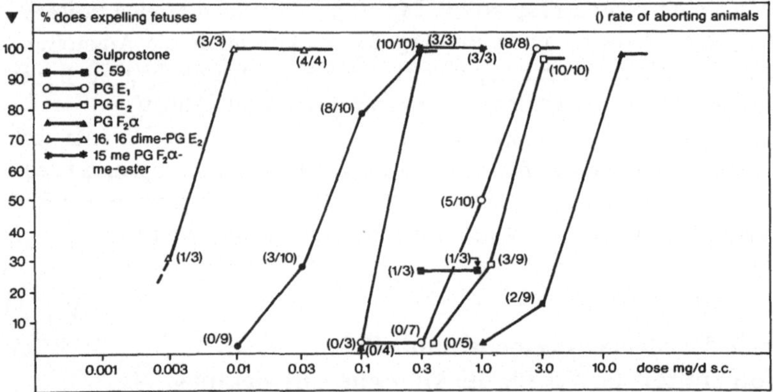

Abb. 10. Auswertung der abortiven Potenz verschiedener klinisch untersuchter PG (C 59, s. Tabelle 1, ist klinisch nicht untersucht). Behandlung Tag 43 und 44 p. c., Injektion der angegebenen Dosen 1 mal täglich in öligem Vehikel s. c.

siologische Notwendigkeit, das plazentare Progesteron zu überwinden – die Vermutung auf, daß Mensch und Meerschweinchen eine sehr ähnliche Geburtsphysiologie besitzen.

Schlußbetrachtung

Der Modellcharakter des Meerschweinchens für Geburts- und Abortvorgänge beim Menschen kann darin gesehen werden, daß die motorische Aktivierung des Uterus bei beiden Spezies in Gegenwart hoher Progesteronspiegel möglich ist (7). Die Überwindung des Progesteronblocks nach Csapo (2) müßte demnach hypothetisch außer durch einen Progesteronverlust auch durch Einwirkungen auf das Erfolgsorgan Uterus möglich sein.

Die motorische Aktivierung des Myometriums durch exogene PG (Induktion versus wehenstimulierende Wirkung) und die mögliche Beteiligung des Konzepts oder mütterlicher Systeme bedarf der weiteren Klärung.

Die Benutzung des Meerschweinchenmodells hat die Auffindung geeigneter PG für die klinische Anwendung ermöglicht (Sulproston). Weitere Entwicklungen auf der Basis dieses Tests erscheinen möglich.

Bedeutung könnte die Spezies Meerschweinchen weiterhin erlangen, wenn sie auch für andere als die genannten Fragestellungen als geburtsphysiologisches Modell einsetzbar wäre.

Literatur

1. Challis JRG, Davies IJ, Benirschke K, Hendrickx AG, Ryan KJ (1974) The effect of dexamethasone on plasma steroid levels and fetal adrenal histology in the pregnant rhesus monkey. Endocrinology 95:1300–1305

2. Csapo AI (1975) The "seesaw" theory of the regulatory mechanism of pregnancy. Am J Obstet Gynecol 121:578–581
3. Csapo AI (1976) Prostaglandin and the initiation of labor. Prostaglandins 12: 149–164
4. Csapo AI, Pulkkinen MO (1979) The mechanism of prostaglandin action on the early pregnant human uterus. Prostaglandins 18:479
5. Elger W (1979) Pharmacology of parturition and abortion. Anim Reprod Sci 2:133–148
6. Elger W, Kosub B, Skuballa W, Korte R (1976) Studies on prostaglandin-induced abortion in guinea pigs. In: Samuelsson B, Paoletti R (eds) Prostaglandins and thromboxane research, vol 2. Raven, New York, pp 673–677
7. Elger W, Korte R, Hasan SH (1977) Changes in serum progesterone and their significance in prostaglandin-induced abortions in early pregnancy of rhesus monkeys (Abstr). Acta Endocrinol (Copenh) [Suppl 208] 84:94
8. Elger W, Hasan SH, Schmidt-Gollwitzer M, Hümpel M (1978) An experimental model: The evaluation of oxytocic and fetotoxic effects of prostaglandins (PG) in guinea pigs. In: Neubert D, et al. (eds) Role of pharmacokinetics in prenatal and perinatal toxicology. Third Symposium on Prenatal Development, Berlin 1978. Thieme, Stuttgart, pp 450–462
9. Elger W, Csapo AI, Eskola J (1981) Mechanism of action of an orally active PGE_1-analogue in pregnant guinea pigs. Prostaglandins 21:259–266
10. Flint APF, Anderson ABM, Steele PA, Turnbull AC (1975) Effect of fetal adrenalectomy on maternal estrogen levels at dexamethasone – induced parturition in sheep. J Endocrinol 67:25
11. Fylling P (1971) Premature parturition following dexamethasone administration to pregnant ewes. Acta Endocrinol (Copenh) 66:289–295
12. Lehmann FF, Peters F, Breckwoldt M, Bettendorf G (1972) Luteolysis after infusion of prostaglandin $F_{2\alpha}$ in man. Fourth International Congress of Endocrinology, Washington, June 18–24, 1972. Excerpta Med Int Congr Ser 256: 189–190
13. Liggins GC (1979) Initiation of parturition. Br Med Bull 35:145–150
14. Nathanielsz PW (1976) The progress of pregnancy following fetectomy in experimental animals. In: Nathanielsz PW (ed) Fetal endocrinology – an experimental approach. North-Holland, Amsterdam – New York – Oxford (Monographs in fetal physiology, vol 1, pp 208–210)
15. Van Wagenen G, Newton WH (1943) Pregnancy in the monkey after removal of the fetus. Surg Gynecol Obstet 77:539–543

Experimentelle Prüfung luteolytischer Prostaglandine

J. SANDOW, W. von RECHENBERG, M. HAHN und S. KILLE*

Einleitung

Luteolytische Prostaglandine wirken direkt auf die Progesteronsynthese und die LH-Rezeptoren. Sie sind bei verschiedenen Tierarten zur Verkürzung der Lutealphase geeignet. Das Ziel der Entwicklung eines luteolytischen Prostaglandins ist die Verstärkung der therapeutisch erwünschten Hauptwirkung, gleichzeitig mit der Verringerung unerwünschter Nebenwirkungen wie der spasmogenen (oxytozischen) Wirkung. Unsere Untersuchungen zur luteolytischen Wirkung wurden durchgeführt an Ratten, Hamstern und Meerschweinchen. Die Funktion des Corpus luteum wurde

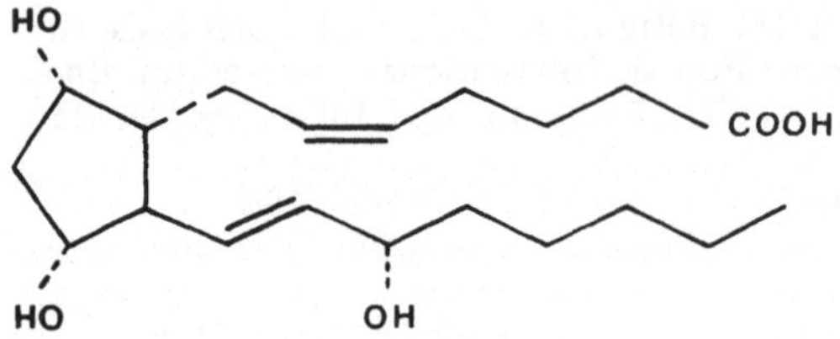

HO COOH HO OH

$PGF_{2\alpha}$

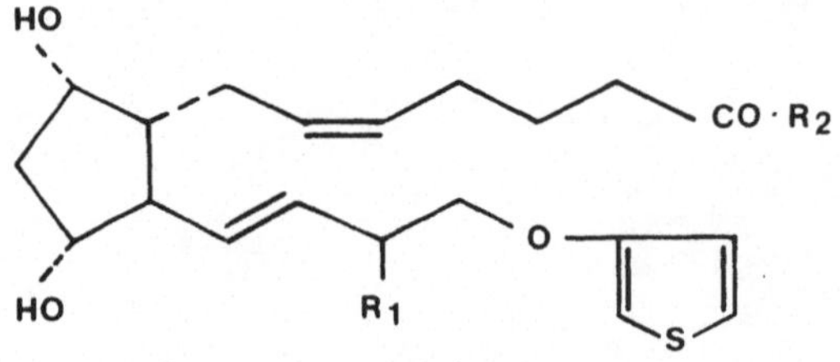

HO CO·R_2 HO R_1 O S

HR 837

$R_1 =$ 15α OH / 15β OH R_2 = Tromethamol

Abb. 1. Strukturformeln von Prostaglandin-$F_{2\alpha}$ und Tiaprost (HR 837). Geprüft wurde das Tromethamolsalz des 15α, β-Hydroxy-16-thienyloxy-17,18,19,20-tetranor-$PGF_{2\alpha}$

---

* Pharmakologie H 821, Höchst AG, D-6230 Frankfurt/M. 80

durch biochemische Tests verfolgt (Progesteron, Ascorbinsäure und LH-Rezeptoren des Ovars). Nach Struktur-Wirkungs-Untersuchungen (1) wurde das Thromethamolsalz des 15α, β-Hydroxy-16-thienyloxy-17,18,19,20-tetranor-$PGF_{2\alpha}$ (Tiaprost, HR 837) ausgewählt (Abb. 1) und verglichen mit einem anderen luteolytischen Prostaglandinanalog (Fluprostenol, ICI 81,008, Equimate) und natürlichem $PGF_{2\alpha}$ und PGE_1 (ONO, Japan). Zur Bestimmung des Wirkungsspektrums wurden verschiedene allgemeinpharmakologische Untersuchungen durchgeführt (Spezifität der Wirkung) und die Verträglichkeit bei chronischer Behandlung über 30 Tage an Ratten untersucht.

Material und Methoden

Die luteolytische Wirkung wurde bei Hamstern geprüft (3) durch Abbruch der Schwangerschaft bei täglicher Behandlung zwischen Tag 4 und 6 (subkutane Injektion). Die abortive Wirkung wurde durch Autopsie am 16. Schwangerschaftstag nachgewiesen. Die Lutealfunktion bei pseudograviden Ratten wurde geprüft an drei verschiedenen Parametern. Nach Vorbehandlung von 22 Tage alten Ratten mit PMSG/HCG wurde zwischen dem 6. und 9. Tag der Pseudogravidität mit Prostaglandin behandelt und folgende Untersuchungen durchgeführt: Ascorbinsäuredepletion im Ovar als Maßstab der Hemmung der Steroidbiosynthese (8), Bestimmung von Plasmaprogesteron durch Radioimmunoassay (6, 9) und Bestimmung der Rezeptorkonzentration im Ovar durch spezifische Bindung von 125-I-HCG an LH-Rezeptoren und 125-I-HPL an Prolaktinrezeptoren (2). Die biologische Wirkung nach verschiedenen Applikationsarten (subkutan, nasal, vaginal, rektal und oral) wurde durch Ascorbinsäuredepletion verglichen. Bei nichtträchtigen erwachsenen Meerschweinchen wurde die Luteolyse durch Progesteronbestimmung bestätigt. Die Tiere wurden 1mal täglich mit 10 μg/kg Tiaprost s. c. behandelt. Blutproben zur Progesteronbestimmung wurden bei wachen Tieren aus einem in die Vena jugularis implantierten Katheter genommen. In einem weiteren Versuch an Meerschweinchen wurde die kontrazeptive Wirkung der täglichen Behandlung weiblicher Tiere bei gemeinsamer Haltung mit fertilen männlichen Tieren nachgewiesen.

Die Spezifität der luteolytischen Wirkungen wurden in akuten und chronischen Versuchen an Ratten untersucht. Die Wirkung auf die Freisetzung von Hypophysenhormonen wurde im akuten Versuch durch 4stündige Infusion des Prostaglandins bei urethannarkotisierten männlichen Ratten geprüft und durch Bestimmung von Ratten-LH, FSH, GH und Prolaktin mittels spezifischer Radioimmunoassays.

Die Wirkung auf die Freisetzung von Hypophysenhormonen in vitro wurde getestet an inkubierten Rattenhypophysen (3 Hypophysen pro 10 ml Kulturmedium 199 – 0,1% Serumalbumin) unter Zusatz von 0,03–30 ng Prostaglandin und Bestimmung der Mediumkonzentration von LH und FSH während einer zweistündigen Inkubation. Die Wirkung auf die Steroidbiosynthese der Nebenniere wurde geprüft durch Bestimmung des Corticosterongehalts der Nebenniere nach 4stündiger Prostaglandininfusion und durch fluorometrische Bestimmung (10) des Plasmacorticosteronanstiegs nach i. v. Injektion von Tiaprost bei Dexametason-blockierten Ratten (0,2 mg/kg Dexametason 18 h vor Versuch).

Der endokrine Status männlicher und weiblicher Tiere (chronische Verträglichkeit) wurde untersucht nach 30tägiger Behandlung mit hohen Prostaglandindosen (bis 100 μg/kg Tiaprost, täglich einmal s. c.) mit Bestimmung der gonadalen Steroide in Serum und Gewebe, des Hormongehalts des Hypophysenvorderlappens (LH, FSH, TSH, GH, Prolaktin) sowie der HCG-Rezeptoren im Hoden (7).

Die allgemeinpharmakologischen Untersuchungen wurden an folgenden Modellen durchgeführt: Verträglichkeitsuntersuchungen an Meerschweinchen, Ratten und Rhesusaffen, Prüfung der Diurese und Salurese an Ratten, spasmogene Wirkung am isolierten Magenfundus der Ratte und isolierten Meerschweinchenuterus, Herz-Kreislauf-Wirkung bei der narkotisierten Ratte und beim wachen Beagle-Hund, entzündungserregende Wirkung am Rattenpfotenödem, Wirkung auf den Blutzucker bei Ratte und Kaninchen, pyrogene Wirkung bei Meerschweinchen und Kaninchen sowie Wirkung auf den Gastrointestinaltrakt (Magenentleerung und Enteropooling bei der Ratte). Alle Prostaglandine wurden in 0,1 M Phosphatpuffer gelöst oder in Polyäthylenglykol MW 400 (PEG 400)/Phosphatpuffer (1:4 nach Vol). Kontrolltiere erhielten jeweils das entsprechende Volumen des Lösungsmittels.

Ergebnisse

Die Bestimmung der Wirkstärke im Schwangerschaftsabbruchtest beim Hamster ergab für luteolytische Prostaglandine der F-Reihe die folgenden minimalen Wirkdosen: $PGF_{2\alpha}$ 50 μg, Fluprostenol 0,25 μg (3), Tiaprost 0,1 μg, entsprechend den bekannten Struktur-Wirkungsbeziehungen für luteolytische Prostaglandine. Bei Bestimmung der relativen Wirksamkeit (Potency) durch Ascorbinsäuredepletion bei pseudograviden Ratten ergab sich das folgende Verhältnis: $PGF_{2\alpha}$ 1, Fluprostenol 200, Tiaprost 239. Beim Hamster kann der beobachtete Schwangerschaftsabbruch (Tabelle 1) sowohl auf eine Progesteronsenkung zurückzuführen sein als auch auf eine abortive Wirkung durch Kontraktion der Uterusmuskulator (oxytozische Wirkung). Deshalb wurde an Ratten die luteolytische Wirkung direkt durch Ascorbinsäuredepletion gemessen und mit der Wirkung natürlicher Prostaglandine verglichen. Eine starke Ascor-

Tabelle 1. Schwangerschaftsabbruch beim Hamster durch luteolytische Prostaglandine. Behandlung am Tage 4–6 der Schwangerschaft, eine tägliche s. c. Injektion Mittelwert und Standardfehler, 10 Tiere pro Gruppe.
Kontrollgruppe erhielt das Lösungsmittel, 0,01 M Phosphatpuffer 0,2 ml s. c.
Autopsie und Bestimmung der Implantationsstellen am 16. Schwangerschaftstag

Gruppe Nr.	Behandlung	Tagesdosis pro Tier	Behandlungstage	Ovargewicht [mg]	Anzahl trächtiger Tiere	Zahl der Feten pro Tier
1	Kontrolle	0,2 ml	4–6	39,0±2,4	5/10	6,2
2	Tiaprost	0,02 μg	4–6	33,1±3,1	5/10	5,7
3	Tiaprost	0,1 μg	4–6	26,8±1,7	1/10	1,3
4	Tiaprost	0,5 μg	4–6	22,2±1,3	0/10	0

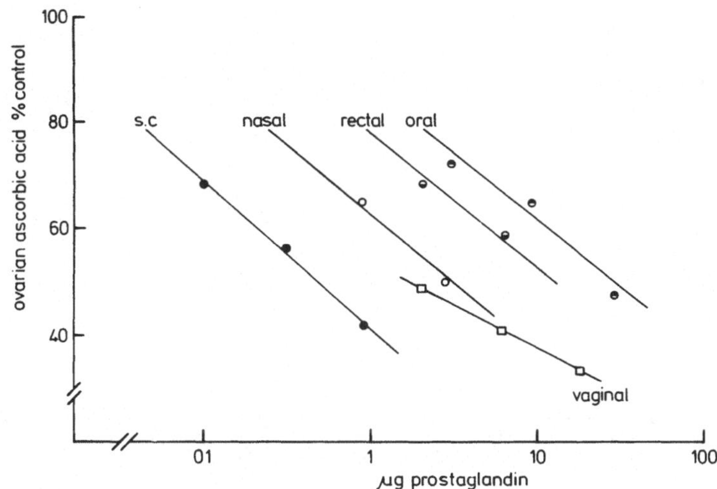

Abb. 2. Biologische Wirksamkeit von Tiaprost (HR 837) bei verschiedenen Applikationsformen: Vergleich der Ascorbinsäuredepletion im Ovargewebe anhand der Dosiswirkungskurven (Bioavailability). Die luteolytische Wirkung ist mit der Ascorbinsäuredepletion direkt korreliert

binsäuresenkung kommt durch Prostaglandine vom PGF-Typ zustande, während PGE-Prostaglandine wesentlich weniger wirksam sind (8). Eine Struktur-Wirkungsstudie zeigte, daß die luteolytische Wirkung bei vergleichbaren Seitenketten ansteigt mit der Veränderung des Ringsystems ($PGE < PGF_{1\alpha} < PGF_{2\alpha}$). Die Ascorbinsäuredepletion wurde auch zum Vergleich der Wirkungsstärke bei verschiedenen Applikationsarten verwendet (Resorption und biologische Verfügbarkeit). Eine dosisabhängige Ascorbinsäuredepletion fand sich nach subkutaner, vaginaler, nasaler, rektaler und oraler Behandlung (Abb. 2). Die Dosiswirkungskurven nach subkutaner, nasaler, rektaler und oraler Behandlung waren parallel, während nach vaginaler Behandlung eine unterschiedliche Steilheit der Dosiswirkungskurve gefunden wurde. Beim Vergleich der Zeit-Wirkungskurven nach vaginaler Behandlung entsprach die Wirkung von 0,1 μg Tiaprost s. c. der Wirkung von 1 μg nach vaginaler Applikation (Abb. 3). Auch nach nasaler Applikation zeigte sich der gleiche Zeitverlauf wie bei s.-c.-Behandlung (Abb. 4). Nach 3tägiger Prostaglandinbehandlung (Tabelle 2) war die Ascorbinsäuredepletion korreliert mit einem Progesteronabfall und verringerten LH-Rezeptoren im Ovar, die Prolaktinrezeptoren blieben unbeeinflußt.

Um die an pseudograviden Ratten beobachtete luteolytische Wirkung zu sichern, wurden geschlechtsreife weibliche Meerschweinchen täglich mit 10 μg/kg Tiaprost s. c. behandelt. Die Lutealphase war deutlich verkürzt, die Progesteronwerte fielen bereits nach 4 Tagen wieder ab (Abb. 5). Die Behandlung zwischen Tag 40–50 der Gravidität blieb dagegen ohne Wirkung auf den Geburtstermin. Bei der Prüfung der kontrazeptiven Wirksamkeit wurden unter täglicher Behandlung weiblicher Tiere mit 10 μg/kg Tiaprost s. c. über 100 Tage nur 2 von 10 Tieren trächtig bei gemeinsamer Haltung mit fertilen Männchen, während in der unbehandelten Kontrollgruppe während dieser Zeit alle Tiere trächtig wurden.

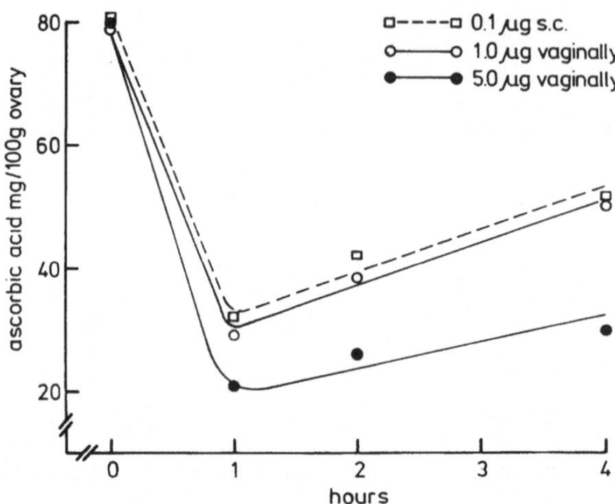

Abb. 3. Vaginale Resorption von Tiaprost (HR 837): Vergleich des Zeitverlaufs der Ascorbinsäuredepletion bei pseudograviden Ratten nach Behandlung mit 0,1 µg s. c. oder 1–5 µg intravaginal in Polyäthylenglykol MW 6000 (Carbowax)

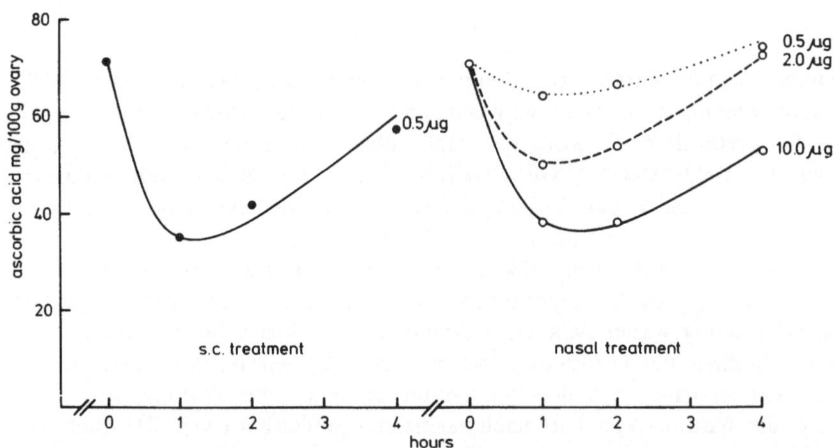

Abb. 4. Nasale Resorption von Tiaprost: Zeitverlauf der Ascorbinsäuredepletion bei pseudograviden Ratten nach Behandlung mit 0,5 µg s. c., verglichen mit nasaler Applikation von 0,5–10 µg Tiaprost in 20 µl Polyäthylenglykol MW 400

Die Verträglichkeit bei akuter Injektion war gut (Rhesusaffen 50 µg/kg s. c., Ratten und Meerschweinchen 100 µg/kg s. c.). Die allgemeinpharmakologischen Untersuchungen konzentrierten sich besonders auf das Verhältnis von luteolytischer und spasmogener Wirkung. Beim Vergleich mit $PGF_{2\alpha}$ war die spasmogene Wirkung am isolierten Magenfundus der Ratte 3,8mal stärker (ED 50 3,5 ng/ml), am isolierten Meerschweinchenuterus war die oxytozische Wirkung 1,9mal stärker (ED 50 19,5 ng/ml). Die luteolytische Wirkung bei der Ratte ist dagegen 239mal stärker.

Tabelle 2. Luteolyse bei pseudograviden Ratten durch $PGF_{2\alpha}$ und Tiaprost. Behandlung am Tag 7–9 der Pseudogravidität, eine tägliche s. c. Injektion. Mittelwerte und Standardfehler von 8 Ratten pro Gruppe

Gruppe Nr.	Behandlung Tag 7–9 der Pseudogravidität	Tägliche Dosis pro Tier	Progesteron ng/ml Plasma	LH-Rezeptoren fmol HCG/ gOvar	Prolaktinrezeptoren fmol HPL/g Ovar
1	Kontrolle	0,2 ml	608±84,8	324±34,5	68,9±1,56
2	$PGF_{2\alpha}$	12,5 μg	246±47,2[a]	174± 2,2[a]	64,6±2,74
3	$PGF_{2\alpha}$	25 μg	226±30,2[a]	188±12,3[a]	62,8±0,70
4	$PGF_{2\alpha}$	50 μg	170±29,0[a]	113± 6,7[a]	59,3±2,00
5	$PGF_{2\alpha}$	100 μg	157±24,9[a]	68± 2,3[a]	81,2±3,20
6	Tiaprost	0,25 μg	152±42,1[a]	114±10,9[a]	73,6±5,73
7	Tiaprost	0,5 μg	109±21,5[a]	81± 9,3[a]	66,1±4,12
8	Tiaprost	1,0 μg	138±27,5[a]	80± 4,3[a]	60,9±2,01
9	Tiaprost	2,0 μg	89±11,3[a]	34± 3,7[a]	70,0±2,73

[a] Signifikante Differenz zur Kontrollgruppe (95% Niveau)

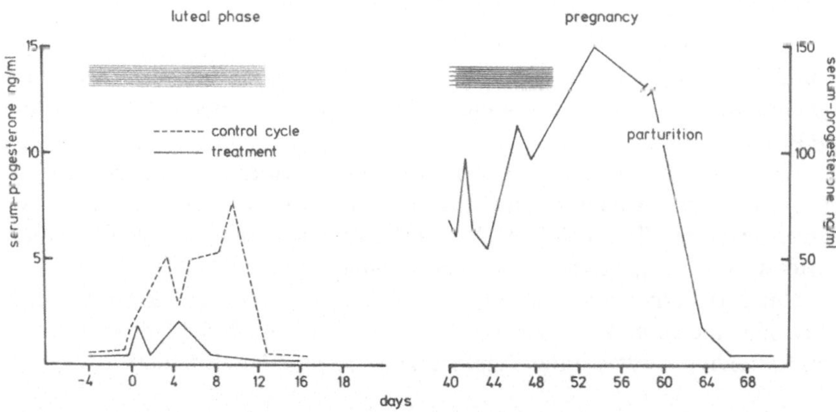

Abb. 5. Luteolytische Wirkung von Tiaprost beim Meerschweinchen: Behandlung mit 10 μg/kg Tiaprost 1mal täglich s. c. Bei nichtträchtigen Tieren zeigt sich eine erhebliche Verkürzung des lutealen Progesteronanstiegs. Die Behandlung vom 40.–50. Tag der Schwangerschaft an hat keinen Effekt auf die plazentare Progesteronsekretion, der Geburtsvorgang wird nicht gestört

Beim Meerschweinchen zeigte sich bis zu 400 μg/kg s. c. keine pyrogene Wirkung. Ebenso fand sich beim unnarkotisierten Meerschweinchen und Affen keine Beeinflussung des Respirationstrakts (Bronchospasmus). Die Nierenfunktion von Ratten und die Blutzuckerregulation beim Kaninchen blieben unbeeinflußt bei 20 μg/kg s. c. Am Gastrointestinaltrakt zeigte Tiaprost eine schwache Hemmung der Pentagastrin-stimulierten Magensäuresekretion bei einer Dosis von 20 μg/kg s. c., die gleiche Dosis hatte keinen Einfluß auf die Magenentleerung der Ratte. Dagegen zeigte sich bei

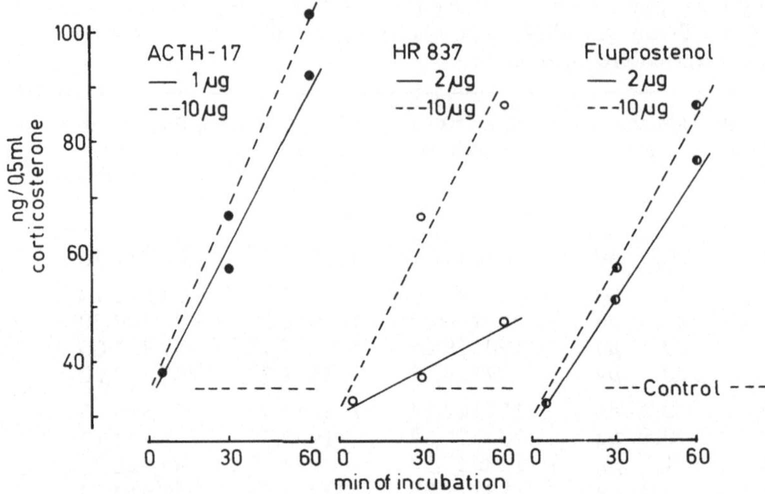

Abb. 6. Wirkung luteolytischer Prostaglandine auf die Corticosteronsekretion der Rattennebenniere in vitro: Vergleich der Wirkung von luteolytischen Prostaglandinen (Tiaprost, Fluprostenol) mit der Wirkung eines ACTH-Analogs, β-Ala[1],Lys[17]-corticotropin(1-17)heptadecapeptid-4-amino-n-butylamid

5 und 20 µg/kg s. c. eine deutliche dosisabhängige Zunahme der intestinalen Flüssigkeitsansammlung (Enteropooling), der Effekt war etwas stärker ausgeprägt als bei PGE_2.

Die Corticosteronsekretion der Nebenniere wurde sowohl in vivo als auch in vitro durch Prostaglandinbehandlung aktiviert (Abb. 6). Bei Inkubation von Rattennebennieren mit Tiaprost oder Fluprostenol zeigte sich eine dosisabhängige Corticosteronfreisetzung, vergleichbar einer Stimulation durch ACTH.

Unter Dauerinfusion von Tiaprost trat keine erhöhte Sekretion von LH, FSH, TSH oder Prolactin auf (Tabelle 3). Auch in vitro blieb die Gonadotropin-Sekretion von Rattenhypophysen unter Tiaprost 0,03–30 µg/ml unverändert.

Tabelle 3. Wirkung luteolytischer Prostaglandine auf die Sekretion von Hypophysenhormonen bei Dauerinfusion. Männliche Ratten, Gewicht 100 g, i. v. Infusion in 2 ml über 4 h. Kontrolle=isotonische Kochsalzlösung. Mittelwerte und Standardfehler von 6 Ratten pro Gruppe

Gruppe Nr.	Behandlung Infusion 4 h	Gesamtdosis pro Tier	ng/ml Serum			
			LH	FSH	TSH	PRL
1	Kontrolle	2 ml	1,7±0,17	578±71	42,5± 4,3	1,4±0,38
2	Fluprostenol	1 µg	1,6±0,28	579±14	58,8± 4,5	2,3±0,94
3	Fluprostenol	5 µg	1,4±0,15	522±49	62,7± 5,0	3,1±0,53
4	Tiaprost	1 µg	3,4±0,53[a]	570±32	65,8±13,1	2,5±0,90
5	Tiaprost	5 µg	2,6±0,53	596±34	57,0± 5,0	1,1±0,29

[a] Signifikante Differenz zur Kontrollgruppe (95% Niveau)

Tabelle 4. Chronische Behandlung männlicher Ratten mit einem luteolytischen Prostaglandin (Tiaprost). Anfangsgewicht 60 g, eine tägliche i. v. Injektion für 30 Tage. Kontrolle = isotonische Kochsalzlösung. Mittelwerte und Standardfehler von 6 Ratten pro Gruppe

Gruppe Nr.	Behandlung	Tagesdosis pro Tier	Anzahl	LH μg/Hypophyse	Testosteron		LH-Rezeptoren fmol HCG/Hoden
					ng/ml Plasma	ng/Hoden	
1	Kontrolle	1,0 ml	5	118±11,7	6,22±1,73	103 ±16,5	41,0±1,91
2	Tiaprost	4 μg/kg	10	102±11,2	2,20±0,91[a]	42,9± 4,1[a]	33,1±1,85
3	Tiaprost	20 μg/kg	10	128±19,3	1,76±0,17[a]	29,1± 2,2[a]	33,8±1,08
4	Tiaprost	100 μg/kg	5	145±15,2	0,76±0,08[a]	45,2± 7,7[a]	32,1±2,01[a]

[a] Signifikante Differenz zur Kontrollgruppe (95% Niveau)

Bei chronischer Behandlung männlicher und weiblicher Ratten durch tägliche i. v. Injektion über 30 Tage zeigte sich bis zu einer Dosis von 100 μg/kg keine signifikante Veränderung des Hormongehalts der Hypophyse an LH, FSH, TSH oder GH. Bei weiblichen Tieren war dagegen der Prolaktingehalt der Hypophyse signifikant erhöht, und es zeigte sich ein verringertes Ovargewicht, verbunden mit einem Gewichtsanstieg des Uterus. Diese Veränderungen waren korreliert mit einem stark erhöhten Östradiolgehalt der Ovarien bei unverändertem Progesterongehalt. Der Progesteron- und Corticosterongehalt der Nebenniere blieb unverändert. Bei männlichen Tieren zeigte sich eine signifikante Hemmung der Testosteronsekretion und der LH-Rezeptoren im Hoden (Tabelle 4).

Diskussion

Die tierexperimentelle Prüfung luteolytischer Prostaglandine ermöglicht es, das Wirkungsspektrum genau zu definieren. Bei Prostaglandinen der F-Reihe kann die luteolytische Wirkung bei der pseudograviden Ratte und beim Meerschweinchen durch Progesteronmessung, Ascorbinsäuredepletion und Bestimmung der LH-Rezeptoren im Ovar quantitativ bestimmt werden. Die chemische Modifikation der ω-Seitenkette führte zu einer ausgeprägten Wirkungsverstärkung. Im Gegensatz zur Hemmung der Progesteronbiosynthese im Ovar ist die Stimulation der adrenalen Steroidbiosynthese nur gering. Es zeigt sich bei in-vitro-Untersuchungen ein direkter Angriff an Membranrezeptoren der steroidproduzierenden Zellen der Nebenniere, ähnlich der Wirkung von Corticotropin. Der Angriffspunkt luteolytischer Prostaglandine liegt direkt am Corpus luteum, während die Gonadotropinsekretion nicht beeinflußt wird. Der hemmende Einfluß auf die Progesteronsekretion ist nicht durch eine LH-Freisetzung ausgelöst (down-regulation), sondern durch direkten Angriff am LH-Rezeptor. Bei chronischer Behandlung von Ratten wird nicht nur die Ovarialfunktion beeinflußt, sondern es erfolgt bei männlichen Tieren auch eine Hemmung der Testosteronbiosynthese. Auch bei männlichen Tieren findet sich keine signifikante Veränderung der Gonadotropinsekretion unter Tiaprost in Übereinstimmung mit Befunden nach Behandlung mit $PGF_{2\alpha}$ (5, 10). Der direkte Angriff am Hoden zeigt sich in der verringerten Zahl der LH-Rezeptoren (Gonadotropin-Utilisationsstörung) bei normalem LH-Gehalt der Hypophyse.

Ein klinischer Vorteil luteolytisch wirksamer Prostaglandine wäre die Reduzierung der unerwünschten spasmogenen und oxytozischen Wirkung. Nach klinischen Berichten (4) läßt sich mit F-Prostaglandinen des hier untersuchten Strukturtyps eine luteolytische Wirkung auch beim Menschen erreichen, so daß eine Anwendung zur Regulierung der Fertilität (Menstruationsregulierung, menses inducer) diskutiert werden kann. Es bleibt zu prüfen, ob die Hemmung der Progesteronbiosynthese auch in Gegenwart der protektiven Wirkung eines HCG-Anstiegs in der Frühschwangerschaft noch für einen kontrazeptiven Schutz ausreicht.

Literatur

1. Bartmann W, Beck G, Lerch U, Teufel H, Schölkens B (1979) Luteolytic prostaglandins, synthesis, and biological activity. Prostaglandins 17:301–311
2. Catt KJ, Dufau ML, Tsuruhara T (1972) Radioligand receptor-assay of luteinizing hormone and chorionic gonadotropin. J Clin Endocrinol Metab 34:123–132
3. Crossley NS (1975) The synthesis and biological activity of potent, selective, luteolytic prostaglandins. Prostaglandins 10:5–18
4. Csapo AI (1976) Prostaglandin impact. In: Samuelsson B, Paoletti R (eds) Advances in prostaglandin and thromboxane research, vol 2. Raven, New York, pp 705–718
5. Didolkar AK, Gurjar A, Joshi UM, Sheth AR, Roychowdhury D (1981) Effect of prostaglandins A-1, E-2, and F-2a on blood plasma levels of testosterone, LH, and FSH in màle rats. Andrologica 13:50–55
6. Feder HH, Resko JA, Goy RW (1968) Progesterone concentrations in the arterial plasma of guinea pigs during the oestrus cycle. J Endocrinol 40:505–513
7. Sandow J (1979) Toxicological evaluation of drugs affecting the hypothalamic-pituitary system. Pharmacol Ther 5:297–303
8. Sandow J, Rechenberg W von, Jerzabek G (1976) The effect of LH-RH, prostaglandins, and synthetic analogues of LH-RH on ovarian metabolism. Eur J Obstet Gynecol Reprod Biol 6:185–190
9. Spona J, Schneider WHF, Wacheck W (1978) Radioimmunoassay für die Bestimmung von Progesteronserumspiegeln. Wien Klin Wochenschr 18:654–658
10. Tierney WJ, Daly IW, Abbatiello ER (1979) The effect of prostaglandins PGE2 and PGF2A on spermatogenesis in adult male Sprague-Dawley rats. Int J Fertil 24:206–209

Welche Aussagekraft hat die radioimmunologische Bestimmung von Prostaglandinen im peripheren Venensystem?

W. SCHLEGEL, J. URDINOLA und H.P.G. SCHNEIDER*

Prostaglandine kommen nicht nur ubiquitär im tierischen und menschlichen Organismus vor, sondern sind vor allem in zahlreiche Funktionen des reproduktiven Systems eingeschaltet.

Sie scheinen die Ovulation zu beeinflussen (5, 7, 9), da Indomethacin diesen Prozeß bei Ratten hemmt. Intrafollikuläre Injektionen von Prostaglandin-E_2 heben den Indomethacinblock wieder auf. Angesichts so eindeutiger Beziehungen wurde die Bedeutung der Prostaglandine für das reproduktive System und ihr Einfluß auf die Fertilität sehr umfangreich untersucht.

Mehrere Arbeitsgruppen haben mit verschiedenen analytischen Meßmethoden Prostaglandine in der peripheren Blutbahn bestimmt (1, 4, 6, 11). Die resultierenden Konzentrationen wurden sodann mit physiologischen Ereignissen in der Zelle korreliert.

Dieses Vorgehen ist sehr kritisch zu betrachten.

Denn es lassen sich in der Peripherie sehr verschiedene Prostaglandine nebst Metaboliten nachweisen und außerdem können verschiedene Prostaglandinsynthesequellen zur gleichen Zeit aktiv sein. Hinzu kommt, daß der Gastrointestinaltrakt, die Lunge, die Nieren und mögliche Inflammationen oder Karzinome sehr hohe Konzentrationen an Prostaglandinen synthetisieren können.

Falls nun in der Peripherie gemessen werden soll, müssen verschiedene Kriterien erfüllt werden:

1. Die Blutabnahmen müssen kontrolliert und standardisiert werden.
2. Eine genaue Anamnese muß erhoben werden, bei der auch gastrointestinale Faktoren zu berücksichtigen sind.
3. Medikamente dürfen während der Studie nicht eingenommen werden.
4. Entzündliche Erkrankungen müssen ausgeschlossen sein.
5. Es sollten möglichst keine punktuellen, sondern eher integrierte Blutwerte für die Interpretation einer Studie verwendet werden.

Wir haben aus der Vielfalt der Prostaglandine nur 4 Arachidonsäuremetaboliten in unsere Betrachtung einbezogen, nämlich Prostaglandin-E_2 (PGE_2), Prostaglandin-$F_{2\alpha}$ ($PGF_{2\alpha}$) und deren 13,14-Dihydro-15-ketometaboliten $PGF_{2\alpha}M$, PGE_2M).

Unsere Begründung für diese Selektion leitet sich von der Vorstellung der Kompartimentierung der Enzymsysteme ab (Abb. 1). Prostaglandine werden in vielen Zellsystemen in der mikrosomalen Membran synthetisiert und im Zytosol metabolisiert

* Universitäts-Frauenklinik, Domagkstraße 11, D-4400 Münster

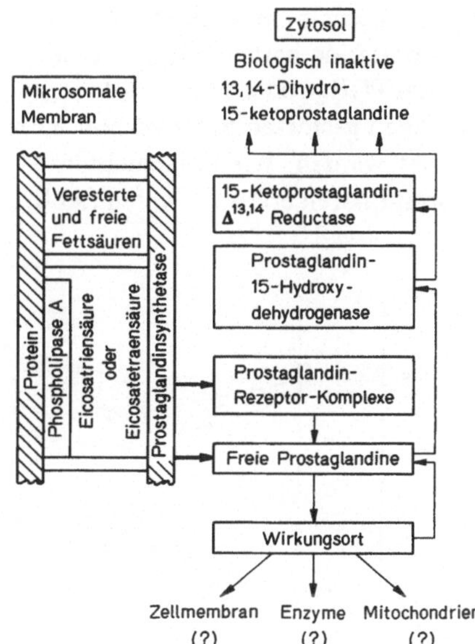

Abb. 1. Kompartimentierung der Prostaglandinsynthese und der metabolisierenden Enzyme in der Zelle

(8), so daß immer sowohl primäre Prostaglandine als auch deren Metaboliten in der Peripherie meßbar sind.

Bei Proben mit geringen Prostaglandinkonzentrationen ist zweifelsohne der radioimmunologischen Meßmethode der Vorzug zu geben, die hinreichend genaue Daten liefern kann, wenn sie gut standardisiert ist. Es sei besonders daran erinnert, daß die Basis der Technik eine kompetitive Verdrängungsreaktion beinhaltet, die keine absoluten Meßdaten liefert.

Der Austausch der gebundenen Substanzen am Antiserum wird durch die Geschwindigkeit der Diffusion gesteuert. Es sollten deshalb extrahierte Produkte eingesetzt werden, wenn Seren, Plasmen oder Gewebe zu analysieren sind. Damit werden Fremdbeeinflussungen in den Toleranzgrenzen (!) gehalten.

Bei Antiseren mit hoher Affinität gelingt es, Standardkurven im pg-Bereich aufzustellen, die bei 95% Konfidenz physiologisch zu erwartende Prostaglandinkonzentrationen erfassen.

Durch Wiederfindungsstudien im Poolplasma und durch Vergleiche von sog. Normalseren wird das jeweilige radioimmunologische System geeicht. Wir finden in der Regel über 70% der exogen hinzugefügten Prostaglandine wieder, eine ausreichende Rate, um kleine Konzentrationen mit großer Sicherheit zu bestimmen.

Bei den Normalseren waren altersabhängige Schwankungen zu verzeichnen. Die Werte für PGE_2 schwankten zwischen 100 pg/ml und 800 pg/ml und diejenigen für $PGF_{2\alpha}$ zwischen 300pg/ml und 1000pg/ml. Erheblich geringere Konzentrationen fanden wir bei der Bestimmung der $PGF_{2\alpha}$-Metaboliten in Normalseren. Sie variierten in relativ engen Grenzen zwischen 65 pg/ml und 107 pg/ml.

Der PGE_2-Metabolit zeigte auch eine vom normalen Zyklus der Frau abhängige Fluktuation (10). Wir fanden Konzentrationen, die zwischen 760 pg/ml und 3400 pg/ml lagen. Deshalb müssen die Zyklusschwankungen bei PGE_2M-Bestimmungen in der Interpretation berücksichtigt werden.

Bei PGE_2- oder $PGF_{2\alpha}$-Konzentrationen, die über 1,5 ng/ml liegen, ist mit einem erheblich gestörten Stoffwechsel zu rechnen. Dies soll am Beispiel von Kolontumoren gezeigt werden. Wir untersuchten 14 Patienten im Alter von 55–80 Jahren, die an Kolontumoren erkrankt waren (Abb. 2).

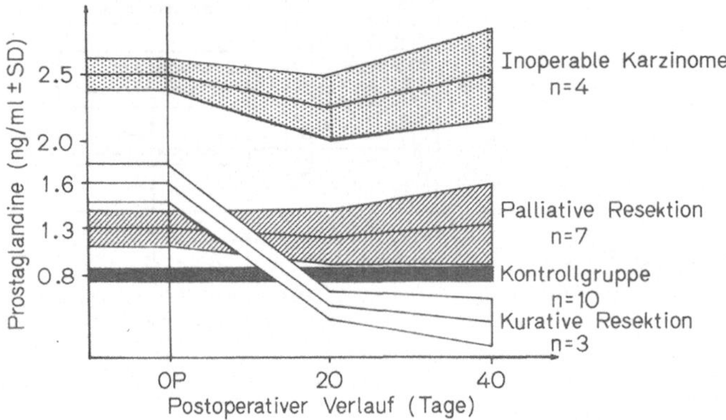

Abb. 2. Prostaglandinkonzentrationen im peripheren venösen Plasma von Patienten mit Kolontumoren

In allen Fällen lagen die PGE_2- und $PGF_{2\alpha}$-Werte wesentlich höher als 1ng/ml (12). Bei der Kontrollgruppe fanden wir 0,8 ng/ml. Hier ist es uns auch gelungen, einen direkten Zusammenhang zur Erkrankung darzustellen. Nach kurativer Resektion waren die Prostaglandine unter die Normalwerte abgefallen. Zum Vergleich hierzu blieben die Prostaglandine im peripheren Venensystem nach palliativer Resektion und bei inoperablen Karzinomen stark erhöht.

Eine Analyse der operierten Tumoren ergab tatsächlich eine verstärkte Prostaglandinsynthese, so daß diese Wirkstoffe direkt aus dem Gewebe freigesetzt wurden. In diesen Fällen kann der radioimmunologischen Bestimmung von Prostaglandinen eine klinische Bedeutung zukommen, da diagnostische Abschätzungen und Verlaufskontrollen eine bessere Aussagekraft erhalten.

Bei auffallend erhöhten peripheren Prostaglandinkonzentrationen muß eine gezielte Lokalisierung der Überproduktion angestrebt werden, um geeignete diagnostische Rückschlüsse treffen zu können. Unter normalen physiologischen Bedingungen ist beim Menschen kaum mit größeren Fluktuationen der primären Prostaglandine zu rechnen. Ihre Bestimmung und anschließende Korrelationsversuche haben bislang keine neueren Erkenntnisse gebracht.

Der PGE_2-Metabolit könnte dagegen eine gewisse diagnostische Bedeutung erlangen. Nachdem während eines normalen Zyklus der Frau ein Anstieg vor der Ovulation zu verzeichnen ist, dürfte PGE_2 bei diesen Prozessen unter physiologischen Bedingungen lokal in erhöhten Konzentrationen vorkommen.

Erste Beobachtungen weisen darauf hin, daß bei Anovulationen und anderen Zyklusstörungen deutliche Abweichungen vom physiologischen Sekretionsmuster nachweisbar sind.

Zusammenfassend läßt sich sagen, daß Prostaglandine als chemische Transmitter anzusehen sind, die grundsätzlich nur dann, wenn sie lokal erfaßt werden, mit physiologischen Ereignissen korrelierbar sind; denn Konzentrationen in der peripheren Zirkulation werden durch viele simultan ablaufende Synthese- oder Abbaureaktionen beeinflußt.

Literatur

1. Ghodgaonkar RB, Dubin NH, Blake DA, King TM (1979) 13,14-dihydro-15-ketoprostaglandin $F_{2\alpha}$ concentrations in human plasma and amniotic fluid. Am J Obstet Gynecol 134:265–266
2. Granström E, Kindahl H (1976) Radioimmunoassays for prostaglandin metabolites. In: Samuelsson B, Paoletti R (eds) Advances in prostaglandin and thromboxane research, vol 1. Raven, New York, pp 81–92
3. Haning RV, Kieliszek FX, Alberino SP, Speroff L (1977) A radioimmunoassay for 13,14-dihydro-15-ketoprostaglandin $F_{2\alpha}$ with chromatography and internal recovery standard. Prostaglandins 13:455–477
4. Levine L, Gutierrez-Cernosek RM (1973) Levels of 13,14-dihydro-15-keto-$PGF_{2\alpha}$ in biological fluids as measured by radioimmunoassay. Prostaglandins 3:785–804
5. Lindner HR, Bauminger S, Tsafiri A, Zor U (1976) Role of prostaglandins in female reproduction. In: Samuelsson B, Paoletti R (eds) Advances in prostaglandin and thromboxane research, vol 2. Raven, New York, p 933
6. Mitchell MD, Flint APF, Turnbull AC (1976) Plasma concentrations of 13,14-dihydro-15-ketoprostaglandin F during normal luteolysis in heifers. Prostaglandins 11:871–878
7. Orczyk GP, Behrman HR (1972) Ovulation blockade by aspirin or indomethacin in vivo evidence for a role of prostaglandin in gonadotrophin secretion. Prostaglandins 1:3–20
8. Schlegel W, Demers LM, Hildebrandt-Stark HE, Behrman HR, Greep RO (1974) Partial purification of human placental 15-hydroxydehydrogenase: Kinetic properties. Prostaglandins 5:417–433
9. Tsafiri A, Koch Y, Lindner HR (1973) Ovulation rate and serum LH levels in rats treated with indomethacin or prostaglandin E_2. Prostaglandin 3:461–467
10. Urdinola J, Schlegel W, Schneider HPG (1981) 13,14-dihydro-15-ketoprostaglandin E_2 and $F_{2\alpha}$ concentrations in plasma from normal and anovulatory women. Acta Endocrinol (Copenh) [Suppl 240] 96:117–118
11. Youssefnejadian E, Brodovcky H, Johnson M, Craft I (1978) Radioimmunoassay of 13,14-dihydro-15-ketoprostaglandin $F_{2\alpha}$. Prostaglandins 15:239–253

Zur physiologischen Bedeutung der E- und F-Prostaglandine während des Zyklus

J. URDINOLA, W. SCHLEGEL und H.P.G. SCHNEIDER*

Die Prostaglandine sind bereits seit ihrer Entdeckung (1930) und Charakterisierung (1958) als wichtige Mediatoren des reproduktiven Systems erkannt worden (1, 4). Ob den Prostaglandinen auch eine physiologische Bedeutung für den Ablauf des mensuellen Zyklus der Frau zukommt, ist bislang nicht geklärt. Ebenfalls ist unbekannt, ob die typischen Menstruationsstörungen oder andere funktionelle Ursachen der Unfruchtbarkeit mit dem Prostaglandinstoffwechsel zusammenhängen.

Hauptursache hierfür sind methodische Probleme des Prostaglandinnachweises. Nur selten gelang es, Veränderungen peripherer Prostaglandinkonzentrationen physiologischen Ereignissen zuzuschreiben (2, 3, 5). Unsere Studie erfaßt die primären und sekundären Prostaglandine in der Zirkulation. Insbesondere wurden die 13,14-Dihydro-15-ketometaboliten (PGE_2M und $PGF_{2\alpha}M$) nach den Methoden von Schlegel et al. (6) und Urdinola et al. (7) radioimmunologisch gemessen. Die relativ stabileren Metaboliten sollten uns eine zuverlässigere Auskunft über charakteristische Fluktuationen während des Zyklus geben.

Es wurden 6 stoffwechselgesunde Frauen im Alter von 19–30 Jahren ausgewählt, die normale Zyklen mit Blutungsintervallen zwischen 28 und 30 Tagen hatten. Als Sicherung dienten die typischen Fluktuationen der Gonadotropine und Sexualsteroide (PRL, FSH, LH sowie Östradiol und Progesteron). Die Basaltemperatur wurde täglich gemessen. Außerdem haben wir die physikalische Beschaffenheit des zervikalen Mukus analysiert.

Die Konzentrationen des $PGF_{2\alpha}M$ variierten während des mensuellen Zyklus zwischen 65,8±10,8 und 102,7±38,7 pg/ml Plasma (Tabelle 1). Diese relativ enge Fluktuation zeigte keine an den Zyklus gebundenen Schwankungen.

PGE_2M lag in Konzentrationen zwischen 0,94±0,27 bis 2,19±0,71 ng/ml Plasma mit den höchsten gemessenen Werten etwa 24 h vor dem Östradiol-Peak und zwei Tage vor dem LH-Gipfel (Tabelle 1) vor.

Die primären Prostaglandine verhielten sich völlig zyklusunabhängig. Dagegen flukturieren sowohl PGE_2M als auch $PGF_{2\alpha}M$, ohne daß $PGF_{2\alpha}M$ in einer Korrelation zu den klassischen Hormonparametern des eutrophen Zyklus steht. Damit stehen diese Befunde im Widerspruch zu denen von Koullapis et al. (5).

Die nachgewiesene charakteristische präovulatorische Sekretionssteigerung des PGE_2M könnte durchaus ein weiteres Signal für die zur Ovulation führenden Prozesse darstellen. Als prostaglandinabhängige Mechanismen kommen Kapillarisierung, Druck-

* Universitäts-Frauenklinik, Domagkstraße 11, D-4400 Münster

Tabelle 1. Konzentrationen von PGE_2M, $PGF_{2\alpha}M$, LH, FSH, PRL, Progesteron und Östradiol (Mean±SEM) während des mensuellen Zyklus von 6 ovulatorischen Frauen. Die Zyklusmitte wurde nach dem LH-Gipfel bestimmt (Aus Urdinola et al., in Vorbereitung)

Hormon Menge	PGE_2M ng/ml	$PGF_{2\alpha}M$ pg/ml	LH ng/ml	FSH ng/ml	PRL μIU/ml	Progesteron nmol/l	Östradiol pmol/l
Follikelphase	0,94±0,27 bis 1,39±0,33	65,8±10,8 bis 79,6±16,7	32 ± 0,3 bis 43,7± 6,5	1,5±0,3 bis 2,9±0,8	263,6± 33,4 bis 465,2±157,3	1,2± 0,2 bis 2,0± 0,6	119,2± 23,4 bis 569 ±106,5
Zyklusmitte	[a] 2,19±0,71	83,4±16,1	220,7±62	3,8±0,6	395,3± 41	4,1± 1,0	[b] 1887,5±515,5
Lutealphase	0,98±0,08 bis 1,50±0,30	66,8±10,9 bis 102,7±38,7	24,5± 7,5 bis 54,5± 8,5	1,0±0,1 bis 2,0±0,5	271,5±105,5 bis 586,7±131,6	4,1± 1,1 bis 63,2±10,4	179,8± 37,6 bis 764,5± 98,3

[a] Tag −2 nach dem LH-Gipfel
[b] Tag −1 nach dem LH-Gipfel

schwankungen und schließlich Ruptur des wachsenden Follikels in Frage wie auch zirkulationsabhängige Veränderungen der Konzentration kritischer Hormonparameter der Follikelflüssigkeit.

Literatur

1. Behrmann HR (1979) Prostaglandins in hypothalamopituitary and ovarian function. Annu Rev Physiol 41:685–700
2. Granström E, Kindahl H (1976) Radioimmunoassay for prostaglandin metabolites. In: Samuelsson B, Paoletti R (eds) Advances in prostaglandin and thromboxane research, vol 1. Raven, New York, pp 81–92
3. Haning RV, Kieliszek FX, Alberino SP, Speroff L (1977) A radioimmunoassay for 13,14-dihydro-15-ketoprostaglandin $F_{2\alpha}$ with chromatography and internal recovery standard. Prostaglandins 13:455–477
4. Karim SM, Rao B (1976) Prostaglandins in human reproduction. In: Karim SM (ed) Obstetric and gynaecological uses of prostaglandins. MTP Press, Lancaster
5. Koullapis EN, Collins WP (1980) The concentration of 13,14-dihydro-15-oxo-prostaglandin $F_{2\alpha}$ in peripheral venous plasma throughout the normal ovarian and menstrual cycle. Acta Endocrinol (Copenh) 93:123–128
6. Schlegel W, Urdinola J, Schneider HPG (to be published) Radioimmunoassay for 13,14-dihydro-15-ketoprostaglandin $F_{2\alpha}$ and its application in normo- and anovulatory women. Acta Endocrinol (Copenh)
7. Urdinola J, Schlegel W, Schneider HPG (to be published) A radioimmunoassay tor the determination of 13,14-dihydro-15-keto prostaglandin E_2 in plasma from ovulatory women.

Konzentration der Prostaglandine A, E und F sowie der Hormone Östriol und HPL im mütterlichen Serum während der komplikationslosen Schwangerschaft und bei Gestose

ST. v. RITTER, R. EGIDI und H.J.U. SCHMIDT*

Die vorliegenden Untersuchungen gingen zwei Fragen nach:

1. Verändert sich die Konzentration von PGF bzw. PGE und PGA im mütterlichen Serum innerhalb einer komplikationslosen Schwangerschaft?
2. Unterscheiden sich die oben genannten Prostaglandinserumspiegel bei Schwangerschaft mit Gestosesymptomatik in der Anamnese von dem Normalkollektiv:

Methodik

Das Patientinnenkollektiv stellt eine zufällige Auswahl der Schwangerenberatung und der Wochenstation der Universitäts-Frauenklinik Gießen dar. Es handelt sich dabei um Gravidae in der 20.–40. Schwangerschaftswoche. Auf eigens erstellten Protokollbögen wurden Anamnese und Untersuchungsbefund wie z. B. vorzeitige Wehentätigkeit, Diabetes mellitus, Gestosesymptomatik und Medikamenteneinnahme festgehalten. Das Untersuchungskollektiv wurde in 2 Gruppen aufgeteilt:

1. Patientinnen mit bis zum Zeitpunkt der Untersuchung normalem Schwangerschaftsverlauf (n=173),
2. Patientinnen mit Gestosesymptomatik (n=24).

Prostaglandinbestimmungen wurden mit den Kits der Firma Clinical Assays in modifizierter Weise, die Östriol- und HPL-Bestimmungen mit der allgemein üblichen Methodik durchgeführt.

Ergebnisse:

Die Auswertung der Serumkonzentration von PGF, PGA, PGE sowie Östriol und HPL erfolgte auf zweierlei Weise:

1. Es wurde gesondert für die drei oben genannten Gruppen die mittlere Konzentration der verschiedenen Hormone für die jeweilige Schwangerschaftswoche und daraus Mittelwertskurven und Standardabweichung für den untersuchten Schwangerschaftsabschnitt gebildet.
2. Um das Zahlenmaterial einer statistischen Interpretation zugänglich zu machen, wurde zur Auswertung der Hormonkonzentration im Serum bezüglich ihrer Zeitabhängigkeit, dem Schwangerschaftsalter, das Verfahren der polynomialen Regression verwendet.

---

* Zentrum für Frauenheilkunde und Geburtshilfe des Klinikums der Justus-Liebig-Universität, D-6300 Gießen

Die Konzentration von PGF im mütterlichen Serum nimmt mit zunehmender zweiter Schwangerschaftshälfte ab. Die große Standardabweichung macht ersichtlich, daß eine große interindividuelle Schwankungsbreite vorliegt. Die Peaks in der 22. und 29. Schwangerschaftswoche müssen mit großer Zurückhaltung beurteilt werden. Deutlich ersichtlich wird der Konzentrationsabfall bei zunehmender Schwangerschaftsdauer bei Darstellung durch die polynomiale Regression (Abb. 1).

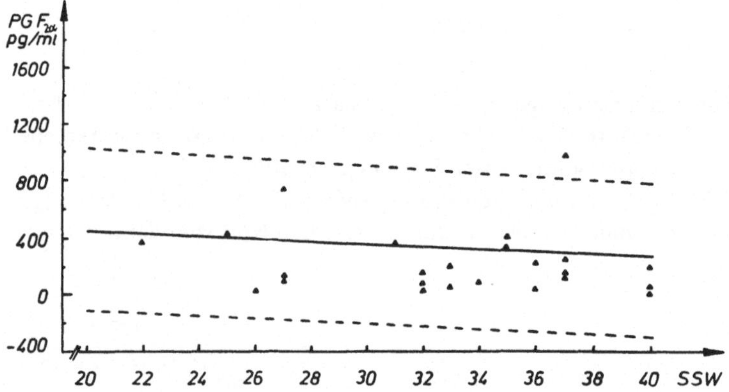

Abb. 1. $PGF_{2\alpha}$-Konzentrationen im mütterlichen Serum bei Schwangerschaften mit Gestose (▲) im Vergleich mit dem Normalverlauf

Die Konzentration von PGA und PGE im mütterlichen Serum läßt keine Abhängigkeit vom Stadium der Schwangerschaft erkennen. Die Mittelwertskurve zeigt ungeachtet einiger Schwankungen einen der Abszisse annähernd parallelen Verlauf. Die Varianzanalyse ermöglicht hier keine signifikante Kurvenanpassung. Die Darstellung imponiert als Punktewolke. Dies bedeutet, daß keine maßgebliche Änderung der Konzentration von PGA und PGE im Verlauf der Schwangerschaft festgestellt werden konnte und daß damit keine feste Zuordenbarkeit eines bestimmten PGE- und PGA-Konzentrationswertes zu einem spezifischen Schwangerschaftspunkt gefunden wurde.

Die PGF-Konzentration im Serum liegen bei Schwangerschaft mit Gestose vermehrt im unteren Normbereich (Abb. 1). Eine Abgrenzung vom Normalkollektiv ist jedoch nicht möglich. Die bei Schwangerschaft mit Gestosesymptomatik gemessenen PGA- und PGE-Serumkonzentrationen liegen etwa zur Hälfte im s-Bereich. Die andere Gruppe zeichnet sich durch erheblich niedrigere Werte aus. Besonders hervorzuheben ist, daß in 9 Seren die PGA- und PGE-Konzentrationen unterhalb des Sensibilitätsbereiches der verwendeten Bestimmungsmethode liegen. Die Östriolserumkonzentration liegt bei dieser Gruppe noch im Normalbereich. Gegen Ende der Schwangerschaft unterschreiten einige Werte die untere Grenze des 95%igen Vertrauensbereiches. Die Verteilung der HPL-Werte verhalten sich in ähnlicher Weise.

Es läßt sich zusammenfassend sagen, daß die PGF-Konzentration im mütterlichen Serum mit zunehmender Schwangerschaftsdauer abnimmt. Die Konzentration von PGA und PGE verändert sich nicht. Die Ursache für die hohen PGF-Konzentrationen am Anfang der Schwangerschaft sind multifaktoriell. So lassen sich folgende physiologischen Vorgänge diskutieren:

1. Eine erhöhte Produktion der Dezidua-, Myometrium- bzw. Endometriumzellen, in denen die Prostaglandine synthetisiert werden (1, 2).
2. Die vermehrte Durchblutung des Uterus und der fetoplazentaren Einheit, so daß vermehrt Prostaglandine in den mütterlichen Blutkreislauf eingeschwemmt werden (3).
3. Stimulation der Prostaglandinfreisetzung durch Östriole und Inhibition durch Progesteron (4).

Nicht befriedigend lassen sich die niedrigen Werte im zweiten Trimenon erklären. Die als Vergleichsuntersuchung durchgeführten Bestimmungen von Östriol und HPL ergaben den in der Literatur bekannten Anstieg im Verlauf der Schwangerschaft. Es konnte keine Korrelation zwischen den Konzentrationen dieser Hormone und der PGF- bzw. PGA- und PGE-Konzentration festgestellt werden. Bei den durch Gestose komplizierten Schwangerschaften verhielt sich die PGF-Konzentration unauffällig. Die PGA- und PGE-Konzentration dagegen zeigte sich erniedrigt. Bei Östriol und HPL fand sich gegen Ende der Schwangerschaft teilweise der für die Dysfunktion der fetoplazentaren Einheit bzw. der Plazenta charakteristische Konzentrationsabfall. Eine inviduelle Korrelation zum PGA- und PGE-Konzentrationsabfall ließ sich nicht verifizieren. Wie Alaun und Russel (4) zeigen konnten, scheint die Fähigkeit der Plazenta zur PGA- und PGE-Synthese korrelierend mit der Schwere der klinischen Symptomatik eingeschränkt. Daß die synthetisierten Prostaglandine in der Plazenta in hämodynamisch kritischen Situationen autoregulatorisch eine ausreichende Blutversorgung der fetoplazentaren Einheit gewährleisten, ist anzunehmen, da durch eine insuffiziente Plazenta eine nicht ausreichende PGA- und PGE-Synthese erfolgen kann.

Literatur

1. Belliveau RE, Bachur NR (1974) Prostaglandin B equivalents in human plasma. Prostaglandins 5:241
2. Brummer HC (1972) Serum P6 F_2 levels during late pregnancy, labour, and the puerperium. Prostaglandins 2:185
3. Demers LM, Gabbe SG (1976) Plazentals prostaglandins levels in pre-eclampsia. Am J Obstet Gynecol 126:137
4. Russel PT, Eberle AJ, Cheng HC (1975) The prostaglandine in clinical medicine. Clin Chem 21:653

Unveresterte freie Fettsäuren und Prostaglandinpräkursoren i.S. unter der Geburt

R.H.ACKERMANN und G.HOFFMANN*

Bei gleichzeitiger Bestimmung der unveresterten Fettsäuren (UFS) und ihrer ungesättigten C_{18}- und C_{20}-Einzelfraktionen meinten wir zeigen zu können, daß sich hinter der ansteigenden Summationskurve der UFS unter der Geburt ein unterschiedliches Verhaltensmuster bestimmter C_{18}- und C_{20}-Fettsäuren verbirgt (1). Dies erscheint insbesonders für die ungesättigte C_{20}-Fraktion geburtshilflich von Interesse, da sowohl die $C_{20:3}$-Fettsäure, die Dihomo-γ-linolsäure, als auch die $C_{20:4}$-Fettsäure, die Arachidonsäure, unmittelbare Vorstufen für die Prostaglandinsynthese der beiden Prostaglandinlinien 1 bzw. 2 sind. Zur Verifizierung des intrapartalen Verhaltens der unmittelbaren Prostaglandinpräkursoren wurden nunmehr die UFS in die Einzelfraktionen C_{14}–C_{20} aufgeschlüsselt.

Untersucht wurden stoffwechselgesunde Erst- bzw. Zweitpara, die bis zum Geburtsbeginn mindestens 10 h nüchtern waren. Unter der Geburt und bis 2 h post partum wurde physiologische NaCl-Lösung (80 ml/h) infundiert; je nach klinischer Notwendigkeit ein Unterstützungstropf (3 VE Orasthin in 500 ml 0,9%iger NaCl-Lösung) dazugeschaltet. Blutentnahmen erfolgten nach Geburtsfortschritt bis zum Beginn der Austreibungsperiode, direkt nach der Geburt des Kindes, 2 h und 24 h post partum.

Die Bestimmung der UFS und ihrer Einzelfraktionen C_{14}–C_{20} i. S. erfolgte mittels eines mikroanalytischen, gaschromatographischen Verfahrens (2).

Mittelwerte und Standardabweichungen wurden in üblicher Weise berechnet, Signifikanzen vergleichbarer Kollektive nach dem t-Test von Student geprüft.

Tabelle 1 zeigt die Mittelwerte und Standardabweichungen der unveresterten Fettsäuren und ihrer Einzelfraktionen unter der Geburt und post partum sowie die Signifikanz p der jeweiligen intrapartalen Werte zum Ausgangswert bei Geburtsbeginn. Mit Eröffnung des Muttermundes kommt es zu einem kontinuierlichen hochsignifikanten Anstieg der UFS mit einem Maximalwert in der zweiten Hälfte der Eröffnungsperiode und einem leichten, aber kontinuierlichen Abfall über die Austreibungsperiode bis zum 2-Stundenwert post partum, der aber noch signifikant über dem Ausgangswert zum Geburtsbeginn liegt. 24 h post partum findet sich ein UFS-Spiegel im Serum, der dem zum Geburtsbeginn entspricht. Mit dem Anstieg der Gesamtfraktion steigen auch die Einzelfettsäuren signifikant an, wobei die C_{14}- und die $C_{18:3}$-Fraktion an der Grenze der analytisch erfaßbaren Mengen liegen, wodurch ihre intrapartalen Schwankungen nicht mehr exakt erfaßbar werden. 2 h post partum sind mit der signifikant er-

* Universitäts-Frauenklinik, D-6500 Mainz

Tabelle 1. Mittelwerte und Standardabweichungen der unveresterten Fettsäuren und ihrer Einzelfraktionen i. S. unter der Geburt, 2 h und 24 h post partum

		C_{14} mmol/l	C_{16} mmol/l	C_{18} mmol/l	$C_{18:1}$ mmol/l	$C_{18:2}$ mmol/l	$C_{18:3}$ mmol/l	$C_{20:3}$ mmol/l	$C_{20:4}$ mmol/l	UFS mmol/l
EP_0	m	0,02	0,71	0,24	0,40	0,29	0,02	0,04	0,08	1,81
n=22	s	0,01	0,13	0,05	0,11	0,08	0,08	0,02	0,04	0,35
EP_I	m	0,03	0,69	0,26	0,52[a]	0,35	0,02	0,04	0,12[a]	2,03
n=6	s	0,01	0,16	0,06	0,18	0,13	0,01	0,01	0,05	0,57
EP_{II}	m	0,03[a]	0,99[c]	0,36[c]	0,68[c]	0,54[c]	0,02	0,07[c]	0,18[c]	2,86[c]
n=11	s	0,01	0,29	0,10	0,20	0,18	0,01	0,04	0,06	0,82
MM vollst.	m	0,03[b]	0,91[c]	0,32[c]	0,65[c]	0,48[c]	0,02[a]	0,07[c]	0,17[c]	2,65[c]
n=13	s	0,01	0,25	0,09	0,20	0,16	0,02	0,05	0,07	0,74
Partus	m	0,03	0,87[b]	0,31[c]	0,62[c]	0,43[c]	0,02	0,06[b]	0,14[c]	2,48[c]
n=14	s	0,01	0,24	0,09	0,17	0,14	0,01	0,03	0,06	0,65
2 h pp	m	0,02	0,81	0,27	0,53[c]	0,38[c]	0,03[a]	0,05[a]	0,14[c]	2,23[b]
n=13	s	0,01	0,23	0,09	0,13	0,11	0,01	0,02	0,06	0,58
24 h pp	m	0,02	0,71	0,26	0,32[b]	0,36[b]	0,02	0,06[a]	0,15[c]	1,88
n=15	s	0,01	0,16	0,05	0,08	0,09	0,01	0,03	0,04	0,41

[a] p 0,05 – $p<0,025$; [b] $p<0,01$; [c] $p<0,005$–0,0005 im t-Test nach Student zu EP_0

EP 0: Ausgangswert vor Geburtsbeginn
EP I: Muttermund bis 5 cm
EP II: Muttermund 5 cm, aber noch nicht vollständig
MM vollst.: Muttermund vollständig
2 h pp und 24 h pp: 2 h bzw. 24 h post partum

höhten Gesamtfraktion nur noch $C_{18:1}$, die Ölsäure, $C_{18:2}$, die Linolsäure, $C_{20:3}$, die Dihomo-γ-linolsäure und $C_{20:4}$, die Arachidonsäure, signifikant erhöht. 24 h post partum finden sich signifikante Änderungen für $C_{18:1}$, $C_{18:2}$ und $C_{20:4}$, wobei die Ölsäure, $C_{18:1}$, signifikant niedriger und Linol- und Arachidonsäure signifikant über ihrem jeweiligen Ausgangswert liegen. $C_{20:3}$ ist noch statistisch auffällig ($p <$ als 0,025) erhöht.

Deutlicher als in der tabellarischen Aufschlüsselung der absoluten Werte wird das unterschiedliche Verhalten der Einzelfraktionen, wenn ihre intrapartalen Veränderungen prozentual zum jeweiligen Ausgangswert bestimmt werden (Abb. 1 und 2). Zur besseren Übersicht wurden in diesen Abbildungen die in ihren absoluten Mengen unbedeutenden Fraktionen C_{14} und $C_{18:3}$ weggelassen. Schon in der frühen Eröffnungsperiode (EP I) kommt es zu einem deutlich überproportionalen Anstieg der $C_{20:4}$-Fraktion, der Arachidonsäure, die einen 50%igen Anstieg aufweist, während die Gesamtfraktion im Mittel nur um 12% zunimmt (Abb. 1). Dieser Trend der überproportionalen Zunahme setzt sich über die weitere Eröffnungsperiode fort und führt zu einem über 125%igen höheren Anstieg der $C_{20:4}$-Fraktion, während $C_{18:1}$, $C_{18:2}$ und $C_{20:3}$ leicht über und C_{16} und C_{18} leicht unter der prozentualen Zunahme der Gesamtfraktion liegen.

Mit dem Abfall der UFS während der Austreibungsperiode zur Geburt und postpartal nähert sich die Gesamtfraktion der unveresterten Fettsäuren ebenso wie die C_{16}- und C_{18}-Fettsäurefraktion ihrem Ausgangswert von 100% (Abb. 2). $C_{18:1}$

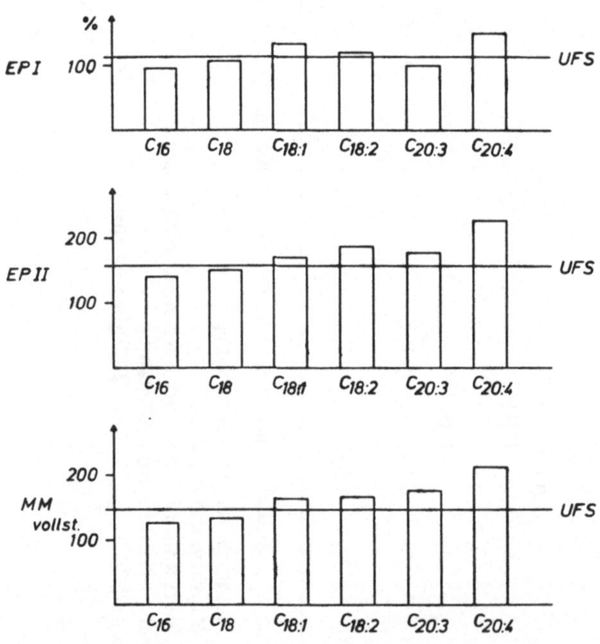

Abb. 1. Prozentualer Anstieg der unveresterten Fettsäuren (UFS) und ihrer Einzelfraktionen während der Eröffnungsperiode (s. Tabelle 1)

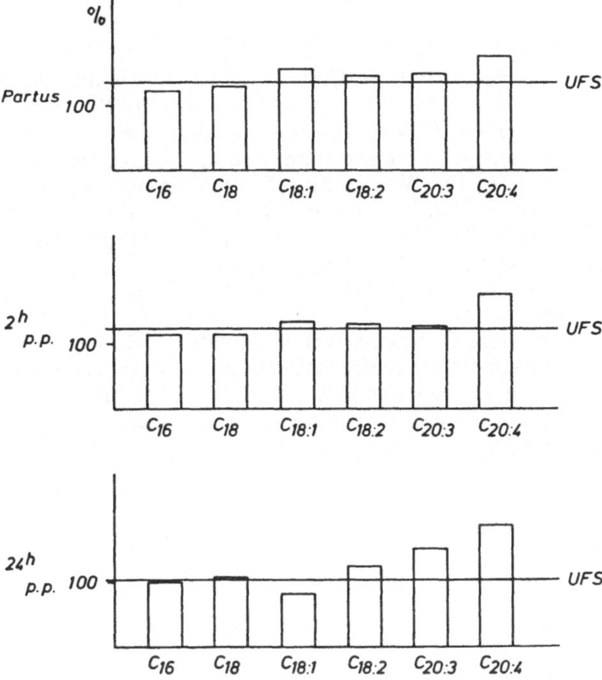

Abb. 2. Prozentualer Anstieg der unveresterten Fettsäuren (UFS) und ihrer Einzelfraktionen zum Zeitpunkt der Geburt und postpartal (s. Tabelle 1)

sinkt überproportional ab, während 24 h post partum die Linol-, die Dihomo-γ-linolen- und insbesondere die Arachidonsäure überproportional zur Gesamtfraktion der UFS erhöht erscheinen und noch signifikant über ihrem präpartalen Ausgangswert liegen.

Insgesamt erscheint das intrapartale Verhaltensmuster der ungesättigten $C_{18:1}$-, $C_{18:2}$-, $C_{20:3}$- und $C_{20:4}$-Fettsäurefraktionen zum Verhalten der Gesamtfraktion der UFS auffällig, wobei die überproportionale Zunahme von $C_{20:4}$, der Arachidonsäure, unter der Geburt und ihre signifikante Erhöhung 24 h post partum hervorsticht. Neben einer intrapartalen Energiegewinnung aus den Fettsäuren mittels β-Oxidation für die Unterhaltung der Wehentätigkeit könnten die anhaltend signifikanten Erhöhungen bestimmter Fettsäuren über die Geburt hinaus für eine physiologische Bereitstellung dieser Säuren für biosynthetische Aufgaben sprechen. Wenn die Freisetzung der unmittelbaren Prostaglandinpräkursoren der geschwindigkeitsbestimmende Schritt für die Prostaglandinsynthese ist (3, 4), so ist zumindest bei der anhaltenden Konzentrationserhöhung der Arachidonsäure über die Geburt hinaus mit einer Umsatzsteigerung der Prostaglandine 2 zu rechnen (7). Die ebenfalls anhaltend erhöhten Linolsäure-Konzentrationen i. S. ($C_{18:2}$) erscheinen in ihrer Rolle als mögliche essentielle Vorstufe für die ungesättigten C_{20}-Fraktionen durchaus einsichtig (5, 6), während für die postpartal erniedrigte Ölsäure ($C_{18:1}$) zur Zeit keine Erklärung gegeben werden kann.

Literatur

1. Ackermann RH, Hoffmann G (1980) Vorstufen zur Prostaglandinsynthese im Serum unter und nach der Geburt. Geburtshilfe Frauenheilkd 40:1073
2. Grünert A (1975) Die mikroanalytische selektive Bestimmung der unveresterten langkettigen Fettsäuren im Serum. Z Klin Chem Klin Biochem 13:407
3. Hinman JW, Wecks JR (1972) The prostaglandins: Biology and biochemistry. 31. Brook Lodge Symposium, Augusta, Michigan, Juni 1972. Futura, New York
4. Horton EW (1972) Prostaglandins. Springer, Berlin Heidelberg New York (Monographs on endocrinology, vol 7)
5. Mead JF (1960) The metabolism of the poly-unsaturated fatty acid. Am J Clin Nutr 8:55
6. Steinberg G, Scaton WH Jr, Howton DR, Mead JF (1956) Metabolism of essential fatty acid. IV. Incorporation of linoleate into arachidonic acid. J Biol Chem 220:257
7. Weber PC, Scherer B, Larsson C (1977) Increase of free arachidonic acid by furosemide in man as the cause of prostaglandin and renin release. Eur J Pharmacol 41:329

Zum Zusammenhang zwischen Cervixeröffnung und cervixständigen Prostaglandinen sub partu

E. RUPPIN, P. FLEISCHER, W. SCHLEGEL und H.P.G. SCHNEIDER*

Der oxytozische Effekt therapeutisch zugeführter Prostaglandine der PGE- und PGF-Gruppe ist klinisch erprobt und wissenschaftlich umfassend untersucht. Über die Rolle der endogenen Prostaglandine bei der Wehenregulation des Menschen ist dagegen vergleichsweise wenig bekannt. Untersuchungen liegen hierzu vor von Keirse (5), Geisthövel (3), Mitchell et al. (6), Karim (4), Sharma (9), Cornely u. Hackbarth (2).

Zur weiteren Aufhellung der Rolle der Prostaglandine in der Cervixöffnung und Wehenregulation stellten wir folgende Untersuchungen an.

Material und Methode

Bei 24 Frauen mit spontaner Wehentätigkeit am ET nach komplikationsloser Gravidität entnahmen wir bei 3 cm und 6 cm Muttermundsweite je einmal in der Wehe und in der Wehenpause ein 2X2X2 mm großes Gewebestück aus dem Rand des Muttermundes. Die Methodik der Entnahme und Verarbeitung sowie ihre Überprüfung haben wir früher dargestellt. Im Gewebe wurden $PGF_{2\alpha}$ und PGE_2 sowie bei 6 Fällen 13,14-Dihydro-15-keto-$PGF_{2\alpha}$ und als PGE-Metabolit 13,14-Dihydro-15-keto-PGA_2 (Schlegel et al.) bestimmt.

Von den Geburtsdaten wurden Muttermundweite und -konsistenz klinisch befundet und die Wehendaten über eine interne Kardiotokographie erfaßt. Alle Probandinnen waren ausführlich aufgeklärt und hatten der Untersuchung schriftlich zugestimmt.

Fragestellung

1. Unterscheiden sich die Prostaglandinspiegel im Cervixgewebe in der Wehe und der Wehenpause voneinander?
2. Bestehen Korrelationen zwischen den Prostaglandinspiegeln im Cervixgewebe und
   - der Muttermundkonsistenz
   - dem uterinen Grundtonus
   - der Wehenfrequenz
   - dem Wehenspitzendruck?
3. Wie verhalten sich die Prostaglandinmetaboliten im Cervixgewebe?

---

* Universitäts-Frauenklinik, Domagkstraße 11, D-4400 Münster

Ergebnisse

1. Die $PGF_{2\alpha}$-Spiegel in der Wehe und Wehenpause sind statistisch weder bei 3 cm noch bei 6 cm Muttermundweite unterschieden (Tabelle 1).

Die PGE_2-Spiegel liegen in der Wehe höher als in der Wehenpause. Die Differenz ist bei 6 cm Muttermundweite signifikant (Tabelle 2).

2. PGE_2 korreliert zur Muttermundkonsistenz bei 6 cm in der Wehenpause so, daß höhere Prostaglandinspiegel mit weicherem Muttermund vergesellschaftet sind, $PGE_{2\alpha}$ zeigt keine Beziehung zur Muttermundkonsistenz (Tabelle 3).

Tabelle 1. $\bar{x}$±SD von $PGF_{2\alpha}$ im Cervixgewebe bei 3 cm und 6 cm Muttermundweite (MM) in Wehe und Wehenpause. $PGF_{2\alpha}$ ng/mg Protein

	1. Entnahme=MM 3cm	2. Entnahme=MM6 cm
Wehe $\bar{x}$ ±SD	85,3 ±111,99	158,69 ±199,56
Wehenpause $\bar{x}$±SD	121,82 ±228,00	125,88 ±252,96
n=24	n. s.	n. s.

Tabelle 2. $\bar{x}$±SD von PGE_2 im Cervixgewebe bei 3 cm und 6 cm Muttermundweite (MM) in Wehe und Wehenpause. PGE_2 ng/ml Protein

	1. Entnahme=MM 3 cm	2. Entnahme=MM 6 cm
Wehe $\bar{x}$±SD	177,68 ±175,06	264,68 ±183,96
Wehenpause $\bar{x}$±SD	93,86 ±171,71	107,44 ±125,57
n=24	n. s.	$p<0{,}05$

Tabelle 3. Zusammenhang zwischen Muttermundkonsistenz und PG-Konzentration im Cervixgewebe

	MM 3 cm				MM 6 cm			
	$PGF_{2\alpha}$ Wehe	Pause	PGE_2 Wehe	Pause	$PGF_{2\alpha}$ Wehe	Pause	PGE_2 Wehe	Pause
Muttermund-konsistenz	n. s.	n. s.	n. s.	n. s.	n. s.	n. s.	n. s.	$p< 0{,}05$ $r=-0{,}57$

n=24

Niedrige PGF_{2a}-Spiegel in der Wehe treffen mit einer hohen Wehenfrequenz zusammen. Eine Korrelation zwischen Wehenfrequenz und PGE_2 wird nicht beobachtet (Tabelle 4).

Ein hoher Wehenspitzendruck ist sowohl mit niedrigen PGF_{2a}-Spiegeln in der Wehenpause als auch mit niedrigen PGE_2-Spiegeln in der Wehe korreliert (Tabelle 5).

3. Die PGE_2-Metaboliten liegen insgesamt 5- bis 10mal höher als die PGF-Metaboliten im Gewebe und zeigen keine erkennbaren Veränderungen durch den Wehenrhythmus. Die PGF-Metaboliten dagegen sind in der Wehe sowohl bei 3 cm als auch bei 6 cm Muttermundweite signifikant niedriger als in der Wehenpause (Tabelle 6).

Tabelle 4. Zusammenhang zwischen Wehenfrequenz und PG-Konzentration im Cervixgewebe

	MM 3 cm				MM 6 cm			
	PGF_{2a}		PGE_2		PGF_{2a}		PGE_2	
	Wehe	Pause	Wehe	Pause	Wehe	Pause	Wehe	Pause
Wehenfrequenz	n. s.	n. s.	n. s.	n. s.	$p < 0,05$ $r = -0,44$	n. s.	n. s.	n. s.

n=24

Tabelle 5. Zusammenhang zwischen Wehenspitzendruck und PG-Konzentration im Cervixgewebe

	MM 3 cm				MM 6 cm			
	PGF_{2a}		PGE_2		PGF_{2a}		PGE_2	
	Wehe	Pause	Wehe	Pause	Wehe	Pause	Wehe	Pause
Wehenspitzenfrequenz	n. s.	n. s.	n. s.	n. s.	n. s.	$p < 0,05$ $r = -0,44$	$p < 0,05$ $r = -0,66$	n. s.

n=24

Tabelle 6. Konzentration der Metaboliten von PGF_{2a} und PGE_2 im Cervixgewebe in Wehe und Wehenpause. PGFM-Konzentration: Wehe<Wehenpause für $p < 0,05$! PGFM und PGEM ng/mg Protein

MM 3 cm				MM 6 cm			
PGFM		PGEM		PGFM		PGEM	
Wehe	Pause	Wehe	Pause	Wehe	Pause	Wehe	Pause
0,28 ±0,10	0,32 ±0,21	2,25 ±1,53	1,89 ±1,18	0,40 ±0,35	0,57 ±0,11	1,98 ±1,32	1,87 ±1,08

n=6

Diskussion

Die beschriebenen Erscheinungen lassen folgende Annahmen zu:

1. $PGF_{2\alpha}$ und PGE_2 steuern die Wehenfrequenz und den Wehendruck.
2. PGE_2 reduziert den Widerstand des Muttermundes.
3. $PGF_{2\alpha}$ scheint in der Wehe und in der Wehenpause unterschiedlich stark degradiert zu werden, PGE_2 möglicherweise konstant.

Diese Annahmen könnten mit Zurückhaltung so interpretiert werden, daß in der Wehe $PGF_{2\alpha}$ vermehrt nicht wie in der Wehenpause zu seinem Metaboliten 13,14-Dihydro-15-keto-$PGF_{2\alpha}$, sondern zu PGE_2 metabolisiert wird, welches in der Cervix als biologisch aktive Substanz wirken könnte.

Literatur

1. Conrad JT, Keland K (1979) Am J Obstet Gynecol 133/1:11–14
2. Cornely M, Hackbarth I (1979) Arch Gynecol 227:83
3. Geisthövel (1974) Med. Dissertation, Universität Freiburg
4. Karim S (1968) Brit Med J 4:618
5. Keirse MJNC (1978) Adv Prostaglandin Thromboxane Res 4:87
6. Mitchell MD, Flint A, Bibby J, Brunt J, Arnold JM, Anderson ABM, Turnbull AC (1978) J Clin Endocrinol Metab 46:947
7. Ruppin E, Pomp H, Schlegel W, Schneider HPG (1980) Vortrag aus der 43. Tagung der Dtsch. Ges. für Geburtshilfe und Gynäkologie, Hamburg 1980
8. Schlegel W persönliche Mitteilung
9. Sharma SC, Hibbard BM, Hamlett ID, Fitzpatrick RJ (1973) Brit Med J 1:709

Veränderungen des Kollagengehaltes der schwangeren Cervix uteri nach lokaler Prostaglandinapplikation

P. THEOBALD, W. RATH, H. KÜHNLE und L. WEBER*

Zusammenfassung

An der Universitäts-Frauenklinik Göttingen wurden Gewebeproben der Cervix (9.–13. Woche) nach Vorbehandlung mit Prostaglandin-$F_{2\alpha}$-Gel bei 12 Schwangeren entnommen und histologisch bzw. elektronenmikroskopisch auf typische Veränderungen im Kollagenfaserbild untersucht. Weitere 17 Gewebeproben der Cervix (7.–12. Woche) wurden nach gleicher PG-Gel-Vorbehandlung auf Veränderungen des Hydroxyprolingehaltes untersucht. Gegenüber dem unbehandelten Kontrollkollektiv ließen sich histologisch typische Änderungen der Kollagenstruktur verifizieren, wie sie auch am Ende der Gravidität gefunden werden. Elektronenmikroskopisch konnten neben Spaltprodukten regelrechte fibrilläre Elemente mit einer typischen Periodenbildung von 64 nm nachgewiesen werden. Der Kollagengehalt der Cervix verminderte sich nach PG-Vorbehandlung, analog des bereits bekannten Kollagenverlustes während der Schwangerschaft, signifikant gegenüber den Werten des Kontrollkollektivs. Somit werden bereits 8 h nach Vorbehandlung mit $PGF_{2\alpha}$ an der Cervix physiologische Reifungsvorgänge erkennbar, die nach den vorliegenden Untersuchungen durchaus mit Befunden bei fortgeschrittener Gravidität vergleichbar sind.

Einleitung

Obwohl viele Autoren den cervixerweichenden und cervixdilatierenden Effekt des Lokal applizierten Prostaglandin-$F_{2\alpha}$-Gels beschrieben haben (4–6), gibt es bislang nur wenige gesicherte, methodische Untersuchungen zum Wirkungsmechanismus des PG an der Cervix (z. B. (3). Demgegenüber existieren zahlreiche Arbeiten über histologische und biochemische Veränderungen der Cervix im Verlaufe der Schwangerschaft und bei der Cervixeröffnung am Termin (z. B. 1, 2, 7, 8).

So lag es nahe, Gewebsproben der mit $PGF_{2\alpha}$ gereiften Cervix einmal methodisch zu untersuchen. Zunächst galt es, das kollagene Bindegewebe histologisch und biochemich nach charakteristischen Veränderungen abzusuchen.

* Universitäts-Frauenklinik, D-3400 Göttingen

Material und Methode

Mit kleinen Gewebsproben – entnommen mit der Silverman-Nadel von der hinteren MML aus 5–10 mm Gewebstiefe – ließ sich sowohl für die histologische und elektronenmikroskopische Beurteilung als auch für die Aminosäureanalysen ausreichend Material gewinnen. 12 Proben der 9.–13. SSW wurden für die Histologie bzw. E-Mik gewonnen, 17 Proben aus der 8.–12. SSW für die quantitative Kollagenbestimmung. Alle Proben wurden 8 h nach einer Vorbehandlung mit $PGF_{2\alpha}$-Gel aus der Cervix entnommen. Die Gewebsproben wurden ausschließlich bei Frauen entnommen, die im Anschluß an eine Interruptio eine Sterilisation erhielten. Die histologischen Schnitte wurden mit Trichrom nach Masson gefärbt, zur Hydroxyprolinbestimmung wurde aus dem getrockneten Gewebsmaterial die Aminosäureanalyse unter besonderer Berücksichtigung der Hydroxyprolinreste pro 1000 AS-Reste durchgeführt, woraus der Kollagenanteil des Gesamtproteins berechnet wurde.

Ergebnisse

Nach $PGF_{2\alpha}$-Vorbehandlung kommt es im zervikalen Bindegewebe zu einer typischen hochgradigen Auflockerung mit herdförmig ungeordneten Faserverläufen und z. T. büschelartiger Aufsplitterung von Fasern in Fibrillen (Abb. 1). Dieses Bild findet sich

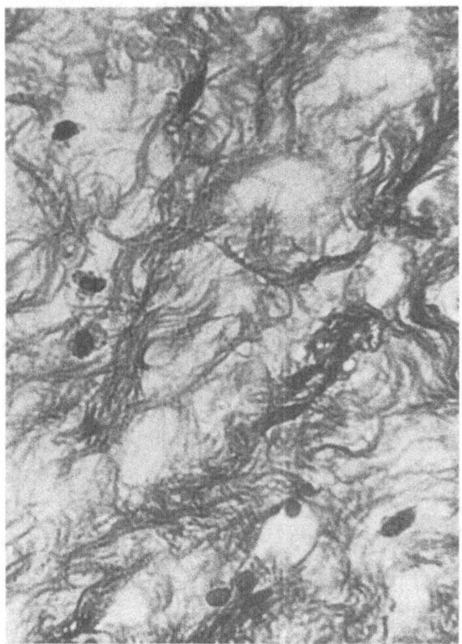

Abb. 1. Kollagenfasern nach $PGF_{2\alpha}$-Vorbehandlung

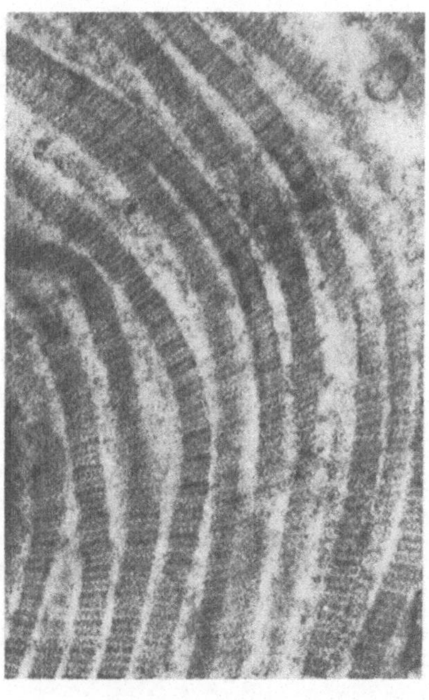

Abb. 2. Kollagenfibrillen nach $PGF_{2\alpha}$. (E-Mik. × 100,000)

auch bei 3 untersuchten Cervixpräparaten vom Geburtstermin. Elektronenmikroskopisch konnte an den plan geschnittenen Fibrillen auch nach PG-Vorbehandlung der für das Kollagen typische Periodenabstand von 64 nm gemessen werden (Abb. 2). Beim Gesamtkollagengehalt fällt, trotz Streuung der Werte, auf, daß die erniedrigten Hydroxyprolinwerte der PG-vorbehandelten Gruppe zuzuordnen sind (Abb. 3). In der unbehandelten Gruppe läßt sich eine Tendenz zur Verminderung des Kollagenanteils mit fortschreitender Frühschwangerschaft herauslesen. Statistisch signifikante Unterschiede beider Kollektive ergeben sich nach Anwendung des Wilcoxon-Tests, dargestellt in der Hydroxyprolinverteilungsfunktion (p=0,016) (Abb. 4).

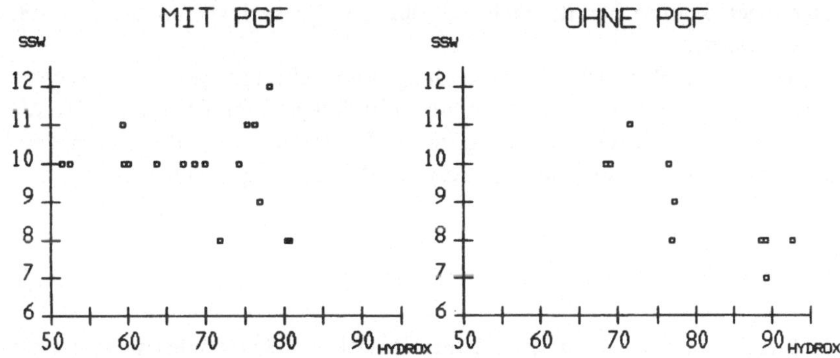

Abb. 3. Hydroxyprolineinzelwerte und SSW

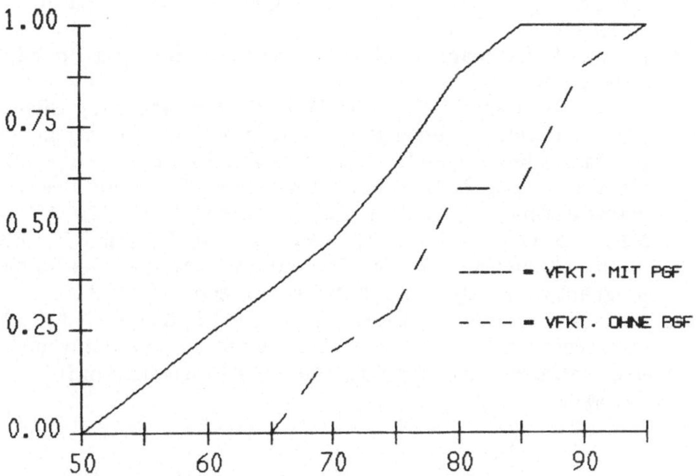

Abb. 4. Hydroxyprolinverteilungsfunktion (Wilcoxon-Test, p = 0,016)

Diskussion

Die Cervixreifung im Laufe der Schwangerschaft ist das Ergebnis qualitativer und quantitativer Veränderungen im ortsständigen Bindegewebe (2). Im Rahmen der induzierten Cervixreifung mit Prostaglandinen wurden klinisch ähnliche cervixerweichende und -dilatierende Vorgänge beobachtet und auch tonometrisch objektiviert (9). Nach unseren Untersuchungen führt die induzierte Cervixreifung nicht nur zu Gewebebildern wie bei fortgeschrittenen Schwangerschaften, auch der bereits nach 8 h signifikante Kollagenverlust weist in diese Richtung: Wir wissen aus den Arbeiten von Danforth, daß der mittlere Kollagenanteil der Cervix im Laufe der Schwangerschaft von 82% auf 52% abnimmt, dies in Abhängigkeit von der Auflösung kollagener Fasern. Entsprechende Spaltprodukte konnten verschiedentlich nachgewiesen werden (8), auch nimmt die Löslichkeit des Kollagens zu (7). Bei unseren Untersuchungen konnte bereits nach 8 h ein Kollagenverlust von 80% auf 68,6% nachgewiesen werden.

Die nach Prostaglandinanwendung beobachteten gewebstypischen Umbauvorgänge der Cervix unterstreichen den physiologischen Charakter der Methode. Die medikamentöse Cervixerweichung durch PG kann, unter Beachtung der Kontraindikationen, anderen Methoden der Cervixeröffnung vorgezogen werden.

Literatur

1. Buckingham JC, Selden R, Danforth DN (1962) Connective tissue changes in the cervix during pregnancy and labor. Ann NY Acad Sci 97:733
2. Danforth DN, Veis A, Breen M, Weinstein HG, Buckingham JC, Manalo P (1974) The effect of pregnancy and labor on the human cervix: Changes in collagen, glycoproteins, and glycosaminoglycans. Am J Obstet Gynecol 120:641
3. Fitzpatrick RJ (1977) Dilatation of the uterine cervix. Ciba Found Symp 47:31
4. Hölzel D, Berle P (1979) Effizienz und Komplikationsrate der intrazervikalen PGF 2-Alpha-Applikation bei Einleitung eines Schwangerschaftsabbruchs. Arch Gynecol 228:415
5. Knabe H, Lehmann F (1978) Abortinduktion mit Prostaglandin-F-2-Alpha. Fortschr Med 96:360
6. Kühnle H, Grande P, Kuhn W (1977) Vermeidung dilatationsbedingter Komplikationen beim Schwangerschaftsabbruch durch intrazervikale Applikation eines prostaglandinhaltigen Gels. Geburtshilfe Frauenheilkd 37:675
7. Maillot K von, Zimmermann BK (1976) The solubility of collagen of the uterine cervix during pregnancy and labor. Arch Gynecol 220:275
8. Maillot K von, Stuhlsatz HW, Mohanaradhakrishnan V, Greiling H (1979) Changes in the glycosaminoglycan distribution pattern in the human uterine cervix during pregnancy and labor. Am J Obstet Gynecol 135:503
9. Rath W, Theobald P, Ulbrich R, Grande P, Kühnle H (1979) Tonometrische Untersuchungen an der schwangeren Zervix uteri beim Schwangerschaftsabbruch vor und nach intrazervikaler Applikation eines Prostaglandin-F-2-Alpha-Gels. Arch Gynecol 228:416

Wirkung verschiedener Prostaglandinapplikationen auf die Cervix uteri im 1. Trimenon – Erste quantifizierbare Konsistenzbestimmungen

L. SPÄTLING, L. BRONZ, P. MORF, D. WITZIG, M. NEUMANN, R. HUCH und A. HUCH*

Unsere Möglichkeiten, Befunde über die Cervixkonsistenz, -elastizität und -plastizität zu quantifizieren, sind für den klinischen Routinegebrauch sehr begrenzt. Die relativ besten meßmethodischen Möglichkeiten existieren für die Messung der Cervixweite (1–3). Wir haben versucht, mit der im folgenden beschriebenen Technik ein Maß für die Elastizitäts- und Plastizitätsveränderungen der Cervix unter dem Einfluß verschiedener Prostaglandinapplikationen zu erhalten (4). Es sollten Verfahren zum „Priming" der Cervix uteri bei Interruptio graviditatis quantifizierbar verglichen werden.

Das Prinzip der Methode beruht auf der Messung und Analyse der Druck-Volumen-Relation in einem im Zervikalkanal plazierten flüssigkeitsgefüllten Ballon. Der Druckanstieg in diesem Ballon bei zunehmender Volumenfüllung ist eine Funktion der viskoelastischen Eigenschaften der Cervix. Der in Abb. 1 mit A bezeichnete, 3 bzw. 4 cm lange Ballon wird nach Anhaken der vorderen Muttermundlippe mit einer Kugelzange bis zur Abschlußplatte in die Cervix uteri geführt. Wir wählten die beiden eben genannten Ballonabmessungen mit dem Gedanken, zum einen den vorderen Abschnitt und zum anderen den gesamten Zervikalkanal zu erfassen. Der Ballon ist auf einem mehrfach perforierten Metallrohr mit einem Außendurchmesser von 2,5 mm durch zwei Ligaturen fixiert. Die vordere Ligatur soll einen Prolaps des Ballons in das Cavum uteri verhindern.

Der Ballon kann über einen Schlauch durch die Perforationen mit sterilem Wasser gefüllt werden.

Die durch die Ausdehnung der Ballonwand hervorgerufene Änderung des Innendrucks ist bis zu einem Füllvolumen von 4 ml vernachlässigbar klein, so daß in diesem Bereich eine praktisch unverfälschte Übertragung des Außendrucks gewährleistet ist. Eine Spritzenpumpe (Fa. Infors, Basel; Abb. 1 B) drückt mit einem konstanten Flow Wasser in den Ballon. Der Zervikalkanal setzt der freien Entfaltung des Ballons einen Widerstand entgegen, der eine Druckerhöhung verursacht. Der in den Bypass geschaltete Drucktransducer (Druckmesseinheit Fa. Hellige, Freiburg; Abb. 1 C) dokumentiert den zeitlichen Druckverlauf.

In der Abb. 2 ist eine schematische Darstellung der Druckregistrierung zu sehen. Der Widerstand der Cervix gegenüber dem sich füllenden Ballon zeigt sich in dem steilen Anstieg zu Beginn der Kurve. Diese Messung wird 2mal wiederholt. Beim 3. Mal stoppt man die Pumpe und hält das Volumen in dem Ballon konstant, zunächst bei einem Druck zwischen 110 und 140 mm Hg. Die plastische Nachgiebig-

* Universitätsspital Zürich, Departement für Frauenheilkunde, CH-8091 Zürich

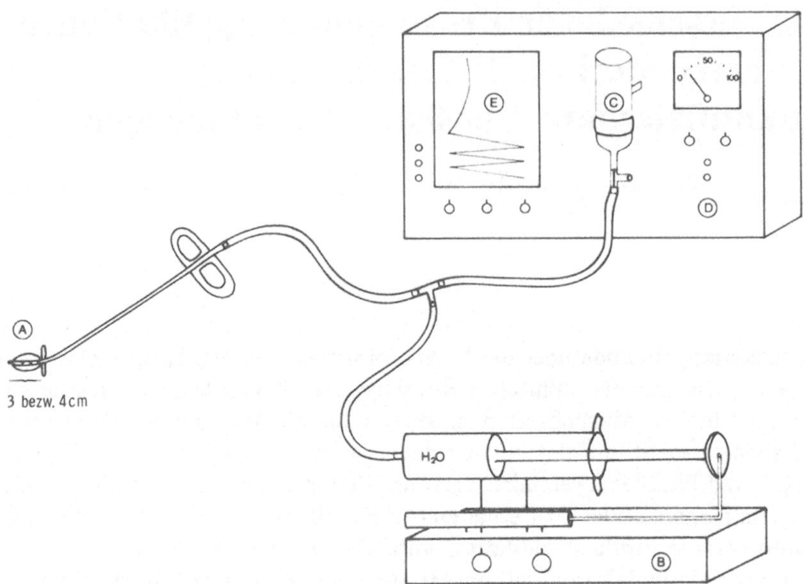

Abb. 1. Schematische Darstellung der Meßeinheit. *A* Cervixballon, *B* Spritzenpumpe, *C* Druckaufnehmer, *D* Manometer, *E* Schreiber

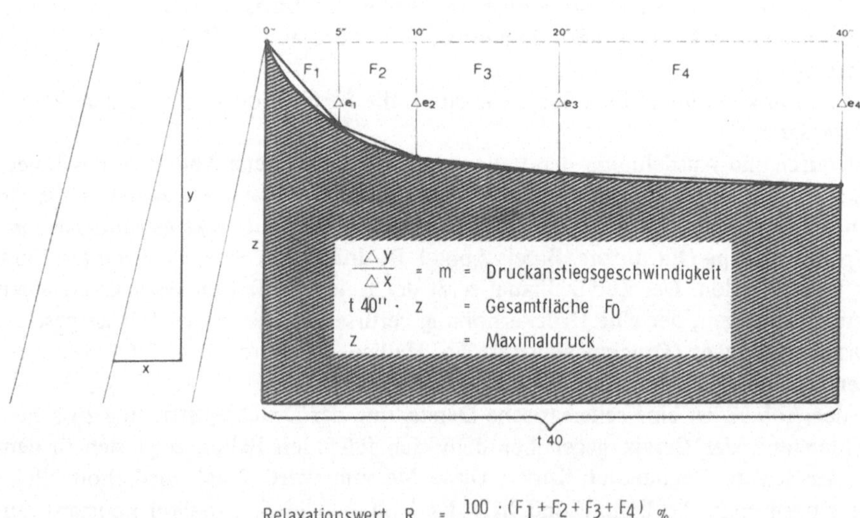

Abb. 2. Schematische Darstellung der Druckregistrierung. Die Druckanstiegsgeschwindigkeit ist ein Maß für die Elastizität, der Relaxationswert ein Maß für die Plastizität der Cervix uteri

Tabelle 1. Zusammenfassung der Ergebnisse. Statistische Berechnung nach Student (Test für gepaarte Werte)

Applikationsart	Ballon	n	Elastizität (mm Hg s^{-1}) ± SD		p<	Plastizität (%)±SD		p<
			vor	nach		vor	nach	
Kein Prostaglandin	3 cm	6	140± 80	148± 72	0,9	16 ±1,4	24,2± 3,5	0,05
	4 cm	3	136± 86	113± 44	–	16 ±2,8	19,7± 2,6	–
PGE_2 – Jet Portio	3 cm	7	256±172	172±137	0,4	17,8±3,4	28,8±11	0,2
	4 cm	7	209± 79	133± 90	0,8	16,5±2	30,3±18,6	0,02
PGE_2 – Jet Innerer Muttermund	3 cm	6	207± 47	185±109	0,6	18,8±1,8	25,7±10,1	0,2
	4 cm	6	177±134	148± 98	0,3	17,7±5,5	23 ± 3,4	0,2
$PGF_{2\alpha}$-Gel Intrazervical	3 cm	9	149± 59	77± 31	0,4	18,4±4,1	22,0± 8,3	0,3
	4 cm	9	109± 55	91± 47	0,3	19,2±4,9	21,5± 4,7	0,3
PGE_2-Gel Intrazervikal	3 cm	12	266± 95	139± 71	0,02	17,6±3,9	23,9± 4,7	0,005
	4 cm	12	214± 79	135± 57	0,005	15,9±3,8	23,8± 6	0,005

keit des Cervixgewebes bzw. der Zusammenhalt der Zellen zeigt sich in dem sich vermindernden Druck im System, d. h. je weicher und formbarer das Cervixgewebe ist, desto weniger kann es dem Druck im Ballon standhalten. Es weicht auseinander und vermindert so den Druck im System. Diesen Vorgang nennen wir Relaxation. Berechnet wird die Elastizität aus dem Druckanstieg y pro Zeiteinheit x. Die Zeit ist bei konstantem Flow dem Volumen proportional. Komplizierter ist es, die Relaxation als Maß für die Plastizität zu quantifizieren, da der Druckabfall keine reine Exponentialfunktion darstellt. So wurde der Druckverlauf rekonstruiert, indem der Druckabfall nach 5, 10, 20 und 40 s zur Berechnung der Fläche F_1 bis F_4 verwandt und in Prozent der Gesamtfläche F_0 innerhalb der Relaxationsphase ausgedrückt wurde.

Zum „Priming" der Cervix wurden 80–200 μg Prostaglandin-E_2 mit einer Impfpistole (Med-E-Jet; Fa. Geistlich, Wolhusen) in die Portio bzw. mit einer seitlich geöffneten Sonde zum inneren Muttermund gebracht. PGE_2 und $PGF_{2\alpha}$ wurde mit einer Konzentration von 0,2 mg/ml in Tylose-Gel gebracht und steril in eine 2 ml Spritze gefüllt. Nach der Aufnahmeuntersuchung und den soeben geschilderten Bestimmungen von Elastizität und Plastizität wurden 0,5 ml dieser Zubereitung mit Hilfe einer Knopfkanüle in den Zervikalkanal gebracht. Von der Prostaglandinapplikation bis zum Eingriff vergingen im Durchschnitt 18 h. Im Operationssaal wurden die Messungen, die jeweils 2–3 min dauern, in Narkose kurz vor der Dilatation wiederholt.

40 Patientinnen mit einer unerwünschten Gravidität von 7–12 Wochen nahmen an der Studie teil. Sie wurden schriftlich und mündlich aufgeklärt und gaben ihr schriftliches Einverständnis. Die Meßdaten sind in Tabelle 1 zusammengefaßt. Die signifikanten Veränderungen der Plastizität in der Kontrollgruppe zeigen, daß allein schon die Narkose bzw. die vorausgegangene Manipulation an der Cervix einen Einfluß auf die Plastitität im vorderen Cervixabschnitt (3 cm Ballon) hat. Die Applikation mittels Jet-Injektor bietet wegen der umständlichen Bedienbarkeit bei nur z. T. signifikanten Erfolgen kaum Vorteile. Die intrazervikale Prostaglandin-$F_{2\alpha}$-Gel-Applikation in einer Dosierung von 100 μg zeigt keine signifikanten Veränderungen der Elastizität und der Plastizität. Höhere Dosierungen führten z. T. zu Nebenwirkungen. PGE_2 in der gleichen Dosierung führte zur hochsignifikant verstärkter Zunahme der Elastizität und Plastizität im gesamten Bereich des Zervikalkanals.

Zusammenfassung

Die von uns beschriebene Methode läßt eine Quantifizierung von Aussagen über die Elastizität und Plastizität der Cervix uteri zu. 100 μg PGE_2-Tylose-Gel intrazervikal appliziert erhöhen nebenwirkungsfrei hochsignifikant die Elastizität und Plastizität der Cervix uteri und erleichtern dadurch das Management der Interruptio.

Literatur

1. Friedman EA (1956) Cervimetry: An objective method for study of cervical dilatation in labour. Am J Obstet Gynecol 71:1189:1193

2. Friedman EA, Micsky LJ von (1963) Electronic cervimeter: A research instrument for the study of cervical dilatation in labour. Am J Obstet Gynecol 87:789–792
3. Neuman MR, Merkatz IR, Selim MA, Zandor IE, Roux JF (1980) Continuous monitoring of cervical dilatation during labour and measurement of cervical complicance in the human. In: Naftolin F, Stubblefield PG (eds) Dilatation of the uterine cervix. Raven Press, New York, pp 233–246
4. Population reports (1980) The use of PG's in human reproduction. John Hopkins University, Baltimore (Series G. No 8)

Prostaglandine und Immunabwehr

U. KOENIG und R. HEICAPPELL*

Die Immunantwort umfaßt eine Vielzahl von regulatorischen Zellinteraktionen. Zelluläre und humorale Immunität werden durch lösliche Faktoren vermittelt, die von den an der Immunreaktion beteiligten Zellen freigesetzt werden (Abb. 1).

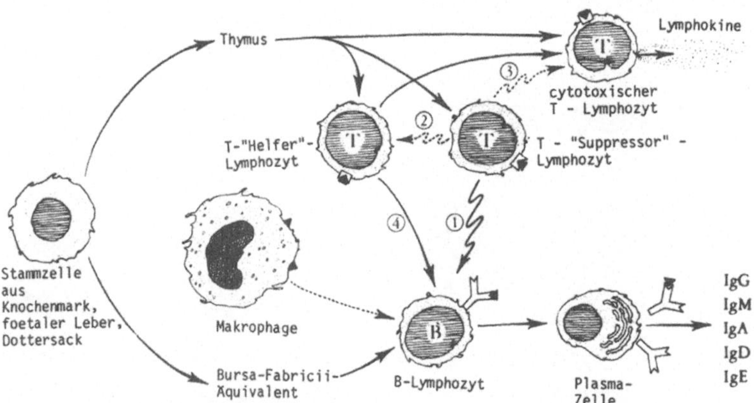

Abb. 1. Zellkooperation bei der Immunabwehr [Modifiziert nach (1)]

Auch andere körpereigene Substanzen beeinflussen regulierend die Funktionen immunkompetenter Zellen. Zu ihnen gehören Hormone wie Kortikosteroide, Katecholamine, Insulin u. a., aber auch Histamin und Prostaglandin. Sie unterscheiden sich von den vorgenannten Effektoren dadurch, daß ihre Struktur und Funktion in anderen Systemen bekannt war, bevor ihre Rolle bei der Immunabwehr entdeckt wurde.

Als Bindeglied zwischen Immunologie und Prostaglandinen muß das cAMP angesehen werden, welches bei der Aktivierung von Lymphozyten als second messenger ansteigt. Prostaglandine wiederum beeinflussen das cAMP und führen global zu einer Hemmung von Immunreaktionen.

Der T-Lymphozyt als Träger der zellulären Immunität wird in spezifischen Funktionen gehemmt; so in der direkten und der Antikörper-abhängigen Zytotoxizität, aber z. B. auch bei der Liberalisierung von Lymphokinen. Der B-Lymphozyt wird,

* Universitäts-Frauenklinik, Venusberg, D-5300 Bonn

nachdem er durch Antigenkontakt zu einer Plasmazelle proliferiert ist, durch Prostaglandine bei der Ausschüttung von Antikörpern behindert.

Der Makrophage vermag unter Prostaglandineinfluß nicht mehr seinen vielfältigen Aufgaben bei der Immunabwehr gerecht zu werden. Er ist nicht mehr oder nur eingeschränkt in der Lage, zu phagozytieren oder biologisch aktive Substanzen, die Monokine, freizusetzen.

Spätere Untersuchungen haben diese frühen Erkenntnisse deutlich relativiert, weil diese z. T. mit unphysiologisch hohen Prostaglandinkonzentrationen erarbeitet wurden.

An Zellkulturen konnte nachgewiesen werden, daß einige der an der Immunreaktion beteiligten Zellen auch selbst Prostaglandine synthetisieren und sezernieren (3, 12).

Wir möchten nachfolgend auf beide Aspekte – die Wirkung exogen zugeführten Prostaglandins auf die Zellkultur und die Wirkung von endogenem, in den Zellen synthetisiertem, Prostaglandin – eingehen. Unsere besondere Aufmerksamkeit gilt dabei den Regulationsmechanismen der unmittelbar an der Immunreaktion beteiligten Zellen: Den T-Lymphozyten, den B-Lymphozyten und den Makrophagen.

Exogen zugeführtes Prostaglandin wirkt nach Anlagerung an die Zellmembran unterschiedlich:

- Prostaglandine der E-Serie erhöhen das intrazelluläre cAMP und wirken damit proliferationshemmend.
- Prostaglandine der F-Serie verursachen einen intrazellulären Anstieg von cGMP und damit eine Stimulation der betroffenen Zellen (18).

Morphologische Veränderungen treten beim Makrophagen unter Einfluß von Prostaglandinen vor allem der E-Serie ein: Zeichen der Aktivierung wie Membranauffaltelung, spreading, d. h. Ausbreitung der Zelle auf einer Oberfläche, und deren Adhäsion werden verändert (2). Die Makrophagenmigration wird verstärkt und die Phagozytoseleistung stark eingeschränkt (13).

Weitere Untersuchungen zeigten eine deutliche Dosisabhängigkeit der Prostaglandinwirkung: In niedriger Dosierung verstärken sie, in hoher Dosierung hemmen sie die Phagozytose.

Auch die Zytotoxizität der Makrophagen wird durch Prostaglandin-E vermindert (16). Dies hat besondere Bedeutung, da die z. T. erhebliche Prostaglandinproduktion von Tumorzellen diesen Teil der Immunabwehr völlig ausschalten könnte.

Die Makrophagen spielen im Immunsystem eine universelle Rolle. Sie eliminieren Fremdmaterial durch Phagozytose und Pinozytose, sie sind zytotoxisch gegen Tumor- und andere Zellen, haben helfende Funktion bei der zellulären und humoralen Immunabwehr und sezernieren eine große Anzahl biologisch aktiver Substanzen und auch besonders beachtliche Mengen von Prostaglandinen.

Die Prostaglandinsekretion kann durch den Vorgang der Phagozytose selbst ausgelöst werden. Sie ist dabei in hohem Maße abhängig von der Art und der Aufbereitung des phagozytierten Materials (5). Eine die Prostaglandinsekretion weit stärker stimulierende Wirkung scheinen an Membranrezeptoren der Makrophagen gebundene Liganden zu haben (14). Abhängig von der Art des Stimulus werden Prostaglandine zusammen mit anderen biologisch aktiven Substanzen selektiv sezerniert.

Mit Hilfe der Prostaglandine reguliert der Makrophage zunächst die Reifung und Differenzierung der eigenen Stammzellen (10). Im weiteren nimmt er Einfluß auf die Träger der spezifischen Immunabwehr, auf die T- und die B-Lymphozyten.

Der Einfluß auf die B-Lymphozyten, d. h. einen Teil der humoralen Immunabwehr, ist jedoch wahrscheinlich nur sehr gering (11). In vitro wird die Antikörperproduktion erst durch unphysiologisch hohe Dosen inhibiert.

Wie oben erwähnt, wird der T-Lymphozyt durch Prostaglandine gehemmt; auf der anderen Seite führt eine erhöhte Lymphokinsekretion wiederum zu einer vermehrten Prostaglandinfreisetzung des Makrophagen.

Menschliche T-Lymphozyten haben auf ihrer Zelloberfläche ca. 200 hoch affine Bindungsstellen für die Prostaglandine E_1 und E_2 (9). Eine Menge von 0,1 μM PGE_2 induziert im menschlichen T-Lymphozyten einen zwei- bis dreifachen Anstieg des cAMP und konsekutiv eine 20- bis 30%ige Hemmung der Lymphozytenstimulation und -proliferation nach Kontakt mit unspezifischen Mitogenen.

Die T-Zell-Antwort unterliegt recht komplizierten und noch nicht in allen Details erforschten Regulationsprinzipien.

Es wird die Existenz von mindestens zwei verschiedenen Arten von Suppressorzellen (Ts) postuliert (8, 19):

Eine Suppressorzelle produziert Prostaglandine, welche eine andere Suppressorzelle zur Sekretion eines Suppressorfaktors stimuliert, der kein Prostaglandin ist.

Bei der letzteren Zelle handelt es sich wahrscheinlich um einen T-Lymphozyten, der einen Rezeptor für den Fc-Teil von IgG trägt, die sog. T-gamma-Zelle (Tg). Von ihr gehen supprimierende Wirkungen aus, eine autoregulatorische, welche die prostaglandinproduzierende Zelle inhibiert, und eine Wirkung, die T- und B-Lymphozyten supprimiert (Abb. 2).

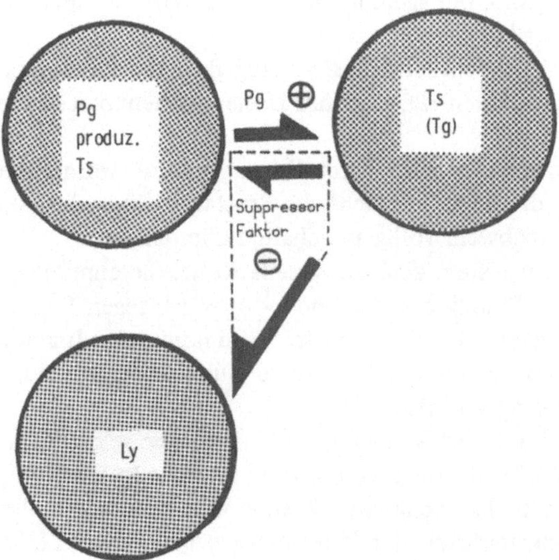

Abb. 2. Modell der prostaglandinabhängigen Suppression von Lymphozyten

Zusammenfassend läßt sich feststellen, daß die Prostaglandine eine wichtige Funktion bei der Feinabstimmung der Immunantwort haben. Die Folgen einer Dysregulation in diesem Bereich sind heute erst in geringem Umfang zu übersehen. In Zukunft können von neuen Erkenntnissen auf diesem Sektor wichtige Beiträge zur Pathogenese ungeklärter Krankheitsbilder erwartet werden, die auch die evtl. Bedeutung der Prostaglandinhemmung für die Tumortherapie umfassen könnten.

Literatur

1. Bellanti JA (1979) Immunology: Basic processes. Philadelphia London Toronto
2. Cantarow WD, Cheung HT, Sundharadas S (1978) Prostaglandins 16:39–46
3. Ferraris VA, de Rubertis FR (1974) J Clin Invest 54:378–386
4. Fort-Hutchinson AW, Doig MV (1979) Agents action [Suppl] 6:151–155
5. Gemsa D, Seitz M, Menzel J, Grimm W, Kramer W, Till G (1979) Adv Exp Med Biol 114:421–426
6. Goldyne ME, Stobo JD (1979) J Invest Dermatol 74/5:297–300
7. Goodwin JS, Webb DR (1980) Clin Immunol Immunopathol 15:106–122
8. Goodwin JS, Bankhurst AD, Messner RP (1977) J Exp Med 146:1719–1734
9. Goodwin JS, Wiik A, Lewis M, Bankhurst AD, Williams RC Jr (1979) Cell Immunol 43/1:150–159
10. Moore RN, Urbaschek R, Wahl CN, Mergenhagen SE (1979) Infect Immunol 26/2:408–414
11. Morito R, Bankhurst AD, Williams RC (1980) Prostaglandins 20/2:383–390
12. Myatt L, Bray MA, Gordon D, Morley J (1975) Nature 257:2227–2228
13. Orazepa-Rendon RC (1979) Exp Cell Res 119/2:365–371
14. Passwell JA, Dayer JM, Merler E (1979) J Immunol 123/1:115–120
15. Pelus LM, Strausser H (1977) Life Sci 20:903–914
16. Schultz RM (1979) J Reticuloendothel Soc 26/1:93–102
17. Stensson WF, Parker CW (1980) J Immunol 125/1:1–5
18. Trang C (1980) Semin Arthritis Rheum 9/3:153–190
19. Webb DR, Rogers TC, Novowiejski I (1979) Ann NY Acad Sci 332:262–270

Induction of Labour with Prostaglandins at Term Pregnancy

M. ELDER*

It is important to consider why prostaglandins should be used to induce labour rather than the more conventional and well-tried method of intravenous oxytocin. It is possible that prostaglandins are perhaps a more physiological alternative to oxytocin. A basic concept of obstetric management is that, if labour is prolonged and if the cervix is dilated, artificial rupture of the membranes increases uterine activity and labour proceeds more rapidly.

The fact that the tissues of the genital tract have the ability to synthesize large amounts of prostaglandins and that they are released by local manipulation is shown in Fig. 1. The circulating levels of 13,14-dihydro-15-keto-$PGF_{2\alpha}$ are significantly increased after vaginal examination, sweeping of the membranes and amniotomy. Physician trauma of tissues that have the capacity of synthesizing and releasing large amounts of prostaglandins causes the increase in circulatory levels of PGF metabolite levels seen and produce a local effect on the uterine muscle. Other evidence for the role of prostaglandins in spontaneous labour is as follows. Prostaglandins are oxytocic throughout pregnancy, this being demonstrated by the fact that they can induce first and second trimester abortions. Secondly endogenous prostaglandin levels increase

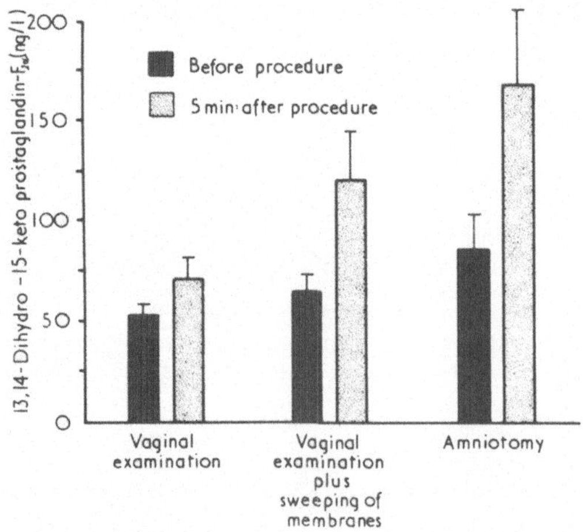

Fig. 1. Release of 13,14-dihydro-15-keto-$PGF_{2\alpha}$ following manipulation of the genital tract

* Institute of Obstetrics and Gynaecology, University of London, Hammersmith Hospital, Du Cane Road, GB-London W12 OHS

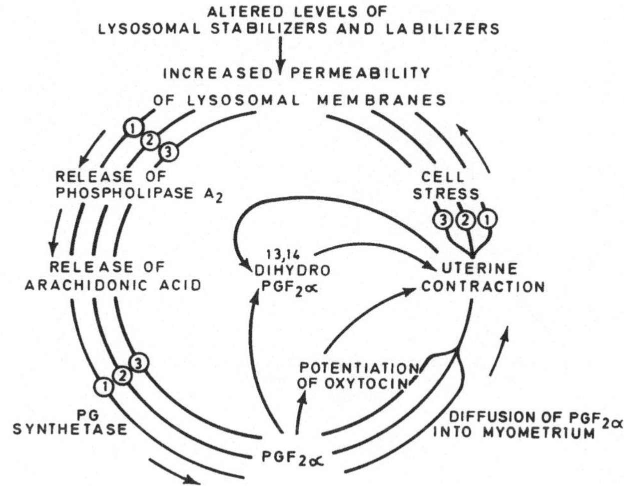

Fig. 2. Events related to the onset of labour

before labour. Thirdly the use of prostaglandin synthetase inhibitors will stop uterine action. These compounds will block prostaglandin synthesis in the fetus and can thereby cause premature closure of the ductus arteriosus and pulmonary hypertension. The synthetic pathway starts with membrane bound phospholipids which are acted upon by the enzyme phospholipase, releasing free arachidonic acid, which is acted upon by the cyclo-oxygenase enzyme system to produce the unstable precursors of the primary prostaglandins, namely endoperoxide. These can be converted to thromboxanes and prostacyclins, which are important in cardiovascular physiology as well as PGE_2 and PGF_{2a}, which are important in reproductive physiology. Figure 2 shows the events related to the onset of labour. Instability of lysosomal membranes causes increased permeability, resulting in a release of phospholipids and phospholipase 2, these producing free arachidonic acid, which acting by the cyclo-oxygenase system produces the primary prostaglandins within the myometrial cells. This causes uterine contractions directly and also is thought to potentiate the activity of oxytocin. Finally, one of the metabolites of PGF_{2a}, namely 13,14-dihydro-PGF_{2a}, has been shown to be oxytocic in its own right. So, you have three mechanisms: a direct mechanism, a potentiation of oxytocin and the mild oxytocic effect of a metabolite, all causing uterine contractions. The contractions cause hypoxia, which further increases the permeability of the lysosomal membranes. Compounds that stabilize lysosomal membranes and so reduce the contractility of the myometrial cell are progesterone and corticosteroids. Oestrogens make the lysosomal membrane unstable and encourage uterine action. Both PGE_2 and PGF_{2a} levels increase in amniotic fluid as gestation advances but there is a much bigger increase in the level of PGE_2 than PGF_{2a}.

Chorion incubated with arachidonic acid synthesizes PGE_2 in preference to PGF_{2a}. These facts suggest that there is a good physiological reason for using prostaglandins for induction of term labour because they seem to be important in the onset of spontaneous labour and it seems that PGE_2 is the more important of the two primary prostaglandins.

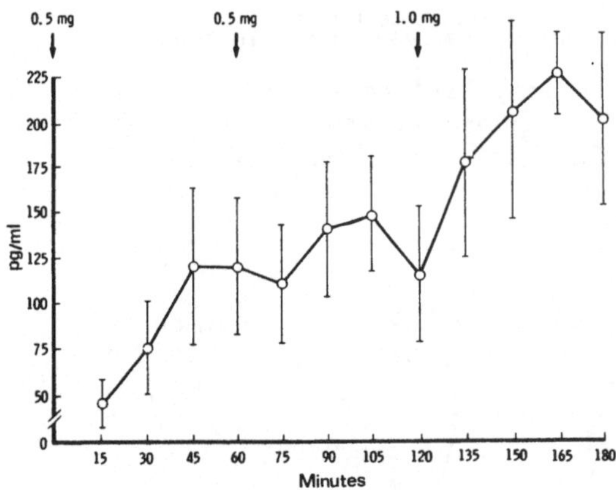

Fig. 3. Plasma levels of 15-keto-PGE_2 equivalents (pg/ml) sampled every 15 min for 3 h, following ingestion of PGE_2 tablets, the dose and time indicated by *arrows*. Values are mean±SEM in nine patients

In the United Kingdom we have had access to both PGE_2 and PGF_{2a} for clinical use since about 1971–1972. In the early 70's intravenous prostaglandins were used for induction of labour. The doses used were perhaps too high, resulting in an unacceptable incidence of uterine hypertonus, gastro-intestinal, and other side-effects. Therefore, the use of intravenous prostaglandins in general clinical practice lasted for only a very short time. Fortunately, at about the same time we had access to oral PGE_2 solution (1973), which was unstable and had to be made up freshly, but was soon superceded by stable oral PGE_2 tablets. The advantages of these oral tablets used as an adjunct to low amniotomy are that the method is simple, the patient does not need an intravenous infusion and can be mobile. This gives a more physiological labour and the patient feels that the induction of labour is less invasive. We have in Britain a strong consumer lobby who do not want to have delivery in an overmechanistic way. They wanted to go back not to natural childbirth totally, but to a much more sympathetic flexible approach from the obstetrician. An important lesson that we have to learn is that we are therefore to provide a clinical service within the most sympathetic and flexible means that are at our disposal. The disadvantages are theoretically the lack of immediate control and the possible effects of overadministration. However, if the patient has ingested too much she vomits it back and so there is a natural defence mechanism. The dose regimen used was 0.5 mg to start with followed by 1 mg hourly and then 1.5 mg hourly if uterine contractions had not become established. We were concerned about the lack of pharmacokinetic data in this field and so a radioimmunoassay for a PGE_2 metabolite was established. Although the assay is not specific in absolute terms for 15-keto-PGE_2, it does measure the increase in PGE_2 metabolites following the administration of exogenous PGE_2.

Figure 3 shows what happens when someone ingests 0.5 mg by mouth hourly. The results of induction of labour using the above method of low ARM and oral PGE_2 tablets in the dose regimen described are shown in Table 1. Only half of the primiparous had labour successfully induced, success being defined as being in labour within 8 h. Of the multiparous patients, 90% had labour successfully induced. The method appears successful for multiparous patients but not very good for primiparous patients.

Table 1. Percentage of cases in whom oral PGE_2 tablets were successful according to parity

	Primiparae	Multiparae
Amniotomy+oral PGE_2 tablets (N=80)	45 %	87.5%
Oral PGE_2 tablets (no amniotomy) (N=36)	37.5%	65 %
Augmentation of labour (N=28)	56 %	100 %
Total (N=144)	46 %	80 %

Figures in parentheses are numbers of patients studied

Table 2. Characteristics of patients and results of induction of labour using a single insertion of 5 mg PGE_2 tablets

	Primigravidae (N = 89)	Multigravidae (N = 38)	Total (N = 126)
Age of patients. Mean±SD	25.5±4.8	31.2±5.0	27.2±5.0
Duration of pregnancy (weeks). Mean±SD	40.5±1.2	40.3±1.2	40.4±1.2
Pre-treatment Bishop score. Mean±SD	4.8±2.3	5.0±1.7	4.9±2.0
Patients successfully induced by PGE_2 (per cent)	62.9	62.2	62.7
Duration of labour (hours). Mean±SD	8.9±5.8	6.2±4.0	8.1±5.1
Patients with change in Bishop score of 3 or more (per cent)	19.1	8.1	15.9
Number of infants with Apgar score of less than 8 at 5 minutes	3	0	3(2.4%)

One of the reasons for this is that primiparous patients need a higher dose of any oxytocic drug, be it oxytocin or prostaglandins, compared with multiparous patients.

The major disadvantage was gastro-intestinal side-effects, which are undoubtedly dose related, as we see from Fig. 4.

Our conclusion was that oral PGE_2 tablets were useful as an adjunct to low amniotomy for the induction of labour in multiparous patients and they were also useful for the augmentation of spontaneous labour. Because of the gastro-intestinal problems and those of determining the appropriate dose or oral prostaglandins, we considered other routes of administration for prostaglandins. At that time a number of workers were using PGE_2 intravaginally to ripen the cervix. However, the concept of induction of labour by a single intravaginal insertion of prostaglandin E_2 without amniotomy seemed attractive. The advantages of the method are that it is non-invasive,

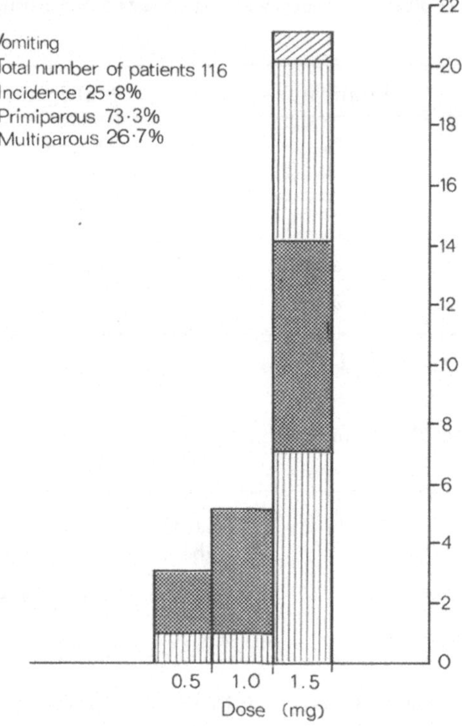

Fig. 4. Incidence of vomiting following ingestion of 0.5, 1.0, and 1.5 mg oral PGE_2

there is a diminished risk of prolapsed cord and a diminished risk of infection. There were no gastro-intestinal side-effects. Contractions start gradually. The disadvantages are that the liquor cannot be visualized, nor can a scalp clip be applied for fetal heart monitoring. A sample of the results obtained using 5 mg of oral PGE_2 tablets in a single dose intravaginally is shown in Table 2. The percentage of success is around 65%. Success was defined as the patient going into labour and no further oxytocic drugs being used. The membranes were ruptured artificially when the cervix was 5–7 cm dilated as would be the practice in the management of spontaneous labour. The rate of absorption of fluid and breakdown of the ten tablets in the vagina was prolonged and variable (Fig. 5). This was assessed by measuring the change in PGE_2 metabolites observed during 6 h following insertion of the tablets. This regimen was safe with no cases of hypertension, no gastro-intestinal side-effects or fetal bradycardia as a result of uterine hypertonus. As I mentioned, the use of PGE_2 in gel was also being used quite extensively in a large percentage at this time to ripen the cervix and to induce labour (Oxford). My worry about the gel was that it had to be made up freshly and the PGE_2-tablets you can take out of a bottle. They are made up by the pharmaceutical company and you can rely on their content. However, we thought that we should do a series with gel. The absorption rate from 5 mg PGE_2 in cellulose gel was much faster because it is an aqueous gel (Fig. 6).

Single tablets, designed for vaginal use, containing either 3 mg or 5 mg, were manufactured for a pilot study. Compared with 5 mg of the oral tablets the 3 mg vaginal tablets had a more rapid absorption. With the 5-mg tablet there was rapid ab-

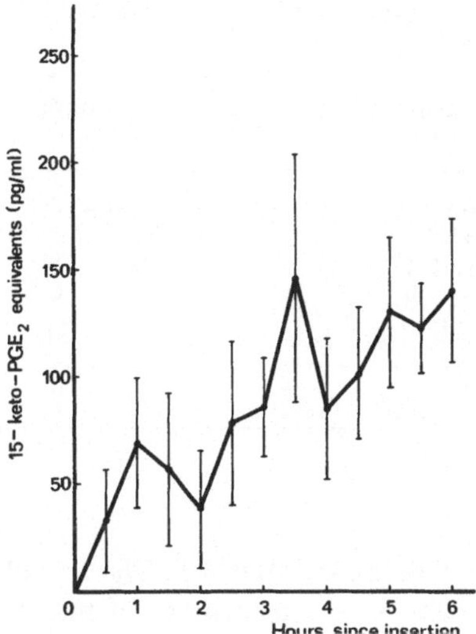

Fig. 5. Plasma levels of 15-keto-PGE_2 equivalents at 30-min intervals after a single intravaginal insertion of 5 mg PGE_2 tablets. Values are mean±SEM

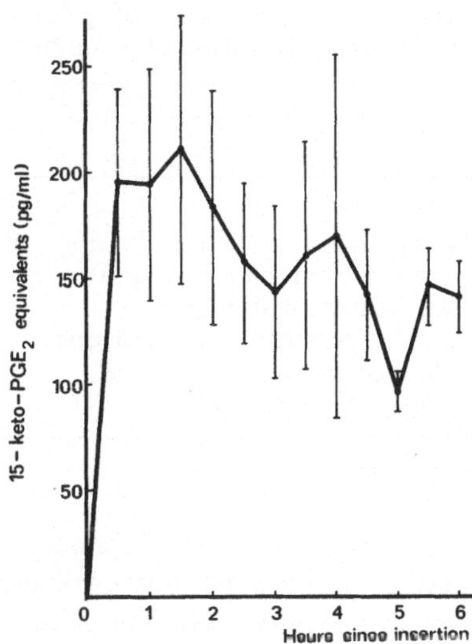

Fig. 6. Plasma levels of 15-keto-PGE_2 equivalents at 30-min intervals after a single intravaginal insertion of 5 mg PGE_2 in cellulose gel. Values are mean±SD

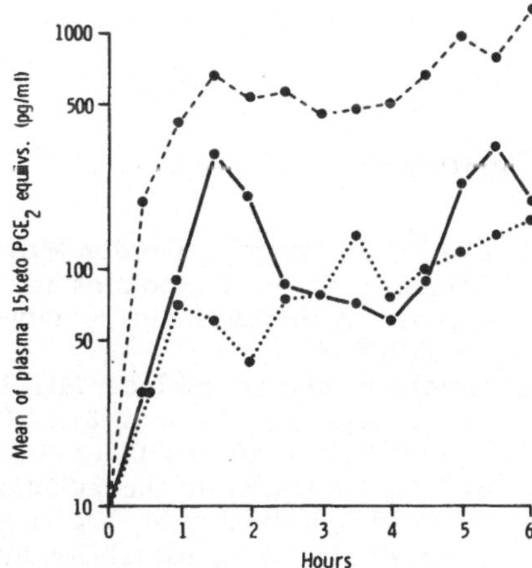

Fig. 7. Mean of plasma 15-keto-PGE_2 equivalents (pg/ml) (N=5) after intravaginal insertion of 3 mg (●——●) and 5 mg (●– – –●) of new vaginal PGE_2 tablet, compared with 5 mg of oral tablet (●· · ·●)

sorption and then a fairly sustained release, as determined here by the plateau of circulating levels (Fig. 7).

Table 3 shows the results of this study, in which 3 mg were given to multiparous patients and 5 mg to primiparous patients. In the group receiving 5 mg there was one case that was slightly worrying. One woman vomited and developed what we considered to be transient hypertonus and she had very high levels of PGE_2 metabolite. An intravenous injection of salbutamol was given, labour progressed normally and the baby was in good condition when delivered a few hours later. It was felt that 4 mg may have been too high a dose in these new vaginal tablets so subsequent regimens

Table 3. Characteristics of patients and results of induction of labour following a single intravaginal dose of 3 mg or 5 mg PGE_2

	Nulliparae (n=25)	Multiparae (n=22)
Dose	5 mg	3 mg
Age (yrs)	25.3±5.2	26.7±4.1
Duration of pregnancy (wks)	40.1±1.4	39.4±1.5
Pretreatment Bishops score	5.9±1.8	6.5±1.8
No. of successful (%) inductions	14 (58%)	17 (77%)
Induction-delivery interval of successful cases (hrs)	11.6±5.2	11.4±4.9

Values are mean±I.S.D.

were based on 3 mg but involving a second dose if necessary after 8 h. The overall success rate was 76%. The effect of the Bishop score on the percentage of success was predictable, namely an increased success rate in those patients with a high Bishop score. The lowest rate of Caesarean section is in the multiparous patients with a favourable cervix. But the overall rate in this study, which involved 250 patients, was only 5%, while the rate of Caesarean section in the two hospitals during the course of this study was 10%.

In conclusion, this method is clearly not 100% effective but its advantages make it an excellent method of inducing labour in appropriate patients.

References

1. Gordon D, Myatt L, Gordon-Wright AP, Hanson J and Elder MG (1977) Radioimmunoassay of 15-keto-prostaglandin E_2 in peripheral plasma after oral administration of prostaglandin E_2 tablets used for induction of labour. Prostaglandins 13:399–408
2. Gordon-Wright AP and Elder MG (1979) Prostaglandin E_2 tablets used intravaginally for the induction of labour. Brit J Obstet Gynaec 86:32–36
3. Gordon-Wright AP and Elder MG (1979) Systemic absorption from the vagina of PGE_2 administered for the induction of labour. Prostaglandins 18:153–160
4. Khoo PPT, Kalshekar M, Jog M and Elder MG (1981) Induction of labour with prostaglandin E_2 vaginal tablets. Europ J Obstet Gynec reprod Biol 11:313–318
5. MacKenzie IZ and Embrey P (1980) In: Advances in PG and Tromboxane Research, Vol 9, pp. 1478:1482. Editors: Samuelsson B, Ramwell P and Paoletti R. Raven Press, New York
6. Shepherd J, Pearse JM and Sims CD (1979) Induction of labour using prostaglandin E_2 pessaries. Brit med J 2:108–109

Erfahrungen mit der intravenösen Geburtseinleitung mit Prostaglandin-$F_{2\alpha}$

J.W. DUDENHAUSEN, C. SCHMIEDEL und K. GOESCHEN*

Dem Geburtshelfer steht seit langem mit dem Wehenmittel Oxytozin eine wirksame und gut steuerbare Substanz zur Weheneinleitung oder Wehenverstärkung zur Verfügung. Jedoch erweist sich eine Geburtseinleitung mit Oxytozin bei geburtsunreifer Portio manchmal als schwierig.

Vor allem der in der Literatur mitgeteilte Effekt der Prostaglandine $F_{2\alpha}$ und E auf die zervikale Reifung und Möglichkeiten der Geburtseinleitung oder Wehenverstärkung bei geburtsunreifer Portio veranlaßten uns, die Geburtseinleitung in entsprechenden Fällen mit Prostaglandinen zu erproben. Es wurden an unserer Abteilung intravenöse PGE- und $PGF_{2\alpha}$-Dauertropfinfusionen sowie intrazervikale Prostaglandin-E-Gel-Gaben eingesetzt.

Für die vorliegende Mitteilung wurden die Ergebnisse der mit intravenöser Prostaglandin-$F_{2\alpha}$-Gabe eingeleiteten Geburten der Jahre 1979 und 1980 an unserer Klinik zusammengestellt. Auf die Ergebnisse der anderen Applikationsformen wird an anderer Stelle eingegangen.

Patientengut und klinisches Vorgehen

In den Jahren 1979 und 1980 wurden an der Frauenklinik Neukölln bei 66 Frauen mit Prostaglandin-$F_{2\alpha}$ die Geburt eingeleitet. Die Indikationen zur Schwangerschaftsbeendigung ergeben sich aus der Tabelle 1. Ergänzend zu den Indikationen ist festzuhalten, daß von 66 Frauen 47 einen unreifen zervikalen Befund aufwiesen (<7 Punkten im Bishop-Score). 50 der 66 Frauen in der untersuchten Gruppe waren Erstgebärende. Aus Tabelle 2 ergibt sich die Verteilung der Schwangerschaftswochen, aus Tabelle 3 die Geburtsgewichte der 67 geborenen Kinder. Der Medianwert der Gesamt-$PGF_{2\alpha}$-Dosis beträgt 172 μg, der Medianwert der Gesamtdauer der $PGF_{2\alpha}$-Gabe 303 min.

Bei Einleitung der Geburt eröffnen wir nach Beginn der intravenösen Wehenmittelgabe möglichst frühzeitig die Fruchtblase und beginnen sofort die intrauterine Überwachung – in der Regel auch mit intrauterinem Katheter zur Druckregistrierung. Die Dosierung des $PGF_{2\alpha}$ erfolgt nach dem Schema einer fünfminütigen Steigerung von

* Arbeitsgruppe Perinatale Medizin, Freie Universität Berlin, Städtische Frauenklinik Neukölln, D-1000 Berlin 44

Tabelle 1. Indikation zur Schwangerschaftsbeendigung mit $PGF_{2\alpha}$ (Frauenklinik Neukölln, Januar 1979 bis Dezember 1980, n = 66)

Vorzeitiger Blasensprung	27
Verdacht auf Plazentarinsuffizienz	11
Terminüberschreitung	17
Diabetes mellitus	6
Gestose	3
Gemini	1
Verdacht auf Hydrozephalus	1

Tabelle 2. Schwangerschaftsalter bei Schwangerschaftsbeendigung mit $PGF_{2\alpha}$

≤37/6	38/0–6	39/0–6	40/0–6	41/0–6	≥42/0
11	8	12	16	8	11

Tabelle 3. Geburtsgewichte der 67 geborenen Kinder nach Schwangerschaftsbeendigung mit $PGF_{2\alpha}$

≤2500	2501–3000	3001–3500	3501–4000	>4000
6	10	29	14	8

jeweils 0,5 μg bis zu einer adäquaten Wehentätigkeit oder bis zu einer Maximaldosierung von 10 μg/min. Eine Überstimulierung oder pathologische Herzfrequenzmuster können zur Reduktion der $PGF_{2\alpha}$-Dosis und evtl. zu einem späteren Zeitpunkt zu einer erneuten Steigerung führen.

Ergebnisse

Aus Tabelle 4 gehen die Geburtsdauern in Abhängigkeit von Parität und zervikaler Reife vor Einleitungsbeginn hervor. Bei unreifem zervikalem Befund sind Geburtszeiträume (Medianwerte) von 13–16 h zu erwarten. Dabei verlängern die häufig vertretenen Fälle mit vorzeitigem Blasensprung diese Zeitangabe sehr. Wertet man nur die Fälle, bei denen eine Einleitung bei stehender Blase begonnen wurde, erhält man Geburtsdauern von 7–8 h. 46 der 66 Frauen wurden vaginal, 21 (32%) wurden durch abdominale Schnittentbindung entbunden (Tabelle 5). In der Gruppe der 47 Frauen mit unreifem zervikalem Befund betrug die Sectiorate 38% (Gruppe mit unreifem zervikalen Befund im Gesamtgeburtengut : 17% Sectiorate), während die in der Gruppe mit mehr als 6 Zervixreifepunkten 21% betrug (entsprechende Gruppe im Gesamtgeburtengut : 6% Sectiorate). Eine höhere Sectiorate für Frauen, die $PGF_{2\alpha}$ zur Geburtseinleitung erhielten, beschreiben auch Roux et al. (4). Von den 21 Frauen, die

Tabelle 4. Geburtsdauer in Abhängigkeit von Parität und zervikaler Reife nach Schwangerschaftsbeendigung mit $PGF_{2\alpha}$

	Anzahl	Geburtsdauer
Zervikale Reife vor Geburtseinleitung		
≤3 Punkte	3	16 h 34 min
4–6 Punkte	44	13 h 24 min
≥7 Punkte	19	10 h 50 min
Parität		
I	50	15 h 26 min
II	9	11 h 0 min
III	7	5 h 0 min

Tabelle 5. Geburtsart der 67 nach $PGF_{2\alpha}$-Einleitung geborenen Kinder

Spontan	Vaginaloperativ	Abdominaler Schnitt.
20	26	21

Tabelle 6. Zustand der 67 Neugeborenen unmittelbar nach der Geburt nach Geburtseinleitung mit $PGF_{2\alpha}$

pH	Aktuell	qu 40
≥7,20	57	60
7,10–7,19	9	7
<7,10	1	0
Hauptschema: ≥7 Punkte 67		
<7 Punkte 0		

durch abdominale Schnittentbindung entbunden wurden, wiesen 8 (12%) Frauen nach Einleitung keine zervikale Befundänderung auf, so daß sie als Versager der $PGF_{2\alpha}$-Einleitung bezeichnet werden müssen.

Tabelle 6 zeigt den Zustand der 67 geborenen Kinder nach $PGF_{2\alpha}$-Einleitung. Alle Kinder waren lebensfrisch, 10 Kinder (= 15%) hatten eine Azidose im Nabelschnurblut, davon 1 Kind eine hochgradige Azidose. Die Azidoserate im Nabelschnurblut im Klinikkollektiv betrug im Beobachtungszeitraum etwa 7%. Die höhere Azidoserate im $PGF_{2\alpha}$-Kollektiv kann teilweise durch die Selektion von Risikoschwangeren erklärt werden. Jedoch haben auch schon andere Autoren auf die höhere Rate an niedrigen pH-Werten im Nabelschnurblut nach $PGF_{2\alpha}$-Einleitung hingewiesen (2, 3).

An auffälligen kardiotokographischen Befunden sind während der $PGF_{2\alpha}$-Gabe 10mal suspekte Dezelerationen, 13mal eine tachykarde Basalfrequenz und 3mal ein Basaltonus über 20 mm Hg aufgetreten.

Stärkere Nebenwirkungen oder Unverträglichkeitsreaktionen bei der Mutter, die eine Beendigung der $PGF_{2\alpha}$-Infusion notwendig gemacht hätten, wurden nicht beobachtet. In 5 Fällen beobachteten wir eine leichte Phlebitis am Infusionsort.

Unsere Ergebnisse zusammenfassend stellen wir fest, daß wir die Resultate der Einleitung mit $PGF_{2\alpha}$ – verglichen mit den klinischen Erfahrungen mit anderen wehenauslösenden Maßnahmen – als nicht gut empfinden. Wir schließen uns der von Davey (1) vorgetragenen Meinung an, daß die Methode der Wahl zur Geburtseinleitung die intrazervikale Prostaglandin-E-Gabe, die Amniotomie und bei klinischer Notwendigkeit die intravenöse Oxytozingabe ist. Wir verwenden daher $PGF_{2\alpha}$ nicht mehr als Wehenmittel zur Geburtseinleitung.

Literatur

1. Davey DA (1980) Induction of labour. Clin Obstet Gynaecol 7:481
2. Holzmann K, Mickan H, Walther D (1977) Die intravenöse Geburtseinleitung mit Prostaglandinen. Therapiewoche 27:2488
3. Lindmark G, Zador G, Nilsson BA (1975) The induction of labour with prostaglandin $F_{2\alpha}$ by intravenous infusion. I. Uterine activity, fetal heart rate, and clinical condition of the newborns. Acta Obstet Gynecol Scand [Suppl] 37:17
4. Roux JF, Mofid M, Moss PL, Dmytrus KC (1977) Effect of elective induction of labor with prostaglandins $F_{2\alpha}$ and E_2 and oxytocin on uterine contraction of relaxation. Am J Obstet Gynecol 127:718

Prostaglandin-E_2 i.v. versus Oxytozin

W. LICHTENEGGER*

Die unterschiedliche Wirkungsweise von Prostaglandinen als wehenanregende Mittel – vor allem aber auch die verschiedenen Applikationsarten und die Möglichkeit, eine Schwangerschaft jederzeit zu beenden – haben Anlaß zu einer Fülle von Studien gegeben. Es sollte dabei vor allem festgestellt werden, ob sich durch den Einsatz der Prostaglandine eine Verbesserung im Vergleich zur Wirkung von Oxytozin ergibt.

Zunächst zur Wehentätigkeit: Es gibt zahlreiche Hypothesen, welche die Ursache des Weheneintrittes zu erklären versuchen. Bisher sind aber alle Hypothesen in gewissem Maße mangelhaft. Der Grund dafür liegt in der immensen Zahl an Vorgängen, die notwendig sind, um den Mechanismus des Geburtsbeginns auszulösen. Die Rolle von Oxytozin, lange Zeit als wichtig für den Geburtsbeginn angesehen, ist seit einiger Zeit in Frage gestellt worden. Nach Liggins u. Grieves (4) ist es der Fetus, der für den Wehenbeginn verantwortlich ist.

Der Hypothalamus reguliert die Freisetzung von ACTH aus der Hypophyse. Dieses Hormon kontrolliert die Sekretion von Hydrocortison in der fetalen Nebenniere. Durch die Hydrocortisonproduktion kommt es zu einer Reduktion der Progesteronbildung in der Plazenta und zu einer Stimulation von Prostaglandin-$F_{2\alpha}$, das seinerseits eine vermehrte Östrogenbildung herbeiführt. Eine andere Hypothese wurde von McDonald et al. (5) als sog. Fruchtwasser-Eihäute-Deziduakomplex aufgestellt, basierend auf drei Tatsachen:

1. daß das riesige Oberflächenareal der Eihäute in engem Kontakt mit der Dezidua durch das Chorion laeve steht,
2. daß eine direkte Verbindung zwischen den Eihäuten und dem Feten nur über das Fruchtwasser möglich ist, da es keine Gefäßversorgung gibt,
3. daß die Verbindung zwischen Mutter und Fet über fetale Sekretionsprodukte abläuft, die in das Fruchtwasser gelangen, mit den Eihäuten in Berührung kommen und einen Austausch mit der Mutter über die Dezidua ermöglichen.

Ebenfalls nach McDonald et al. (5) umfaßt einer der Geburtsabläufe wahrscheinlich die Hydrolyse von Glycerophospholipiden. Dies ist die Folge der Wirkung der Phospholipase-E_2, welche die Eihautlysosomen abbaut und zu einer Erhöhung der Prostaglandinvorstufe Arachidonsäure führt. Aus den angeführten Hypothesen zeigt sich, daß den Prostaglandinen zunehmend eine zentrale Rolle bei der Wehentätigkeit zugeordnet wird. In zwei Punkten gipfelt die Wirkung der Prostaglandine – wie auch immer die Weheneinleitung sein mag – nämlich erstens in der Zunahme der Uterus-

* Universitäts-Frauenklinik, A-8030 Graz

motilität und zweitens in der Reifung der Cervix. Trotz dieser zentralen Stellung haben sich die Prostaglandine bei der Geburtseinleitung am Termin nicht im großen Rahmen durchsetzen können.

So wird zum Beispiel auch von Baumgarten (1978, persönliche Mitteilung) nur eine beschränkte Indikation für den Einsatz der Prostaglandine gefordert. An der Universitäts-Frauenklinik Graz wurde aufgrund der verschiedenen vorliegenden Ansichten eine Vergleichsstudie zur Wirkungsweise von Prostaglandin-E_2 intravenös und Oxytozin bei der Geburtseinleitung am Termin durchgeführt. Mit dieser Studie wurde vor allem der Frage nachgegangen, welche Probleme bzw. Vorteile sich bei der Anwendung von Prostaglandin-E_2 gegenüber Oxytozin ergeben und darüber hinaus, ob es ein geeignetes Mittel zur routinemäßigen Weheninduktion darstellt (Tabelle 1).

Tabelle 1. Indikationen zur Geburtseinleitung

	%	N
PGE_2: Fetales Risiko	32	48
Programmierte Geburt	68	102
Oxytozin: Fetales Risiko	13,29	23
Programmierte Geburt	86,71	150

Prostaglandin-E_2 wurde bei 150 Schwangeren zwischen der 37. und 43. SSW, im Durchschnitt in der 40,4 Woche zur Geburtseinleitung gegeben. Die Beurteilung der Geburtsreife erfolgte nach dem Pelvic-Score, sie lag zwischen 1–10, im Mittel bei 7,1. Nach kardiotokographischer Beobachtung erhielten alle Schwangeren Prostaglandin-E_2 in der vorgeschriebenen Dosierung intravenös appliziert. Kam es nach 30 min zu keiner Wehentätigkeit, wurde eine entsprechende Steigerung der Dosis bis maximal 2,0 μg verabreicht. War die Fruchtblase noch nicht gesprungen, so wurde stets nach Beginn uteriner Kontraktionen und bei einer Muttermundweite von 3 cm sowie bei einem Höhenstand des kindlichen Kopfes zwischen Beckeneingang und Beckenmitte die Fruchtblase gesprengt. Ein analoges Vorgehen erfolgte auch bei dem mit Oxytozin eingeleiteten Kollektiv. Das Vergleichskollektiv umfaßte 173 Schwangere zwischen der 38. und der 42. Schwangerschaftswoche, bei denen zur Geburtseinleitung Oxytozin intravenös appliziert wurde. Auch hier erfolgte die Beurteilung der Geburtsreife nach dem Pelvic-Score und lag zwischen 3 und 10, im Mittel bei 7,28. Oxytozin wurde in der an unserer Klinik seit Jahren üblichen Weise mit einer steigernden Dosierung von 0,02–0,2 I.E./min mittels Perfusor bis zum Auftreten effektiver Wehen verabreicht. Alle Schwangeren wurden durch ein externes Kardiotokogramm überwacht. Bei mangelhafter Registrierung wurde die kindliche Herzfrequenz intern abgeleitet. Alle Neugeborenen wurden postpartal vom Pädiater untersucht. Die Beurteilung erfolgte mittels des Apgar-Score nach 1 bzw. 5 min, des weiteren wurden bei allen Kindern der Nabelarterien- und Nabelvenen-pH bestimmt. Bei den mit Prostaglandin-E_2 intravenös eingeleiteten Schwangeren waren in 32%, im Vergleichskollektiv in 13,9% fetale Risiken im Rahmen einer Risikoschwangerschaft die Indikation zur Geburtseinleitung.

Tabelle 2. Operative Entbindung

	%	N
Programmierte Einleitung		
PGE_2	5,88	6
Oxytozin	6,66	10
Einleitung bei kindlichem		
Risiko PGE_2	25	12
Oxytozin	21,73	5

In 68% war bei PGE_2, in 86,7% bei Oxytozin eine Terminüberschreitung die Indikation. Um einen besseren Überblick zu gewinnen, ist eine Unterteilung der beiden Kollektive in eine indizierte und eine sog. programmierte Einleitung erfolgt. In 48 Fällen wurde eine indizierte Einleitung mit Prostaglandin-E_2 durchgeführt. Bei diesen 48 Schwangeren mußte in 12 Fällen die Geburt per sectionem beendet werden (25%). Bei der programmierten Einleitung mit PGE_2 mußte sechsmal (5,8%) die Geburt per sectionem beendet werden, alle anderen Frauen wurden spontan vaginal entbunden (Tabelle 2). Eine indizierte Geburtseinleitung mit Oxytozin wurde bei 23 Schwangeren durchgeführt. In 5 Fällen, das sind 21,73 Prozent, mußte die Geburt per sectionem beendet werden. Bei 150 programmierten Einleitungen mit Oxytozin wurde fünfmal eine Zangenentbindung und fünfmal ein Kaiserschnitt durchgeführt. Dies ergibt eine Frequenz an operativen Entbindungen von 6,66%. Im Durchschnitt betrug die Zeit nach erfolgreich induzierter Wehentätigkeit bis zur Entbindung bei Prostaglandin-E_2 6,25, bei Oxytozin 6,8 h. Vergleicht man die Erstgebärenden beider Kollektive, so ergab sich eine Geburtsdauer von 6,56 h bei PGE_2 gegenüber 7,3 h bei Oxytozin (Tabelle 3). Nebenwirkungen konnten wir bei PGE_2 in 6 Fällen in Form von Venenreaktionen beobachten. In 2 Fällen waren diese Reaktionen derartig ausgedehnt und schmerzhaft, daß aus diesem Grund die Prostaglandintherapie abgebrochen werden mußte. Diarrhoe wurde in keinem Fall beobachtet. Da es auch bei der nichtinduzierten Geburt öfters zu Erbrechen kommt, konnte eine Kausalität zur PGE_2-Medikation nicht als gesichert angesehen werden. Bei der Oxytozineinleitung konnten keine Nebenwirkungen beobachtet werden. 15 bis 30 min nach intravenöser Applikation von PGE_2 kam es zum Auftreten der ersten uterinen Kontraktionen. 17 Schwangere hatten abnorme Uteruskontraktionen durch etwa 20–80 min, die jedoch ohne Einfluß auf den Feten blieben. Einmal kam es zum Auftreten eines erhöhten Grundto-

Tabelle 3. Geburtsdauer

	N	h
Oxytozin	173	6,8
PGE_2	150	6,2
I-Para (Oxytozin)	71	7,3
I-Para (PGE_2)	93	6,5

Tabelle 4. Apgar-Werte

	Oxytozin	PGE_2
1 min	8,29	7,4
5 min	9,63	9,15

Tabelle 5. Nabelschnur-pH

	PGE_2	Oxytozin
Nabelschnurarterie	7,20	7,24
Nabelschnurvene	7,25	7,28

nus, der jedoch ohne Veränderung der fetalen Herzfrequenz blieb. Bei Oxytozin kam es nach 15 min zum Auftreten von Wehen. Bei 21 Frauen traten Tonussteigerungen oder frequente Kontraktionen auf. In 4 dieser Fälle ergaben sich Auswirkungen auf die fetale Herzfrequenz in Form von Spätdezelerationen. Die Apgar-Werte bei dem mit Prostaglandin-E_2 eingeleiteten Kollektiv lagen nach 1 min zwischen 1 und 9, im Durchschnitt bei 7,4, und nach 5 min bei 9,15. Der Nabelarterien-pH betrug im Durchschnitt 7,20, der Nabelvenen-pH 7,25. Bei den mit Oxytozin eingeleitetem Kollektiv war der Apgar-Wert nach 1 min im Mittel 8,29 (zwischen 1 und 9) und nach 5 min 9,63. Der Nabelarterien-pH betrug im Schnitt 7,24, der Nabelvenen-pH 7,28. Alle Kinder beider Kollektive wiesen keine Besonderheiten bei der Nachuntersuchung auf (Tabellen 4 und 5).

Zusammenfassung

Anhand dieser Studie konnte gezeigt werden, daß die Geburt durch geringe Dosen PGE_2 in einer vertretbaren Zeit beendet werden kann. Hierbei kann es jedoch zum Auftreten von lokalen Nebenwirkungen kommen, die zweimal so stark waren, daß die PGE_2-Therapie abgebrochen werden mußte.

Für den unerfahrenen Geburtshelfer erscheint es von Nachteil, daß bei einer Prostaglandinapplikation relativ lange keine Veränderungen am Verschlußapparat auftreten. Nach einer langen Latenzzeit kommt es plötzlich zur Eröffnung des Muttermundes und zur Geburt. Dies könnte auch der Grund für die niederen Apgar- und pH-Werte gegenüber der Oxytozingruppe sein (Tabellen 4 und 5).

Bei der intravenösen Applikation von PGE_2 konnten wir keine Vorteile gegenüber Oxytozin im Hinblick auf die operative Frequenz und die Apgar- und Nabelschnur-pH-Werte feststellen. Dieses Ergebnis überrascht umsomehr, als wir durchaus positive Ergebnisse bei oraler Applikation gefunden haben (3). Wir glauben daher, daß die Indikation für die intravenöse Prostaglandingabe zur Geburtseinleitung auf drei Indikationen beschränkt werden sollte:

1) Unreife Cervix,
2) Geburtseinleitung aus fetaler Indikation vor dem Termin (unreife Cervix),
3) wenn trotz Oxytozingabe keine Wehentätigkeit bzw. kein Geburtsfortschritt erzielt werden kann.

Literatur

1. Blazely JM, Gillespie A (1971) Doubleblind trial of prostaglandin E_2 and oxytocin in induction of labour. Lancet I:152–155
2. Brown AA et al. (1973) Induction of labour by amniotomy and intravenous infusions of oxytocic drugs – A comparison between prostaglandins and oxytocin. J Obstet Gynaecol Br Commonw 80:111–115
3. Lichtenegger W, Lahousen M, Kraemer H (1981) Comparison of oral prostaglandin E_2 and intravenous oxytocin for induction of labour. Gynecol Obstet Invest 197–222
4. Liggins GL, Grieves SA (1971) Possible role for prostaglandin F_{2a} in parturition in sheep. Nature 232:629–631
5. McDonald LE et al. (1978) Semin Perinatol 2/3

Die telemetrische Überwachung als ideale Ergänzung zur Geburtseinleitung mit PGE_2-Tabletten

H. STEINER, D. RICHTER, W. SCHUTH und H.P. ZAHRADNIK*

Die Geburtseinleitung mit oral applizierbaren Wehenmitteln ist neben der Amniotomie, die zuerst von Soranus 100 n. Chr. detailliert beschrieben wurde, die älteste bekannte wirksame Methode zur Wehenauslösung. Die pharmakologische Analyse überlieferter Kontraktionsmittel ließ jedoch bis zur Einführung von Mutterkornpräparaten im 17. und 18. Jahrhundert keine uterusspezifischen Drogen und Extrakte erkennen (1, 16).

Die Einführung der Secalealkaloide jedoch, die zunächst als „pulvis ad partum" hoch gepriesen wurden, ließ schnell die Nachteile der oralen Wehenmittelapplikation beim damaligen Kenntnisstand im Bereich der Pharmakologie erkennen.

Durch Überdosierung kam es zur typischen Intoxikation, die sich entweder als Ergotismus in schweren Krampfanfällen, im Gangrän der Extremitäten, oder durch Überstimulierung des Uterus in einer Uterusruptur äußerte und häufig zum Tode von Mutter und Kind führte. Das pulvis ad partum wurde zum pulvis ad mortem.

Die Diskussion über orale Wehenmittel verstummte daher bis zum Anfang dieses Jahrhunderts, als erstmals Hypophysenhinterlappenextrakte zur Geburtseinleitung verwendet wurden (10). Die Reindarstellung von Oxytozin durch Boissonas et al. (3) im Jahre 1955 begünstigte die Entwicklung neuer, oral applizierbarer Wehenmittel, wie Syntocinon buccal, so daß diese in den 50er und 60er Jahren eine Renaissance erlebten. Auch hier kam es jedoch u. a. durch Uterusüberstimulierung, bedingt durch die relativ lange Halbwertszeit oral applizierten Oxytozins, zu ernsthaften Zwischenfällen, so daß diese Methode schnell zugunsten von intravenösen, gut steuerbaren Induktionsverfahren verlassen wurde. Die bequeme, gut tolerierte, nichtinvasive Applikationsform oraler Wehenmittel ließ jedoch mit der Einführung von Prostaglandin in die Geburtshilfe vor 14 Jahren die Diskussion erneut und sehr emotionell aufleben.

Erste Mitteilungen über die Anwendung von PGE_2-Tabletten stammen aus dem Jahre 1971 von Karim et al. (11). In den folgenden Jahren nahmen die Erfolgsberichte über die Anwendung von PGE_2-Tabletten zu.

Gabert et al. (9), Cunningham et al. (5) lieferten in den Jahren 1975/1976 erstmals größere Zahlen und verglichen den Geburtsverlauf und den fetal outcome nach PGE_2-Tabletten-Induktion mit dem nach einer i. v. Oxytozin-Einleitung. Dabei fanden diese Autoren, daß die schon bei der i. v. PG-Anwendung beschriebenen Vorteile bezüglich der besseren Cervixwirksamkeit auf das orale PG übertragbar waren. Minprostin-E_2 oral wurde daher seit 1976 auch zur Einleitung von Risikoschwangerschaf-

* Universitäts-Frauenklinik, Hugstetter Straße 55, D-7800 Freiburg i. Br.

ten und bei unreifer Portio in Arbeiten von Keirse et al. (12) und Nelson et al. (15) empfohlen. Friedmann (8) berichtete über gute Erfolge einer Cervixreifung mit 4–6 Tabletten PGE_2. Teils ebenso euphorische, teils warnende Berichte kamen von Cunningham et al. (5), Flynn et al. (6) und Murnaghan et al. (14). Die genaue Analyse der warnenden Publikationen und Mitteilungen vor allem von Frazer (7) und Zahn ergab aber entweder ein zu kurzes Applikationsintervall, ein starres Applikationsschema oder eine zu hohe Einzeldosis.

Ergebnisse

Wir überblicken von 1975 bis heute 236 Einleitungen mit PGE_2-Tabletten. Aufgrund unserer ausgezeichneten Erfahrungen mit i. v.-applizierbarem PGE_2, jedoch im Bewußtsein warnender Hinweise, wurden bei uns PGE_2-Tabletten nur bei normalen Einleitungen am Termin ohne Risikofaktoren bzw. zur Wehenunterstützung in der beginnenden Eröffnungsperiode verwendet. Gleichzeitig führten wir Untersuchungen über die Hemmbarkeit von PGE_2-induzierter Wehen durch, um bei einem eventuell auftretenden uterinen Hypertonus gewappnet zu sein (Abb. 1).

Außer in der Anfangsphase wurde von einem starren Dosierungsschema abgesehen, vor allem seit die Prostaglandintabletten nur noch gewissermaßen als „Starter" bei telemetrisch überwachten Geburten, d. h. freier Wahl der Gebärhaltung, in der Eröffungsperiode verwendet werden. Der durchschnittliche Prostaglandintablettenverbrauch lag bei Erstgebärenden bei einem durchschnittlichen Anfangs-Pelvic-Score (PS) von 6,3 bei 7,0 Tabletten, bei Multiparae bei einem durchschnittlichen Anfangs-Pelvic-Score von 5,8 bei 4,25 Tabletten.

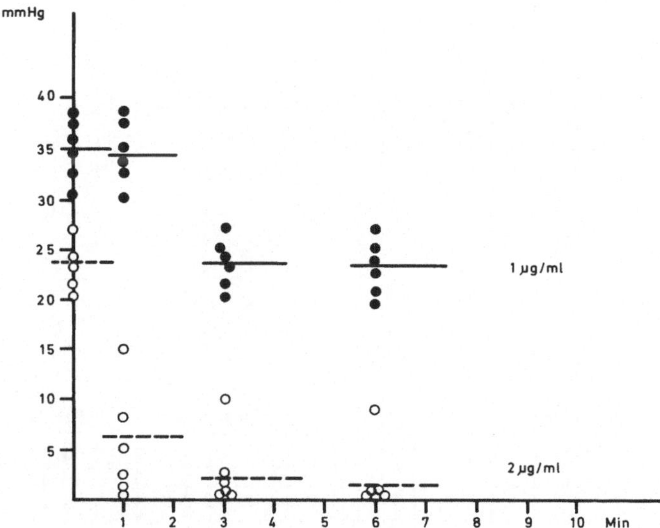

Abb. 1. Abfall des intrauterinen Druckes in Abhängigkeit von der Fenoterolhydrobromidkonzentration

Die Gesamtgeburtszeit betrug bei Erstgebärenden durchschnittlich 292±32 min, bei Multiparae durchschnittlich 242±24 min. In diese Zahlen gehen allerdings unsere telemetrisch überwachten Geburten ein, d. h. mehr als die Hälfte der mit PGE_2-Tabletten induzierten Geburten.

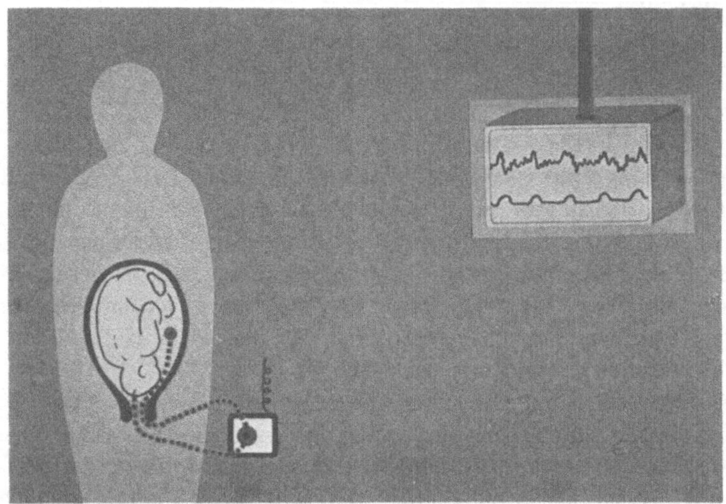

Abb. 2. Telemetriesender (Skalp-Elektrode und Drucksonde) und -empfänger

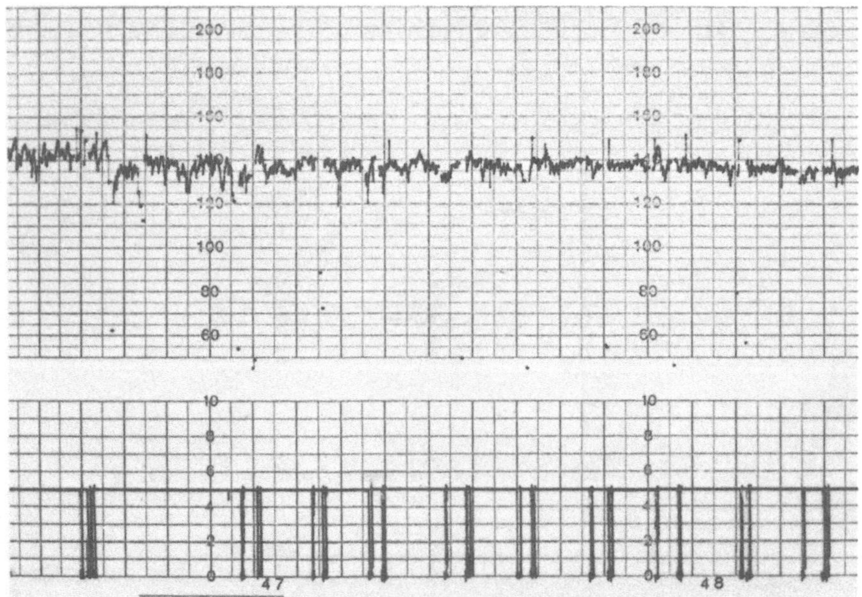

Abb. 3. Telemetriesystem mit direkter FHF-Ableitung und Wehenstrichmarkierung

Bei einem ~PS von 7,5±1,4 betrug die Gesamtgeburtszeit bei IIp nach alleiniger Amniotomie ohne Wehenmittelzusatz 2 h 41 min.

Zur besseren Veranschaulichung soll hier vor der weiteren Darstellung unserer Ergebnisse über Geburtsverlauf und fetal outcome kurz die Grundprinzipien der Telemetrie dargestellt werden (Abb. 2).

Die Telemetrie ist in der Geburtshilfe relativ neu, bzw. sie blieb seit den ersten Versuchen von Caceres (4) in den 60er Jahren, Baumgarten et al. (2) 1967 und Klapholz et al. (13) 1970, um nur einige Namen zu nennen, in ihren Anfängen stecken. Wir begannen 1975 zunächst mit einem Einkanalsystem mit Herzfrequenzwiedergabe und Wehenstrichmarkierung (Abb. 3). Ab 1978 wurde von uns ein verbessertes Zweikanalsystem mit direkter FHF-Übertragung und der Übertragungsmöglichkeit des intrauterinen Drucks zur Verfügung gestellt (Abb. 4 und 5). Seit 1980 wurde auch mit einem externen Tokometer eine qualitativ akzeptable externe Wehenregistrierung möglich (Abb. 6). Dieses System bot sich als ideale Möglichkeit an, eine artefiziell durch Amniotomie mit oder ohne PG-Tablettenzusatz ausgelöste oder spontane Wehentätig-

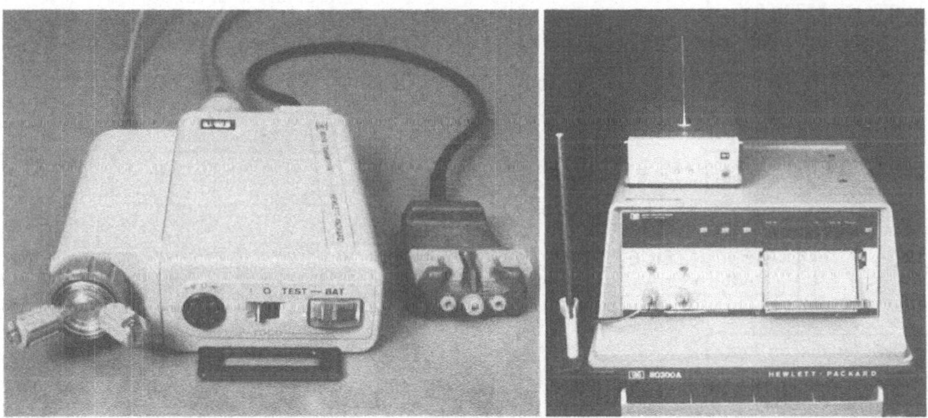

Abb. 4. 2-Kanal-Telemetriesender

Abb. 5. 2-Kanal-Telemetrieempfänger

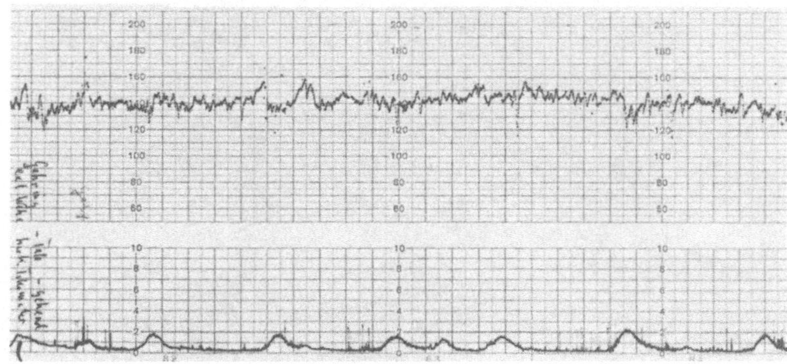

Abb. 6. 2-Kanal-Telemetrie. Externe Wehenregistrierung

keit zu überwachen, ohne dabei die Kreißende an das Kreißbett zu fixieren, da die Rückenlage für die Schwangere/Kreißende sicher die unphysiologischste Lage ist (Abb. 7). Sie kann sämtliche von ihr gewünschten Haltungen und Lagen sowohl in der Eröffnungsperiode als auch in der Austreibungsperiode annehmen, ohne daß sie durch Kabelsysteme und Infusionsschläuche behindert wird und auch ohne daß die Sicherheit von Mutter und Kind vernachlässigt wird. Die Gesamtgeburtszeit wird kürzer, der Verbrauch von Analgetika und Oxytozika geringer (Abb. 8).

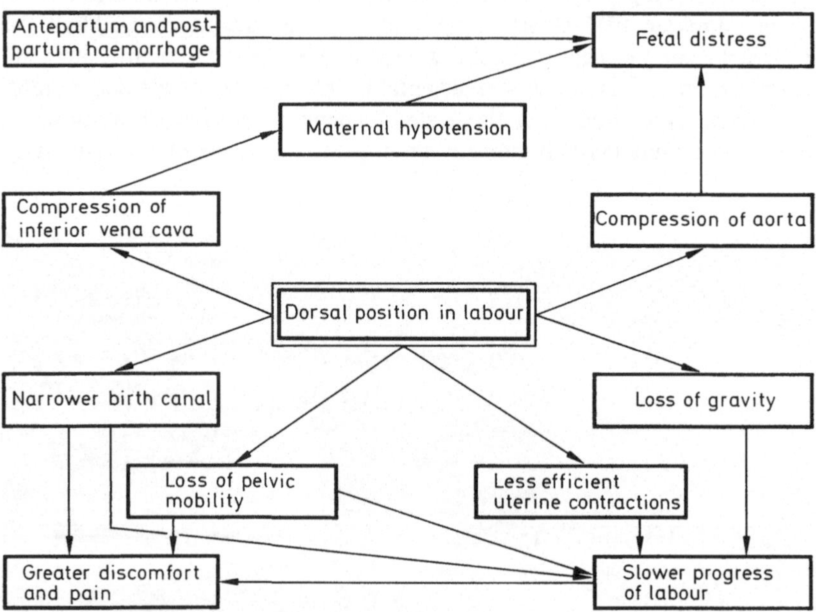

Abb. 7. Nachteile der Rückenlage unter der Geburt (Nach Dunn)

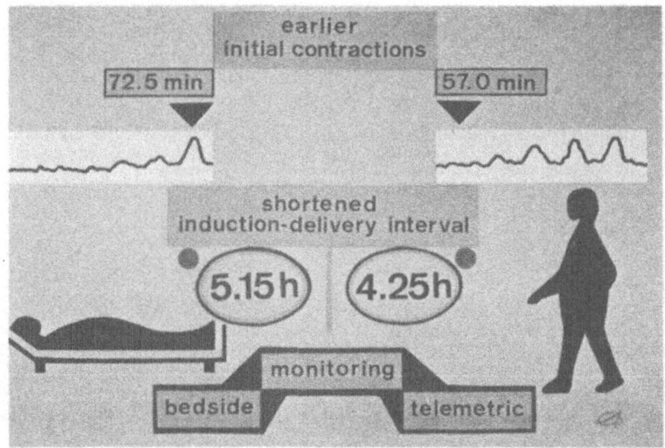

Abb. 8. Vorteile der aufrechten Haltung in der EP

Tabelle 1. Klinikstatistik Universitätsklinik Freiburg 1972–1979
Gesamtgeburten UFK Freiburg von 1972–1979

	Klinikstatistik N=12258	
	n	%
Perinatale Mortalität		
mütterlich	1[a]	0,0066
kindlich	248	1,625
Haltungs-/Einstellungsanomalien	367	2,41
Operative Entbindungen	2587	17,0
Sectio	1418	9,29
Vakuumextraktionen	1015	6,5
Forceps	154	1,1
Nachgeburtskomplikationen	1291	8,46
Man-Plazenta-Lösung		
Nachtastung	1076	7,05
Atonie	215	1,41
Geburtsdauer (h)	8,5[b]	

[a] Verkehrsunfall
[b] Aus 14755 Geburten [s. u. Eastman MJ, Helman C (1961) Williams Obstetrics 12th Ed. Appleton Century Crofts, New York]

Unsere Ergebnisse sprechen für sich. Die Zahl der Haltungs- und Einstellungsanomalien ist in Verbindung mit einer telemetrischen Überwachung, d. h. in unserem Kollektiv bei fast 50% vertikaler Haltungen in der Eröffnungsperiode mit 1,5% nicht größer als in unserer Generalstatistik mit 2,5% (Tabelle 1) und geringer als bei einer früh induzierten Geburt mit mehr als 4%. Die operative Entbindungsfrequenz liegt mit 4,3% für vaginaloperative Entbindungen wesentlich niedriger als allgemein üblich und liegt mit 3,4% für abdominaloperative Entbindungen durchaus in vertretbarem Rahmen. Nur eine Sectio mußte wegen einer Stirnlage durchgeführt werden. In keinem Fall kam es zu schwerwiegenden Nabelschnurkomplikationen! Die perinatale kindliche Mortalität ist bisher null. Eine erhöhte Morbidität ist nicht zu erwarten. Nur 5 Kinder hatten einen 5-min-Apgar unter 7 bzw. 8, einen Nabelarterien-pH bei der Geburt unter 7,2.

Zusammenfassung

Bei Anwendung der für die Geburtseinleitung notwendigen Sicherheitskriterien ist gegen eine Einleitung mit Prostaglandintabletten nichts einzuwenden. Die ideale Überwachung einer derart induzierten Geburt oder einer derart unterstützten Wehentätigkeit ist die telemetrische Überwachung der fetalen Herzfrequenz und der Wehentätigkeit. Ohne Gefährdung des Kindes garantiert sie bei einem Minimum an apparativem Aufwand einen physiologisch und psychologisch optimalen Geburtsablauf. Wir sind dazu aufgerufen, unseriösen emotionsbeladenen gefährlichen Entwicklungen, die die Geburtshilfe in die Mystik des Mittelalters oder der Steinzeit zurückführen wollen, aktiv entgegenzutreten. Wir sollten jedoch auch dazu bereit sein, das Unbehagen an unserer heutigen Klinikgeburtshilfe sinnvoll zu verarbeiten. Jedoch sind nicht Plüschsofas und schummriges Licht ein Weg zu einer besseren Geburtshilfe, sondern eine bessere Integration der Überwachungstechnik in ein natürliches Geschehen. Die telemet-

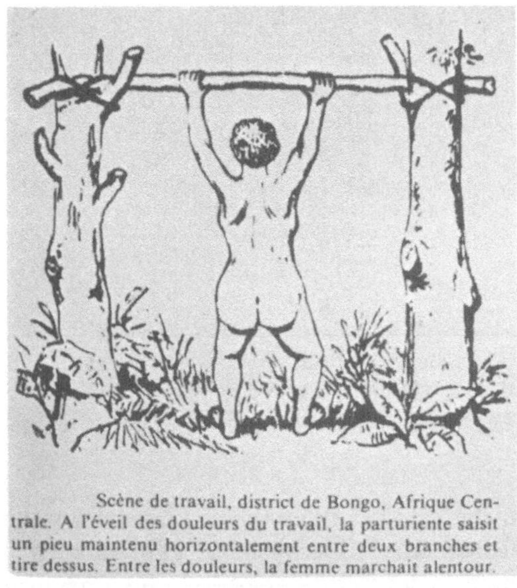

Scène de travail, district de Bongo, Afrique Centrale. A l'éveil des douleurs du travail, la parturiente saisit un pieu maintenu horizontalement entre deux branches et tire dessus. Entre les douleurs, la femme marchait alentour.

Abb. 9. Aufrechte Haltung in der EP

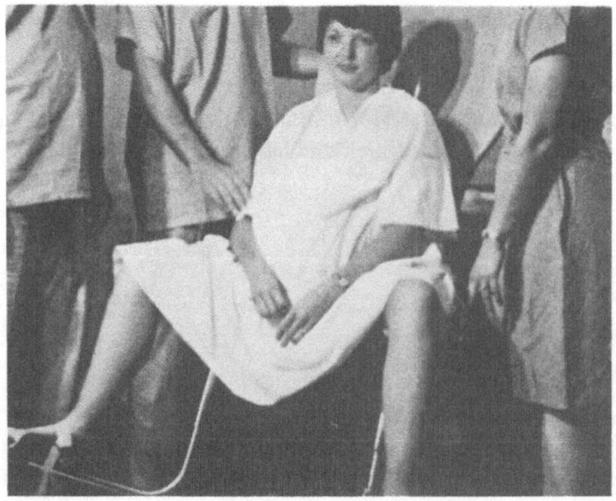

Abb. 10. Sitzende Haltung in der EP und AP

rische Überwachung mit der Möglichkeit der Haltungsänderung unter der Geburt kann ein Weg dazu sein. Die Applikation von Prostaglandintabletten, die in der erfahrenen Hand absolut ungefährlich ist, kann diese Form der Geburtsleitung ideal ergänzen, entweder als Starter oder zur Überwindung einer Wehenschwäche. Leider sind uns augenblicklich, beeinflußt durch wenig reflektierende Pressemeldungen, vom Bundesgesundheitsamt, die Hände gebunden. Es bleibt die Telemetrie, die eine Haltungsänderung (Abb. 9 und 10) und damit die Ausnützung der Schwerkraft auf die Muttermunddilatation bei optimaler Überwachung ermöglicht.

Literatur

1. Baumgarten K (1967) Die Beeinflussung der Uterusmotilität. Hollinek, Wien
2. Baumgarten K, et al. (1968) Kontinuierliche Herzfrequenzüberwachung des Kindes sub partu via telemetrische Fötalelektrokardiographie. Wiener Klin Wochenschr 16:307
3. Boissonas RA, et al. (1956) Synthesis and biological activity of a new potent analogue of oxytocin. Nature 178:260
4. Caceres CA (1965) Biomedical Telemetry, 1 st edn. Academic Press, London New York
5. Cunningham FG, et al. (1976) Oral PGE_2 for labor induction in high risk pregnancies. Am J Obstet Gynecol 125:881
6. Flynn AM, et al. (1978) Ambulation in labour. Br Med J 591
7. Frazer JS (1974) Uterine hypertonus after oral PGE_2. Lancet 7:162
8. Friedman EA (1975) Preinduction priming with oral PGE_2. Am J Obstet Gynecol 121:321
9. Gabert AH, et al. (1976) Induction of labor with oral PGE_2. Am J Obstet Gynecol 125:333
10. Hofbauer J (1912) Die Verwendung der Hypophysenhinterlappenextrakte in der praktischen Geburtshilfe. MMW 59:1210
11. Karim SMM, et al. (1972) Oral administration of PGE_2 for the induction and acceleration of labour. J Reprod Med 9:346
12. Keirse MJNC, et al. (1980) Comparison of oral prostaglandin E_2 and intravenous oxytocin for induction of labor in hypertensive pregnancies. Eur J Gynecol Reprod Biol 10/4:231
13. Klapholz H, et al. (1977) Evaluation of the model 78100 adult telemetry unit for use in fetal heart rate monitoring. J Reprod Med 18/2:79
14. Murnaghan GA, et al. (1974) Induction of labour with oral PGE_2. J Obstet Gynecol Br Commonw 81:141
15. Nelson GH, et al. (1970) A comparison of oral PGE_2 and intravenous oxytocin for induction of labour in normal and high risk pregnancies. Am J Obstet Gynecol 126:549
16. Ploss U, Bartels M, Bartels P (1927) Das Weib in der Natur der Völkerkunde. Neufeld & Henius, Berlin
17. Steiner H, et al. (1979) Telemetrische Geburtsüberwachung bei Einleitung mit Prostaglandin-E_2-Tabletten. Geburtshilfe Frauenheilkd 39:328–332
18. Steiner H, et al. (1980) The use of two-channel telemetric systems in obstetrics: an ideal monitoring method for oral PGE_2 induction of labor. Raven, New York (Advances in prostaglandin and thromboxane research, vol. 8)
19. Steiner H, et al. (1980) FHF und Wehenübertragung durch ein Zweikanal-Telemetrie-System. Geburtshilfe Frauenheilkd 40:876–883

Geburtseinleitung mit Prostaglandin-E_2-Tabletten

E. DREHER, F.X. JANN und U. BADERTSCHER*

Wegen der hohen Nebenwirkungsfrequenz bei intravenöser Applikation der Prostaglandine (PG) der ersten Generation zur Geburtseinleitung am Termin wurde 1971 von Karim u. Sharma (6) die perorale Form erfolgreich erprobt. Seither berichten viele Autoren über vergleichende Studien von oralem PG und intravenös applizierten synthetischen Oxytozinen (3, 5, 8). Genau genommen lassen sich diese Gruppen nicht vergleichen, weil die Patientinnen mit intravenös applizierten Wehenmitteln unphysiologisch im Gebärbett liegend auf das große Ereignis warten, während die Gruppe mit peroralen Wehenmitteln durch Umhergehen abgelenkt ist. Hinzu kommt der physiologisch bessere Druck auf das untere Uterinsegment. Mit der heute gut funktionierenden Telemetrie zur Kardiotokometrie lassen sich auch diese Patientinnen bestens überwachen.

Bevor wir an der Universitäts-Frauenklinik Bern generell Prostaglandin-E_2-Tabletten einführten, haben wir 1976/1977 eine prospektive Studie gestartet mit drei Kollektiven: 55 Frauen mit peroralem Prostaglandin-E_2 wurden 55 Frauen mit intravenös appliziertem Oxytozin und 55 Frauen mit spontanen Wehen gegenüber gestellt. Aufgrund der guten Resultate der PGE_2-Gruppe haben wir uns dazu entschlossen, in zunehmendem Maße Einleitungen mit PGE_2-Tabletten vorzunehmen. Wir berichten zunächst von unserer prospektiven Studie und danach von 173 Prostaglandineinleitungen aus den Jahren 1979/1980.

Methode

Die Kollektive mit je 55 Frauen in der prospektiven Untersuchung waren in der Altersgruppe, in der Parität, im Gestationsalter normal verteilt. Die für die Einleitung am Termin vorgesehenen Frauen wurden über das Wesen einer Einleitung orientiert. Nach dem Eintritt am Morgen erfolgte die Untersuchung, 30 min Kardiotokogramm, Einlauf und Amniotomie durch Punktion. Wenn möglich, wurde sofort die Kopfelektrode angelegt und mit der Telemetrie verbunden. Danach begann die Einnahme der ersten Tablette Prostaglandin zu 0,5 mg, anschließend jede h je nach Wehen 1–3 Tabletten à 0,5 mg. Nach anfänglichem Umhergehen legten sich die meisten Frauen bei einer Muttermundweite von 4–8 cm spontan ins Gebärbett. Die Tabletteneinnahme wurde

* Universitäts-Frauenklinik, CH-3012 Bern

durchschnittlich nach 8 h beendet, wenn keine deutliche Änderung des Pelvic-Score eintrat. Als Erfolg bewerteten wir eine Geburt innerhalb 24 h nach Amniotomie. Das gleiche Procedere fand in der Gruppe mit Oxytozin Anwendung: Nach der Amniotomie oder vorzeitigem Blasensprung Beginn mit 1,6 mE/Oxytozintropf langsam steigernd, bis regelmäßig Wehen auftraten bis maximal 12 mE/min. Zum Vergleich dienten 55 Frauen mit spontaner Wehentätigkeit mit gleichen Vorbedingungen. Auch bei dieser Gruppe wurde bis zu einer Muttermundweite von 3 cm die Amniotomie vorgenommen.

Die dargelegten Vorbedingungen und das Procedere für die Einleitung bei der nachfolgenden Gruppe der 173 Patientinnen aus den Jahren 1979/1980 waren die gleichen. Erweiterte Indikationen, wie schwere EPH-Gestose, Rhesus-Inkompatibilität und Diabetes mellitus führten teilweise schon vor der 38. Schwangerschaftswoche zur Einleitung.

Wir verwendeten zur Weheninduktion das Prostaglandin-E_2 in Tablettenform à 0,5 mg der Firma Upjohn.

Zur Überwachung der fetalen Herzfrequenz (FHF) und der Wehentätigkeit kam das 2-Kanal-Telemetrie-System der Firma Helwett-Packard zur Anwendung, womit innerhalb der Klinik ein Übertragungsbereich von 300 m gewährleistet wird. Die Wehenmessung erfolgte fast ausschließlich extern.

Ergebnisse

Die Resultate aus der prospektiven Studie mit drei Gruppen zu je 55 Patientinnen ist aus Tabelle 1 ersichtlich. Alter, Parität und Gestationsalter waren gleich verteilt. Ein 1-min-Apgar-Score gleich oder unter 6 trat in der PGE_2-Gruppe einmal, in der Oxy-

Tabelle 1. Prostaglandin-E_2 oral im Vergleich mit Syntocinon intravenös

	Geburtseinleitung		
	Prostaglandin-E_2 oral (n = 55)	Syntocinon intravenös (n = 55)	Spontan (n = 55)
Alter, Jahre	27,3±4,8	27,1±4,4	28,4±5,4
Geburtenzahl	1,8±0,9	1,7±0,9	1,8±1,2
Gestationsalter Wochen	40,6±1,0	40,5±1,3	40,0±1,2
Apgar-Score 1 min	1 Wert ≤6	3 Werte ≤6	4 Werte ≤6
Nabelschnurarterien-pH	7,24±0,07 2 Werte ≤7,10	7,23±0,06 1 Wert ≤7,10	7,24±0,07 1 Wert ≤7,10
Sectio caesarea, n	4 (7,3%)	4 (7,3%)	3 (5,5%)
Forzeps, n	4	4	3
Vakuum, n	1 (1,8%)	4	0
Einleitungserfolg (Geburt innerhalb 24 h), %	89,1	83,6	–

tozingruppe dreimal und in der Gruppe mit spontaner Wehentätigkeit viermal auf. Schwere Azidosen unter pH 7,10 wiesen 2 Kinder aus der PGE_2-Gruppe und je 1 Kind aus den anderen Gruppen auf. Die operative Entbindung bei den PGE_2-Einleitungen mit 4 Schnittentbindungen, 4 Zangen- und 1 Vakuum-Extraktion entsprach in etwa der Oxytozingruppe mit 4 Schnittentbindungen, 4 Zangen- und 4 Vakuum-Extraktionen. 3 Kinder der Gruppe mit spontaner Wehentätigkeit mußten durch Sectio entbunden werden, 3 durch die Forzeps. Der Einleitungserfolg war mit 89,1% in der PGE_2-Gruppe höher gegenüber 83,6% in der Oxytozingruppe.

Die Gesamtdosis PGE_2 ist von der Parität und dem Pelvic-Score vor Einleitungsbeginn abhängig. Im Mittel wurde 6,5±3,7 mg PGE_2 benötigt. Die Einleitungszeit betrug im Schnitt 7,8 h, bei einem Pelvic-Score unter 6 9,9 h und bei einem Pelvic-Score gleich oder über 6 6,6 h.

Tabelle 2 zeigt die Nebenwirkungen. Gleichverteilt in der PGE_2- und Oxytozin-Gruppe war mit je viermal eine Uterushypertonie. Dagegen traten bei der Einleitung mit PGE_2-Tabletten deutlich mehr gastrointestinale Beschwerden, besonders Erbrechen, auf.

Tabelle 2. Nebenwirkungen bei Geburtseinleitung mit Prostaglandin-E_2 oral

Nebenwirkungen	Geburtseinleitung					
	Prostaglandin-E_2		Syntocinon intravenös		spontan	
	n	%	n	%	n	%
Uterushypertonie	4	7,3	4	7,3	2	3,6
Durchfall	4	7,3	1	1,8	2	3,6
Erbrechen	*19*	*34,5*	6	10,9	5	9,1

Tabelle 3. Einleitung mit PGE_2-Tabletten

	n=173
Alter	29,2±5,1 Jahre
Primiparae	n=86
Multiparae	n=87
Gestationsalter	39,7±1,8 Wochen
Apgar-Score 1. min <6	8,8%
Nabelschnurarterien pH $\leqslant 7,10$	3,5%
Sectio caesarea	7,5%
Forzeps	1,2%
Vakuum	4,6%
Einleitungserfolg (Geburt innerhalb 24 h)	93,6%

In dem Kollektiv der 173 Einleitungen mit PGE_2-Tabletten (Tabelle 3) betrug das durchschnittliche Alter der Patientin 29,2 Jahre. Es handelte sich um 85 Primiparae und 87 Multiparae in der 39,7. Schwangerschaftswoche, wie aus der Tabelle 3 ersichtlich ist. 8,8% der Neugeborenen aus diesem Kollektiv wiesen einen 1-min-Apgar gleich oder unter 6 auf und 3,5% hatten eine schwere Azidose in der Nabelschnurarterie gleich oder unter pH 7,10. Die operative Entbindungsfrequenz mit 7,5% Sectiones, 4,6% Vakuum- und 1,2% Zangenextraktionen hielt sich im Rahmen. Mit diesem Einleitungsmodus waren 93,6% der Einleitungen innerhalb 24 h beendet. Die perinatale Mortalität betrug 0.

Die PGE_2-Dosis hing von der Parität und dem Pelvic-Score vor Einleitungsbeginn ab (Tabelle 4). Primiparae brauchten im Durchschnitt 5,26 mg Prostaglandin-E_2, Multiparae 3,96 mg. Der Unterschied ist signifikant. Bestand vor der Amniotomie eine geburtsreife Situation mit einem Pelvic-Score gleich oder größer als 6, lag der PG-Verbrauch um die Hälfte niedriger.

Die Abhängigkeit von der Parität und vom Pelvic-Score kam auch bei der Einleitungszeit deutlich zum Ausdruck. Benötigten Erstgebärende im Durchschnitt 7,1 h bis zur Geburt, so gebaren die Multiparae bereits nach durchschnittlich 4,1 h. Der Unterschied ist hochsignifikant. Bei einem Pelvic-Score gleich oder über 6 dauert die Einleitung im Schnitt 2,8 h gegenüber 6,3 h bei einem Pelvic-Score unter 6.

Auch bei dem größeren Kollektiv von 173 Frauen beobachteten wir nur in 6,4% eine Uterushypertonie. Uterusrupturen oder Cervixrisse traten nicht auf (s. Tabelle 5). Um die bekannten gastrointestinalen Nebenwirkungen zu verringern, erhielten

Tabelle 4. Einleitung mit PGE_2-Tabletten. Abhängigkeit der PG-Dosis und der Einleitungszeit von der Parität und dem Pelvic-Score vor Einleitungsbeginn

	Primiparae n=81		Multiparae n=81	n=132 Pelvic-Score <6		n=30 Pelvic-Score ≥ 6
PGE_2 (mg)	5,26±4,03	S.	3,96±2,85	5,1±3,7	H.S.	2,6±1,2
Einleitungszeit (h)	7,1±3,7	H.S.	4,1±3,2	6,3±3,9	H.S.	2,8±1,6

S.: signifikant, H.S.: hoch signifikant

Tabelle 5. Einleitung mit PGE_2-Tabletten. Nebenwirkungen bei 173 Patientinnen

Uterushypertonie	6,4%
Cervixrisse	0
Durchfall	0,6%
Erbrechen + Torecan-Supp. (T.S.)	9,8%

T.S. = 6,5 mg Thiethylperazin 1 h vor Einleitungsbeginn

alle Patientinnen 1 h nach der ersten PGE_2-Tablette ein Antiemetikum in Form eines Suppositoriums mit 6,5 mg Thiethylperazin (Sandoz), bei Bedarf wurde die Anwendung wiederholt. Mit dieser prophylaktischen Maßnahme konnte das Erbrechen von 34,5% bei der prospektiven Gruppe auf 9,8% gesenkt werden.

Diskussion

Durch die schlechte Steuerbarkeit und die häufige uterine Überstimulation ist die Weheninduktion mit Oxytozin- oder Demoxytozin in Bukkalform eher auf Ablehnung gestoßen. Dazu kam die ungenügende Überwachungsmöglichkeit des Feten bei der nicht mehr ans Bett gebundenen Patientin. Infolgedessen konnten die Vorteile der freien Bewegungsmöglichkeit der Gebärenden nicht genutzt werden (7).

Erst die seit 1971 verfügbaren Prostaglandin-E_2-Tabletten brachten eine Wende. Alle Publikationen über Prostaglandin-E_2 peroral oder intravenös zur Weheninduktion am Termin berichten über Gefahren weder für die Mutter noch das Kind (11). Prostaglandin wird bei einer einzigen Passage durch die Lungen zu 98% inaktiviert (1). Bei vernünftiger Dosierung beobachtet man äußerst selten eine Uterushypertonie, die sich zudem, wenn nötig, mit Fenoterol (Partusisten) hemmen läßt. Allerdings werden die gastrointestinalen Nebenwirkungen allgemein als zu hoch empfunden (10).

Wir konnten bei unseren insgesamt 228 Einleitungen mit Prostaglandin-E_2-Tabletten nur 15mal eine uterine Hyperaktivität in der kontinuierlichen Tokometrie feststellen, die allein oder durch Fenoterol intravenös rasch abklang. Die FHF-Alterationen waren nicht gravierend.

In der prospektiven Studie fanden sich gleich häufig Uterushypertonien in der Oxytozin- wie in der Prostaglandin-E_2-Gruppe, aber auch bei Patientinnen mit spontaner Wehentätigkeit traten 2mal eine uterine Hyperaktivität auf. Die Wehentätigkeit bei der Anwendung von Prostaglandin-E_2 ist physiologisch. Anhaltspunkte für eine plazentare Minderdurchblutung fanden sich weder im kontinuierlich abgeleiteten Kardiotokogramm noch beim Zustand der Neugeborenen. Nur 7% von 228 Neugeborenen wiesen einen 1-min-Apgar von gleich oder kleiner 6 auf, 3,5% eine schwere Azidose gleich oder unter pH 7,10. Hinzu kommt die niedrige operative Entbindungsfrequenz mit 7,5% Sectiones, 2,6% Zangen- und 3,5% Vakuumextraktionen. Die Ursache für diese guten Resultate liegt nicht zuletzt in der Bewegungsmöglichkeit der Gebärenden, die in Verbindung mit der telemetrischen Überwachung geschaffen wird. Patientinnen beurteilen diesen Umstand besonders angenehm, der Schmerzmittelverbrauch ist geringer. Als weitere Vorzüge sind zu nennen: Bessere Entfaltung der Lungen durch Entlastung des Zwerchfells und durch den Druck auf das untere Uterinsegment führen zu früherem Beginn der regelmäßigen Wehentätigkeit (9).

Was bei der Prostaglandinapplikation stört, sind die gastrointestinalen Nebenwirkungen, besonders das Erbrechen. Aber durch prophylaktische Anwendung eines Antiemetikums, 1 h vor Einleitungsbeginn und eventuell nach 4 h wiederholt, sank der Prozentsatz an Vomitus von 35% in der prospektiven Studie auf knapp 10% bei den 173 Einleitungen. Überhaupt lassen sich die Nebenwirkungen der Prostaglandine mit gezielten und vorzeitig eingesetzten prophylaktischen Maßnahmen erheblich senken, was wir früher schon bei der Applikation von 15-Methylprostaglandin-F_{2a} intramuskulär zeigen konnten (2, 4).

Vergleicht man abschließend die Ergebnisse der Einleitung mit Prostaglandin-E_2-Tabletten in Verbindung mit der telemetrischen Überwachung der fetalen Herzfrequenz und der extern gemessenen kontinuierlichen Wehentätigkeit mit anderen Methoden, so erweist sich Prostaglandin-E_2 in Tablettenform als das ideale Einleitungsmedikament, da die Gebärende nicht ans Bett gebunden ist. Die Vorteile der dadurch gewonnenen Bewegungsmöglichkeit liegen auf der Hand. Darauf beruht der gute „fetal-outcome". Die bekannten Nebenwirkungen der Prostaglandine lassen sich mit gezielten prophylaktischen Maßnahmen auf ein erträgliches Maß reduzieren.

Zusammenfassung

Zunächst wird von einer vergleichenden prospektiven Studie zur Geburtseinleitung von je 55 Frauen mit Prostaglandin-E_2-Tabletten, Oxytozin intravenös und spontaner Wehentätigkeit berichtet. Die kardiotokographische Überwachung erfolgt bei den Patientinnen mit peroralem Prostaglandin-E_2 telemetrisch. Der „fetal-outcome" entspricht sich in den drei Kollektiven. Die anschließende Analyse von 173 Einleitungen mit peroralem PGE_2 zusammen mit der Telemetrie ergibt wegen der dadurch gewonnenen Bewegungsmöglichkeit der Frauen den idealen Einleitungsmodus. Die gastrointestinalen Nebenwirkungen lassen sich mit prophylaktischen Maßnahmen auf ein erträgliches Maß reduzieren.

Literatur

1. Dreher E (1978) Prostaglandin-Synthese-Inhibitoren. Gynaekol Rundsch [Suppl 1] 18:48–60
2. Dreher E, Gisin PC (1977) Therapeutische Abortinduktion mit 15-Methyl-PGF_{2a}. Vortrag an der Herbsttagung der Oberrheinischen Gesellschaft für Geburtsh. und Gyn., Freiburg
3. Elder MG (1975) Uterine action after induction of labour with oral prostaglandin E_2 tablets compared with intravenous oxytocin. Br J Obstet Gynaecol 82:674–681
4. Gisin P, Dreher E, Jann FX (1978) Behandlung der Nebenwirkungen bei der Abortinduktion mit 15 (S)-Methylprostaglandin F_{2a}. Gynaekol Rundsch [Suppl 1] 18:78–79
5. Jann FX, Dreher E, Lindt R (1978) Geburtseinleitung mit Prostaglandin-E_2-Tabletten. Gynaekol Rundsch [Suppl 1] 18:72–74
6. Karim SMM, Sharma SD (1971) Oral administration of prostaglandins for the induction of labour. Br Med J I:260–262
7. Mendez-Bauer C, et al. (1975) Effects of standing position on spontaneous uterine contractibility. Perinat Med 89:281–293
8. Osler M (1978) Einleitung von Geburten durch Prostaglandin-E_2-Tabletten. Gynaekol Rundsch [Suppl 1] 18:28–39

9. Steiner H, et al. (1980) The use of two-channel telemetric systems in obstetrics: An ideal monitoring method for oral PGE_2 induction of labour. Raven Press, New York (Advances in prostaglandin and thromboxane research, vol 8, pp 1483–1486
10. Thiery M, Amy JJ (1976) Uterine hypertonus after induction of labour with PGE_2 tablets. Br Med J 17:732
11. Tsakok FHM, Grudzinskas JG, Karim SMM (1975) The routine use of oral prostaglandin E_2 in induction of labour. Br J Obstet Gynaecol 82:894–898

Vergleichende Untersuchungen zur Geburtsinduktion mit Prostaglandin-E_2 oral und Oxytozin intravenös

Th. HARTZ, K.H. BREUKER, H.J. KÜNZIG und A. BOLTE*

Karim und Sharma (2) berichteten erstmals 1971 über die orale Anwendung von Prostaglandin-E_2 (PGE_2) zur Geburtsinduktion am Tragzeitende. In späteren Untersuchungen konnte gezeigt werden, daß PGE_2 einen Reifungseffekt auf die Cervix hat und Wehen auszulösen vermag (3, 4).

Um Vor- und Nachteile dieser Substanz zu prüfen, wurde die Wirkung von PGE_2 und Oxytozin bei Patientinnen am Tragzeitende mit geburtsunreifer Cervix verglichen.

67 Schwangere erhielten PGE_2-Tabletten, 66 Frauen Oxytozin in Form einer Dauertropfinfusion. Die mittlere Schwangerschaftsdauer betrug 286/287 Tage post menstruationem. Durch wiederholte Reifegraddiagnostik, wobei die ersten Untersuchungen aus der Frühschwangerschaft stammten, konnte sichergestellt werden, daß es sich um reife Feten handelte. Beide Kollektive unterschieden sich im Hinblick auf Alter, Parität, Cervixbefund (Pelvic-Score nach Bishop) sowie Geburtsgewicht und -länge der Neugeborenen nicht voneinander.

Prostaglandin-E_2 in Form von Minprostin-E_2 wurde in stündlichen Abständen mit Wasser verabreicht. Setzten nach dreimaliger Einnahme von 0,5 mg PGE_2 noch keine regelmäßigen Kontraktionen ein, wurde die Dosis verdoppelt bzw. verdreifacht. In gleichen Intervallen wurden die Kreislaufparameter der Schwangeren sowie die Wehentätigkeit und die fetale Herzfrequenz kontrolliert. In der Zwischenzeit konnten sich die Frauen auf den Stationen aufhalten oder umhergehen. Nach Einsetzen regelmäßiger Wehen und bei schließlich reifem Cervixbefund wurde die Patientin im Kreißsaal gelagert und der weitere Geburtsverlauf durch direkte fetale Elektrokardiographie und intraaminale Messung der Wehentätigkeit überwacht.

Bei dem zweiten Kollektiv wurde nach dem ersten Tag der Oxytozin-Dauertropfinfusion (6 I.E. Syntocinon/500 ml NaCL) über ca. 8–10 h in einer Dosierung von 30 bis maximal 40 ml/h eine eintägige Pause eingelegt und am 2. Tag der Medikation, nachdem die Cervix geburtsreif war, die Amniotomie mit direkter fetaler Überwachung durchgeführt.

In beiden Kollektiven wurde bei fehlender Cervixreifung die Vorbehandlung mit PGE_2 oder Oxytozin 1- bis 2mal wiederholt.

Im Hinblick auf die Behandlungsdauer konnte weder für die Erst- noch für die Mehrgebärenden eine Überlegenheit des PGE_2 gegenüber Oxytozin nachgewiesen werden. Die Applikationszeit betrug in beiden Kollektiven im Durchschnitt für die Primipara 20 bzw. für die Multipara 14 h, wenn die Cervix bei der Erstuntersuchung mit

* Universitäts-Frauenklinik, D-5000 Köln 41

0–3 Punkten nach Bishop beurteilt wurde. Konnte zu Beginn bereits ein Cervix-Score von 4–7 Punkten ermittelt werden, errechnete sich eine durchschnittliche Dauer in beiden Kollektiven für die Erstgebärende von 14 h und für die Mehrgebärende von 9 h. Die Ergebnisse der Kardiogrammanalyse zeigt die Abb. 1.

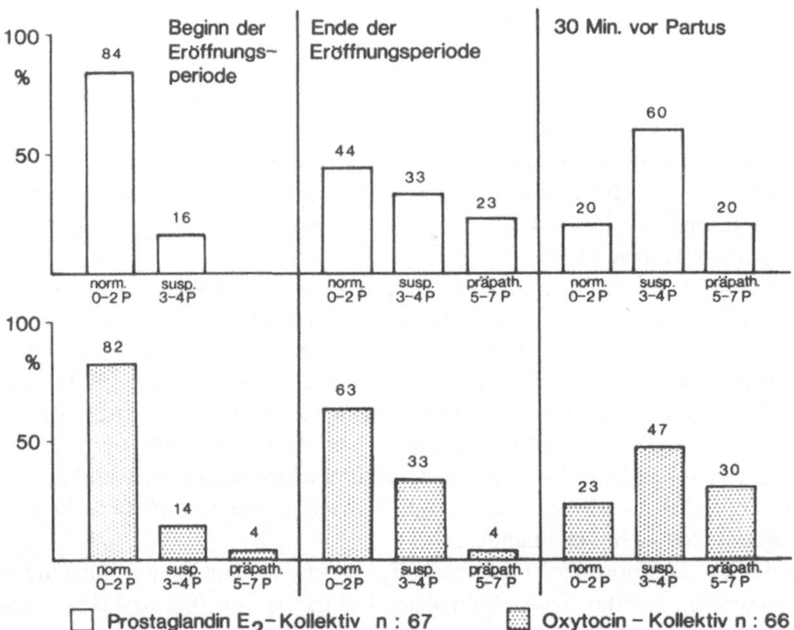

Abb. 1. Kardiogrammanalyse (CTG-Score nach Hammacher)

Die Auswertung der Kurven erfolgte nach dem CTG-Score von Hammacher (1). Beurteilt wurden 30 min der frühen Eröffnungsperiode (die ersten 30 min während der direkten Überwachung), 30 min am Ende der Eröffnungsperiode sowie die letzten 30 min vor dem Partus. In der frühen Eröffnungsperiode war die prozentuale Verteilung von normalen, suspekten und präpathologischen CTG in beiden Kollektiven ähnlich. Am Ende der Eröffnungsperiode fanden sich im PGE_2-Kollektiv nur 44% normale Kardiogramme im Gegensatz zu 63% der Oxytozingruppe. Die Anzahl suspekter CTG war mit 33% in beiden Kollektiven gleich. Der hohe Anteil von präpathologischen CTG in der PGE_2-Gruppe war mit 23% auffallend. Die Ursachen waren in erster Linie Dauerkontraktionen und eine uterine Hyperaktivität mit nachfolgenden länger anhaltenden fetalen Bradykardien, so daß nach den Definitionen des Scores für die Floatingline eine hohe Punktzahl vergeben werden mußte. In der Austreibungsphase überwogen in beiden Kollektiven die suspekten Kardiogramme. Präpathologische CTG traten im Oxytozinkollektiv häufiger (30%) als im PGE_2-Kollektiv (20%) auf. Jedoch ergab die Berechnung des χ^2-Testes für die drei analysierten Geburtsabschnitte beider Kollektive keinen signifikanten Unterschied. Bei den mit PGE_2 behandelten Patientinnen wurde in 10 Fällen eine vaginaloperative Entbindung und in 5 Fällen ein Kai-

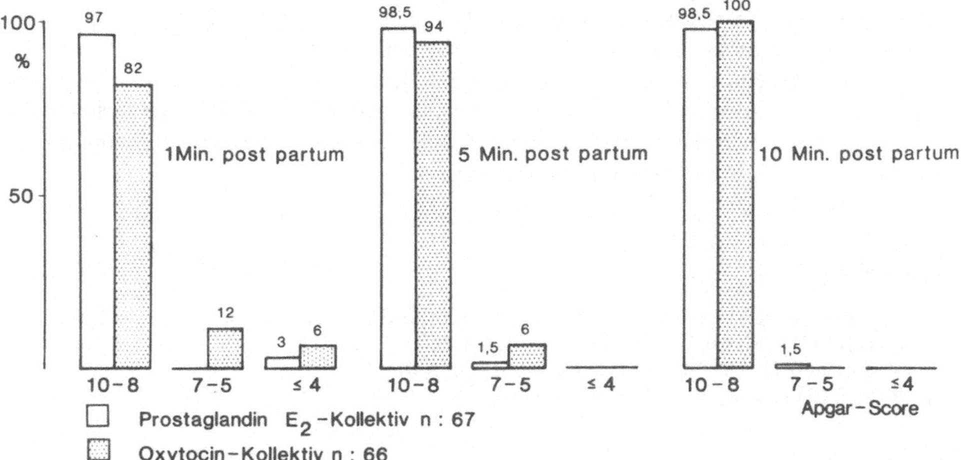

Abb. 2. Apgar-Score der Neugeborenen

serschnitt zur Geburtsbeendigung durchgeführt. Im Gegensatz dazu wurden im Oxytozinkollektiv 18 Geburten durch Vakuumextraktion bzw. Forzeps und nur 2 abdominal beendet. Die Abb. 2 zeigt den Vitalitätsindex der Neugeborenen.

Einen Apgar-Score von 10–8 erhielten nach einer Minute 97% der Neugeborenen aus der PGE_2-Gruppe und 82% der Kinder aus dem Oxytozinkollektiv. Eine Apgar-Benotung zwischen 7–5 wurde im PGE_2-Kollektiv nicht und bei 8 Neugeborenen (12%) der Oxytozingruppe vergeben. Beim Oxytozinkollektiv erhielten doppelt so häufig (6%) die Neugeborenen die Apgar-Note $\leqq 4$ wie bei Patientinnen mit einer Geburtsinduktion mit Prostaglandin-E_2. Nach 5 min verschob sich die Apgar-Benotung weiter zugunsten des PGE_2-Kollektives; 98,5% der Kinder erhielten einen Apgar-Wert von 10–8, jedoch fand sich nach 10 min in dieser Gruppe noch ein Neugeborenes mit einem Vitalitätsindex von 6, wohingegen alle Kinder aus dem Oxytozinkollektiv zu diesem Zeitpunkt 10–8 Punkte erhielten.

Das oben erwähnte Neugeborene verstarb 6 h post partum an einem Mekonium-Aspirationssyndrom.

Grün verfärbtes und/oder eingedicktes Fruchtwasser zum Zeitpunkt der Amniotomie fand sich bei beiden Gruppen in einer Häufigkeit von 20%.

Aus den Untersuchungen ergeben sich als Schlußfolgerung: Alle Patientinnen empfanden das Umhergehen während der Behandlung mit PGE_2 als sehr angenehm.

Eine kontinuierliche Überwachung des Feten halten wir jedoch für dringend erforderlich, um eine fetale Streßsituation – in erster Linie durch uterine Dauerkontraktion bedingt – rechtzeitig zu erkennen. Beide Forderungen dürften sich am ehesten durch den Einsatz der Telemetrie realisieren lassen.

Der Prozentsatz operativer Entbindungen ist bei beiden Kollektiven hoch. Die abdominale Schnittentbindung steht bei der PGE_2-Gruppe mehr im Vordergrund wegen auffälliger CTG-Merkmale, die als Folge uteriner Hyperaktivität oder Dauerkontraktion auftreten. Dagegen war beim Oxytozinkollektiv die protrahierte Austreibungsperiode der häufigste Anlaß zur operativen Geburtsbeendigung.

Signifikante Unterschiede ergaben sich in der Kardiogrammanalyse nicht. Die Behandlungszeiträume unterschieden sich bei beiden Patientengruppen nicht.

Die Untersuchungen zur Geburtsinduktion haben somit keine eindeutige Überlegenheit des Prostaglandin-E_2 gegenüber Oxytozin erbracht, so daß wir insbesondere unter Berücksichtigung der schlechten Steuerbarkeit mit der Geburtsinduktion durch PGE_2 oral zurückhaltend geworden sind.

Literatur

1. Hammacher K (1975) In: Perinatale Medizin, Bd VI. Thieme, Stuttgart, S 240
2. Karim SMM, Sharma SD (1971) Br Med J 260
3. Valentine BH (1977) Br J Obstet Gynaecol 846
4. Wilson PD (1978) Br J Obstet Gynaecol 941

Die Prostaglandinkappe – eine neue Form der Geburtseinleitung

W. GRÜNBERGER*

An der I. Universitäts-Frauenklinik Wien wird bei Frauen mit problemloser Schwangerschaft nach einer gesicherten Tragzeit von 266 Tagen und Vorliegen einer „reifen" Portio uteri die Geburt durch eine tiefe Amniotomie eingeleitet (6). Bis vor drei Jahren waren Schwangere mit derber, erhaltener Portio und geschlossenem Zervikalkanal von dieser Form der Geburtseinleitung ausgeschlossen (2). 1978 haben uns Publikationen, die von guten Erfolgen mit der lokalen Anwendung von Prostaglandinen (PG) zum „Priming" oder „Softening" der Cervix berichteten, dazu veranlaßt, $PGF_{2\alpha}$ in Methylcelluloseschleim zu diesem Zweck zu verwenden (7, 9). Um eine exakte anatomische Lokalisation des therapeutischen Agens zu erreichen, haben wir eine neue Applikationsform mittels Portiokappe entwickelt (3, 4).

In der praktischen Erprobung zeigte sich der Portioadapter als ein idealer Behälter für die perizervikale Anwendung der Wirksubstanz; bei der Zubereitung des prostaglandinhaltigen Gels ergaben sich jedoch Schwierigkeiten. Die Herstellung ist einerseits zeitraubend und arbeitsaufwendig, andererseits durch die Instabilität herkömmlicher Prostaglandine mit der Gefahr eines unkontrollierbaren Wirkungsverlustes verbunden. Gleichzeitig ergeben sich zahlreiche Komplikationen bezüglich Homogenität und Sterilität der Gelsubstanz.

Da durch korrektes Anlegen des Portioadapters ein Ausfließen des Kappeninhaltes verhindert wird, sind wir vor etwa 2 Jahren dazu übergegangen, an Stelle von $PGF_{2\alpha}$-Gel eine wäßrige Lösung von Prostaglandin-E_2 zu instillieren (5, 8).

Patientengut und Methode

206 Schwangere (36.–42. SSW) mit unreifer Portio, bei denen eine Geburtseinleitung im Sinne einer programmierten Geburt oder aus medizinischer Indikation geplant war (Übertragung, EPH-Gestose, Plazentainsuffizienz, Diabetes mellitus, Rhesusinkompatibilität) wurden in die vorliegende Studie aufgenommen.

In jedem Fall wurde eine Portiokappe (Portio-Cervix-Adapter Wisap, Art. Nr. 1245 B bei zarter Portio, Artikel Nr. 1245 C bei plumper Portio) (Abb. 1) mit einer Kornzange an der Portio uteri angepaßt und unter Anlegung eines möglichst großen Vakuum fixiert. Zur Erzeugung des Vakuum diente eine, an dem zur Kunststoffkappe

* I. Universitäts-Frauenklinik, A-1090 Wien

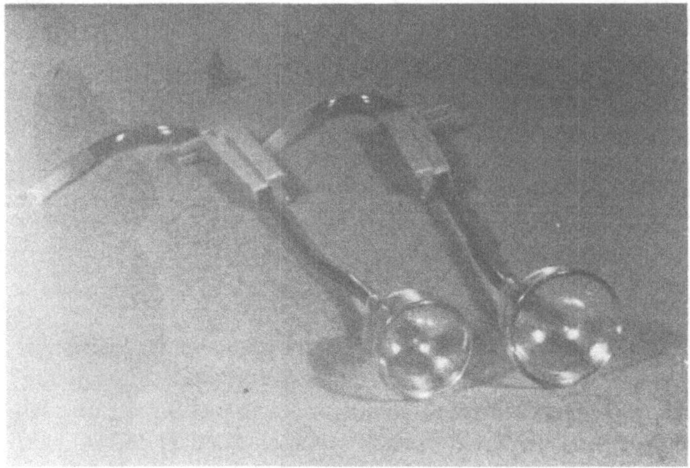

Abb. 1. Verwendete Portiokappen (Portio-Cervix-Adapter Wisap, Artikel Nr. 1 245 B und 1 245 C)

führenden Plastikschlauch angesetzte leere 20 ml-Spritze: Nach maximaler Aspiration wurde die dem Schlauch aufsitzende Klemme verschlossen. Nun erfolgte die Entfernung der Spekula und die Instillation einer Lösung aus 2 Ampullen PGE_2 (1 mg/ml – Ampullen à 0,75 ml) und 1,5 ml 0,9% NaCl. Um das Eindringen von Luft und das daraus resultierende Abgleiten des Adapters zu vermeiden, wurde auf das Ausspritzen der im Schlauch verbleibenden Flüssigkeit verzichtet – die perizervikal applizierte Wirkstoffmenge (2,5 ml) betrug somit 1,25 mg PGE_2. Die Herstellung der Prostaglandinlösung erfolgte durch den Arzt unmittelbar vor der Instillation.

Die Kappe wurde in der Regel 6 h belassen. Bei Einsetzen von Wehen sowie mindestens in zweistündigen Abständen wurde ein externes Kardiotokogramm geschrieben.

Vorgehen nach 6 h:

1) Bei kräftigen Wehen bzw. Blasensprung Abziehen der PG-Lösung und Entfernen der Kappe; bimanuelle Untersuchung – evtl. ad Kreißsaal.
2) Bei mäßigen, regelmäßigen Wehen Entfernen der Kappe ohne Abziehen der PG-Lösung (Untersuchung – evtl. „Eipollösung").
3) Unregelmäßige bzw. keine Wehen: Abziehen der PG-Lösung mit 10 ml-Spritze und ohne Entfernung der Kappe sofortige Instillation einer frischen Prostaglandinlösung.

Ergebnisse

Bei der Darstellung der Ergebnisse haben wir das Gesamtkollektiv in Erst- und Mehrgebärende unterteilt. In jeweils zwei Untergruppen wurde der nach einem modifizierten Bishop-Score [bei (4)] errechnete Cervixbefund berücksichtigt (Tabelle 1). Bei

Tabelle 1. Ergebnisse (n=206)

	Cervix-Score	n	Erfolgreiche Einleitung: 1 „PG-Kappe"[1]	Erfolgreiche Einleitung: 2–3 „PG-Kappen"	Keine Einleitung: Cervix-„Priming" (Amniotomie)	Keine Einleitung: Status IDEM
Nulliparae	0–4	89	61	11	14	3
n=105	>4	16	9	2	3	2
Multiparae	0–4	74	50	10	11	3
n=101	>4	27	25	1	1	0
		206	145 (70,4%)	24 (11,6%)	29 (14,1%)	8 (3,9%)
			169 (82%)		37 (18%)	

[1] Insgesamt 11 mal nach 6 h frische PG-Lösung

insgesamt 169 Schwangeren (82%) konnte die Geburt mittels „Prostaglandinkappe" eingeleitet werden. In 24 Fällen (11,6%) war dabei ein mehrmaliges Anlegen erforderlich. Bei 29 Patientinnen (14,1%) konnte ein „Priming" der Portio uteri erzielt werden. Nur 8 Fälle (3,9%) müssen als Therapieversager gewertet werden. Bei 6 Frauen mußte 20–60 min nach Anlegung der PG-Kappe die Prostaglandinlösung abgezogen werden, da ein Wehensturm bzw. kindliche Herztonalterationen aufgetreten waren. Eine Tokolyse war in 3 Fällen erforderlich.

Nach erfolgreicher Einleitung kam es in 151 Fällen (89,4%) zur Spontangeburt, 11 mal wurde eine Schnittentbindung (6,5%) und 7 mal (4,1%) eine Zangenextraktion vorgenommen (Tabelle 2). Die Indikationen zu den operativen Geburtsbeendigungen standen in keinem direkten Zusammenhang mit der PG-Medikation. Die perinatale Mortalität bei den 206 Neugeborenen betrug 0%. Systemische Nebenwirkungen wurden niemals beobachtet.

Tabelle 2. Geburtsbeendigung nach erfolgreicher Einleitung mit „PG-Kappe" (n=169)

	Spontan	Sectio	Forzeps
Nulliparae (n=83)	74	5	4
Multiparae (n=86)	77	6	3
	151 (89,4%)	11 (6,5%)	7 (4,1%)
		18 (10,6%)	

Diskussion

Die Wirkung lokal applizierter Prostaglandine scheint eine zweifache zu sein. Einerseits kommt es lokal zu biochemischen und mechanischen Veränderungen, deren pathogenetischer Mechanismus zwar noch nicht zur Gänze verstanden wird, durch in vitro Untersuchungen aber zumindest teilweise erklärt werden konnte (1, 10). Außerdem kommt es bei einer ausreichenden Dosierung offenbar über eine lokale Resorption nach einiger Zeit zur Ausbildung von zunächst unkoordinierten Kontraktionen, die schließlich in regelmäßige Geburtswehen übergehen. Es handelt sich dabei in den meisten Fällen um eine hyperaktive Wehentätigkeit, die aufgrund der gleichzeitigen Cervixreifung zu kurzen Geburtszeiten führt.

Die lokale PG-Medikation hat gegenüber anderen Methoden der Prostaglandinanwendung einige Vorteile:

1) „Priming" der Portio uteri,
2) Geringe (keine) systemischen Nebenwirkungen,
3) Patientin mobil (keine Infusion),
4) Allgemeinnarkose jederzeit möglich (Patientin nüchtern).

Bei der Anwendung der von uns entwickelten Applikationsform mittels Portiokappe ergaben sich folgende zusätzliche Vorteile:

1) Herstellung von Gel oder Suppositorien (Haltbarkeit, galenische Probleme) nicht notwendig,
2) PG jederzeit rasch und frisch herstellbar,
3) Exakte anatomische Lokalisation – therapeutisches Agens kann nicht ausfließen,
4) Bei eventueller Überdosierung kann Wirksubstanz abgezogen werden,
5) Kein Infektionsrisiko,
6) Gefahr einer vorzeitigen Blasensprengung ausgeschlossen.

Literatur

1. Conrad JT, Ueland K (1976) Reduction of the stretch modulus of human cervical tissue by prostaglandin E_2. Am J Obstet Gynecol 126:218
2. Göschen K, Pakzad S (1980) Risks occuring in birth induction without considering cervix maturity. J Perinat Med 8:27
3. Grünberger W (to be published) Cervical ripening before induction of labor: A new method with prostaglandin-filled portio adapter. Clin Exp Obstet Gynecol
4. Grünberger W, Husslein P (1979) „Portio-Priming" bei Terminüberschreitung und niedrigem Pelvic Score. Geburtshilfe Frauenheilkd 39:793–797
5. Grünberger W, Husslein P (1980) Geburtseinleitung durch lokale Applikation von PGE_2 mittels Portio-Kappe. Arch Gynecol 229:245
6. Grünberger W, Mick R, Wagenbichler P (1978) Der Einfluß einer aktiven Einstellung zur Geburtseinleitung auf das Vorkommen von pathologischem Fruchtwasser. Z Geburtshilfe Perinatol 182:434
7. Heinzl S, Ramzin MS, Schneider M, Luescher KP (1980) Priming der Zervix mit Prostaglandin-Gel bei unreifer Geburtssituation am Termin. Z Geburtshilfe Perinatol 184:395
8. Husslein P, Grünberger W, Huber J (1980) Lokale Prostaglandinapplikation mittels Portiokappe: Eine neue Methode der Geburtseinleitung. Z Geburtshilfe Perinatol 184:267

9. Pearce JM, Sheperd JH, Sims CD (1979) Prostaglandin E_2 pessaries for induction of labor. Lancet I:572
10. Szalay S, Husslein P, Grünberger W (1981) Local application of prostaglandin E_2 (PGE_2) and its influence on collagenolytic activity of cervical tissue. Singapore J Obstet Gynecol 12:15–19

Cervix-Priming am Termin mit Oxytozin, Prostaglandin-$F_{2\alpha}$ und Prostaglandin-E_2

G. WIDMAIER, B. ARABIN, W. GÄRTNER, W. SCHMIDT, H. RÜTTGERS und F. KUBLI*

Die Untersuchungen beziehen sich auf 60 Gravide oberhalb der 37. SSW ohne spontane Wehen mit geschlossenem Muttermund und erhaltener Fruchtblase, bei denen aus mütterlicher und/oder fetaler Indikation eine Beendigung der Schwangerschaft indiziert war. In zufällig alternierender Folge wurde am Tag vor der angestrebten Entbindung eine Cervixreifung entweder mit Syntocinon-Infusion oder mit intrazervikaler Applikation von $PGF_{2\alpha}$ und PGE_2 vorgenommen. Die Dosierung betrug für Syntocinon im Beginn 0,4 mE/min, wurde bis zu einer anhaltend rhythmischen Uterusaktivität gesteigert und bis zu einer Dauer von 4–6 h fortgeführt. $PGF_{2\alpha}$ wurde als Gel in zwei Dosen von je 2,5 mg und PGE_2 als Gel in zwei Dosen von je 0,05 mg im Abstand von drei Stunden intrazervikal appliziert.

Kontrolliert wurden: Nebenreaktionen, externes Kardiotokogramm, transzervikales Tokogramm, Rheobase, Cervixbefund und Geburtsverlauf.

Ergebnisse

1. Die von der Abortinduktion her bekannten Nebenwirkungen im gastrointestinalen, pulmonalen, kardiovaskulären und zerebralen Bereich wurden bei der zum Priming am Termin eingesetzten PG-Dosierung nicht bemerkt. Die intrazervikale Applikation führte in keinem Fall zu einem vorzeitigen Blasensprung oder einem fieberhaften Geburtsverlauf.
2. Die intrazervikale Applikation von $PGF_{2\alpha}$ und PGE_2 in der angegebenen Dosierung löste in allen Fällen eine rhythmische korporale Uterusaktivität aus, die sich im externen Kardiotokogramm (CTG) nicht von den Syntocinon-induzierten Wehen unterschied. Dauerkontraktionen wurden nicht beobachtet. Die Wehen hielten im Mittel bis zu 3–4 h nach der zweiten PG-Dosis an. Zusätzlich zum externen CTG wurde mit Hilfe eines Tipkatheters transzervikal ein Tokogramm vom unteren Eipol abgeleitet. Das transzervikale Tokogramm gestattet eine empfindliche Registrierung von intrauterinen Druckschwankungen bei uteriner Aktivität, Kindesbewegungen und Lageveränderungen der Mutter. Ein spezifischer zervikaler Effekt der Prostaglandine ließ sich nicht registrieren. Ein vorzeitiger Blasensprung wurde durch die Messungen nicht provoziert.

---

* Universitäts-Frauenklinik, Voßstraße 9, D-6900 Heidelberg

Tabelle 1. Differenz der Rheobase vor und während des Priming

	Vor – 3 h	Vor – 6 h
Syntocinon	2,1±1,8	2,6±1,3
PGF_{2a}	0,8±0,6	1,2±0,9
PGE_2	1,1±0,4	1,6±0,7

Tabelle 2. Einfluß des Priming auf den Cervixbefund ($\bar{x}$ MW)

	n	Vor	Nach
Syntocinon	20	3,4	5,6
PGF_{2a}	20	3,1	5,5
PGE_2	20	3,4	5,1
Gesamt	60	3,3	5,4

Tabelle 3. Intervall Priming/Geburt

	n	<48 h	>48 h
Syntocinon	20	10	10
PGF_{2a}	20	14	6
PGE_2	20	15	5
Gesamt	60	39	21

Tabelle 4. Sectio nach Priming

	n	Sectio	Indikation
Syntocinon	20	2	Pathologisches CTG bei Übertragung Resectio bei protrahierter Geburt
PGF_{2a}	20	5	Pathologisches CTG bei fetaler Retardierung Resectio, Zustand nach Infans mortuum Resectio bei protrahierter Geburt Protrahierte Geburt bei Deflektionslage Geburtsstillstand in der EP
PGE_2	20	4	Pathologisches CTG bei EPH-Gestose EPH-Gestose/Zunahme der Symptome Resectio bei protrahierter Geburt Geburtsstillstand in der EP

Tabelle 5. Spontangeburten nach Priming

	n	<48 h	>48 h
Syntocinon	18	8	10
PGF_{2a}	15	12	3
PGE_2	16	14	2

3. Messungen der Rheobase vor und während des Priming bestätigen eine signifikante Steigerung der Muskelerregbarkeit für das Gesamtkollektiv. Dabei ist die Steigerung der allgemeinen Muskelerregbarkeit für die Prostaglandingruppen geringer als für Syntocinon (Tabelle 1).
4. Sechs Stunden nach Beginn des Priming war der Palpationsbefund an der Cervix in allen drei Gruppen annähernd gleichmäßig fortgeschritten (Tabelle 2).
5. An dem auf das Priming folgenden Tag wurden aus der Syntocinongruppe 50%, aus den PG-Gruppen 75% entbunden. Ein signifikanter Unterschied zwischen den beiden PG-Gruppen ergab sich nicht (Tabelle 3).
6. Die relativ hohe Sectiofrequenz kann wohl auf zahlreiche, unterschiedliche Risikofaktoren im Gesamtkollektiv bezogen werden (Tabelle 4).
7. Der geburtsfördernde Effekt des Prostaglandin-Priming wird noch deutlicher, wenn man die Ergebnisse nur auf die Spontangeburten bezieht (Tabelle 5).

Schlußfolgerung

Vor geplanten Entbindungen am Termin läßt sich ein Cervix-Priming mit der intrazervikalen Applikation von Prostaglandinen effektiver durchführen als mit einer Oxytozindauerinfusion. Das Prostaglandin-Priming löst aber in allen Fällen Wehen aus und sollte deshalb, insbesondere bei Risikopatienten, nicht unkontrolliert erfolgen.

Prostaglandin-E_2-Gel zur Cervixreifung

N. DENNEMARK*

Die Anwendung von Prostaglandinen zur Cervixreifung wurde erstmals bei Calder et al. (1) beschrieben. McKenzie u. Embrey (2) waren die ersten, die ein Tylosegel als extraamniale Einzelapplikation zur Aborteinleitung geprüft hatten. Dieses Vorgehen erwies sich als nützlich und erfolgreich, insbesondere bei Einleitung von Patientinnen mit noch unreifem Portiobefund (3). Infolge der Viskosität des Gels kommt es offensichtlich zu einem langsamen Herauslösen des lipophilen Prostaglandins, so daß die Resorption zum Rezeptor nur verzögert und protrahiert auftritt. Das bedeutet für die Patientin einen schonenderen Wirkungseintritt am Myometrium uteri. Prostaglandintypische Nebenwirkungen werden nicht beschrieben. Seit diesen positiven Erfahrungen mit dem Tylosegel fand diese Therapie auch Einzug in die große Klinikroutine. So wird von Sims et al. (4) und von Wingrup et al. (5) über den routinemäßigen Einsatz von Minprostin E_2 Gel auch an Patientinnen mit reifem Portiobefund berichtet. Ziel dieser Arbeit ist es, die guten Ergebnisse der vorausgegangenen Untersucher zu reproduzieren und durch klinische Parameter mütterliche und fetale Gefahrenzustände auszuschließen.

Material, Methode, Patientinnenauswahl

Prostaglandin-E_2 wurde für diesen Zweck von unserem Klinik-Apotheker, Herrn Dr. Kräuter wie folgt präpariert: Eine Einmalspritze enthält 1 mg Dinoproston in 3 ml Gel. Dinoproston (=Prostaglandin-E_2) ist als Minprostin-E_2 10 mg/ml (Upjohn) 0,1 ml enthalten. Die Gelgrundlage besteht aus Tylose MH 300, 87 mg in 0,9 ml gereinigtem Wasser. Das Gel wird tiefgekühlt bei -20 °C gelagert. Bei Bedarf ist es innerhalb von ca. 60 min aufgetaut. Als Einzeldosierungen wurden 1000 μg und 500 μg Minprostin-E_2 erprobt. Die Applikation erfolgte nach Desinfektion der Vagina über einen Polyvinylkatheter mit bekanntem Totraum, der ca. 5–10 cm transzervikal um den vorderen Eipol durch eine stabile Plastikhülle, die auch zur intrauterinen Druckmessung Verwendung findet, eingeführt wurde. Das Kathetervolumen wurde anschließend mit physiologischer Kochsalzlösung ausgespült. Ein tiefer Plazentasitz wurde durch Ultraschall ausgeschlossen. Bei vorzeitigem Blasensprung wurde das gleiche Gel transzervikal in das vordere Uterinsegment instilliert. Bis auf 3 Patientinnen mit vorzeitigem Blasen-

* Frauenklinik des Urban-Krankenhauses, D-1000 Berlin 61

Tabelle 1. Indikation für eine vorzeitige PG-Einleitung

Terminüberschreitung	24 Patientinnen
EPH-Gestose	21 Patientinnen
Vorzeitiger Blasensprung	19 Patientinnen
Programmierte Geburt bei anamnestischer oder anderer kindlicher Belastung	17 Patientinnen
Plazentainsuffizienz	10 Patientinnen

sprung bei sekundärer Wehenschwäche und frustranem Oxytozinversuch wurden insgesamt 91 Patientinnen mit noch unreifem Portiobefund (pelvix score <5) behandelt. Als Einleitungsindikationen galten die folgend angeführten (Tabelle 1). Eine Wehentätigkeit war zum Einleitungszeitpunkt nicht nachweisbar. Bei einzelnen Patientinnen war ein frustraner Oxytozineinleitungsversuch vorausgegangen. Die einsetzende Uterusaktivität wurde mittels eines Ballonkatheters tokographisch festgehalten. Bereits 30 min nach erfolgter Instillation und bei unauffälligen Befunden durfte die Patientin ihr Kreißbett verlassen, um mit einer Begleitperson spazierengehen zu können. RR, Puls, Körpertemperatur, die kindlichen Herztöne sowie der Geburtsfortschritt wurden in 30minütigem Abstand kontrolliert. Nach einem sehr variablen 1. Zeitintervall, abhängig von der erzielten Weheninduktion, wurde die Kreißende im 2. Zeitintervall mit einem Muttermundbefund von ca. 3–4 cm nunmehr kontinuierlich bis zur Beendigung der Geburt überwacht. Bei nicht ausreichender Wehentätigkeit wurde eine Oxytozininfusion zusätzlich angeschlossen. Als Kontrolle der Plazentafunktion unter der Geburt wurden die HPL- und Östriolwerte vor der Prostaglandineinleitung bzw. unmittelbar nach der Abnabelung kontrolliert. Zusätzlich wurden 17 Plazenten von Herrn Prof. Dr. Vogel (Leiter der Abt. Paidopathologie und Placentologie im Institut für Pathologie der FU Berlin) auf evtl. morphologisch auffällige Befunde, die Hinweis auf eine pathologische Wehentätigkeit geben könnten, untersucht.

Ergebnisse

Von Oktober 1979 bis April 1981 bei insgesamt 2264 Geburten wurden 91 Patientinnen mit Minprostin-E_2 eingeleitet. Das entspricht 4,02% aller Geburten. Das mittlere Geburtsgewicht des Kindes der so eingeleiteten Frauen betrug 3310 g. 60 Patientinnen erhielten eine Einzeldosis von 1000 μg, 31 Patientinnen eine Einzeldosis von 500 μg Miniprostin-E_2. Voraussetzungen für beide Dosierungen waren die oben genannten Indikationen mit dem entsprechenden pelvic score. In beiden Gruppen benötigten ca. 50% unter Kontrolle des Tokogramms gegen Ende der Eröffnungsperiode bzw. für die Austreibungsperiode eine zusätzliche Oxytozininfusion. Bei ca. 5% der Patientinnen beider Gruppen konnte innerhalb von 24 h der erwünschte therapeutische Erfolg nicht erbracht werden. Eine pathologische Uterusaktivität als unmittelbare Folge der

Prostaglandininstillation wurde lediglich bei 3 Patientinnen mit der Einzeldosierung von 1000 μg PGE_2 beobachtet. Ähnliche Erfahrungen konnten auch Wingerup et al. (5) sammeln, die bei gleicher vorgegebener Dosierung bei sonst gleichem therapeutischen Erfolg ebenfalls bei der höheren Dosierung in einem Einzelfall eine pathologische Uterusaktivität beobachtet hatten. Die durchschnittliche Eröffnungsperiode bis auf Muttermund 3–4 cm war für die einzelne Patientin sehr variabel. Ein direkter Zusammenhang zwischen dem Alter oder der Parität der Patientin konnte nicht festgestellt werden. Durchschnittlich mußten 5–6 h einkalkuliert werden, die die Patientin oft als angenehm empfand, da sie während dieses Zeitraumes nicht an das Krankenbett fixiert war. Dagegen zeigte die Beendigung der Eröffnungs- bzw. der Austreibungsperiode ein fast konstantes Verhalten. Nur durchschnittlich 2–3 h – Mehrgebärende einen noch kürzeren Zeitraum – benötigten die Patientinnen bis zur Beendigung der Geburt, was sowohl von der Kreißenden als auch vom Pflegepersonal oft als „explosionsartige" Eröffnung empfunden wurde. Diese Beobachtung deckt sich auch mit den Erfahrungen der Sulproston-Aborte im 2. und 3. Trimester, wobei es nach einer relativ langen Anlaufphase zu einer ebenso schnellen und oft überraschenden Austreibung der intrauterinen Frucht kommt. Während dieses 2. Zeitintervalls klagten die Patientinnen übereinstimmend über heftigen Wehenschmerz, der bei 20% der so behandelten Frauen mit einer Periduralanästhesie erfolgreich ausgeschaltet wurde. Die übrigen Patientinnen begnügten sich mit einer intramuskulären Dolantininjektion oder verzichteten auf jede schmerzstillende Therapie. Im Tokogramm kann unmittelbar nach der Applikation ein langsamer kontinuierlicher Anstieg des intrauterinen Druckes diagnostiziert werden, ähnlich wie wir es von Prostaglandinaborten kennen. Bereits nach 1 h sind unregelmäßige Uteruskontraktionen von unterschiedlicher Amplitude erkennbar. Nach einer weiteren Stunde imponiert eine Wehentätigkeit, die kaum von einer natürlichen Wehentätigkeit bzw. einer Oxytozin-induzierten Wehentätigkeit zu unterscheiden ist. Erscheint nach diesem Zeitraum die Wehenfrequenz nicht als ausreichend, so kann sowohl die Frequenz als auch die Amplitudenhöhe durch eine zusätzliche Oxytozin-Infusion verstärkt werden. Die zunächst angewandte Einzeldosierung von 1000 μg führte in den schon erwähnten 3 Fällen zu einer uterinen Dauerkontraktion mit gleichzeitiger Dezeleration der kindlichen Herztöne. Mit einer O_2-Maskenbeatmung bzw. mit Partusisten oder Aspisol konnte die jeweils plötzlich auftretende Uterusaktivität beherrscht werden. Eine Indikation für eine Sectio caesarea abdominalis als Folge einer Prostaglandineinleitung stellte sich in keinem Fall. Die von Herrn Prof. Dr. Vogel untersuchten Plazenten zeigten keinen morphologischen Hinweis auf eine Einblutung oder auf andere Zeichen einer pathologischen Uterusaktivität, wie sie bei Prostaglandinaborten beschrieben worden sind. Unter den 17 untersuchten Plazenten befand sich auch eine Plazenta, bei der zumindest tokographisch eine Überstimulierung der Uterusaktivität nachgewiesen wurde. Hormonell wurde ein geringer Abfall der HPL-Werte registriert. Bei der kurzen Halbwertzeit von 20–30 min ist allerdings eine große Fehlermöglichkeit gegeben. Der Anstieg der Östriolwerte kann nur als Folge der Streßsituation unter der Geburt interpretiert werden. Die kindlichen Apgarwerte nach 1 und 5 min waren bis auf einen Fall einer schweren Plazentainsuffizienz jeweils >7. Trotz der schnellen Austreibung wurden keine kindlichen Asphyxiezustände diagnostiziert. Eine vaginale oder abdominale operative Beendigung der Geburt war bei weniger als 10% der Patientinnen indiziert. Systemische Nebenwirkungen, wie sie bei anderen Prostaglandinbehandlungen beschrieben worden sind, wurden in keinem Fall registriert. Störungen der Nachgeburtsperiode oder des Wochenbettverlaufes konnten ebenfalls nicht beobachtet werden.

Zusammenfassung

Bei Patientinnen mit noch unreifem pelvic score – unabhängig von der bestehenden Schwangerschaftswoche – kann bei bestehender vitaler Indikation eine Geburtsbeendigung innerhalb 24 h zu ca. 95% limitiert werden. Je nach einer Einleitungsindikation kann im Individualfall so eine drohende Sectio umgangen werden. Zirka 50% der Patientinnen benötigten eine zusätzliche Oxytozininfusion. Die für die Patientin als angenehm empfundene Muttermunderöffnung kommt dem zunehmenden Trend zur natürlichen Geburt sehr entgegen. Eine Einzeldosis von 1000 μg Miniprostin-E_2 zur „Routineeinleitung" muß aufgrund unserer Erfahrungen als Überdosierung angesehen werden. Bei einer Dosierung von 500 μg Minprostin-E_2 wurden bei 31 Patientinnen in keinem Fall Zeichen einer Überdosierung diagnostiziert, ohne daß die therapeutische Erfolgsaussicht gemindert wurde. Die vorgelegten Plazentauntersuchungen der Abt. Paidopathologie und Placentologie im Institut für Pathologie der FU Berlin – Prof. Dr. Vogel – sollen weiterhin forgesetzt werden, damit eine größere Aussagekraft beansprucht werden kann. Als Nachteil der angegebenen Methode muß allerdings berücksichtigt werden, daß eine individuelle Steuerbarkeit sowohl im positiven als auch im negativen Sinne ausschließlich mit Zusatzmedikationen wie Oxytozin bzw. Partusisten oder Aspisol erreicht werden kann.

Literatur

1. Calder AA, Embrey MP, Hiller K (1974) J Obstet Gynaecol Br Common 81:39
2. MacKenzie IZ, Embrey MP (1976) Br J Obstet Gynaecol 83:505
3. Shepherd J, Sims CD, Craft J (1976) Lancet II:709
4. Sims CD, Mellows HJ, Spencer PJ, Craft IL (1979) Br J Obstet Gynaecol 86:529–532
5. Wingerup L, Andersson K-E, Ulmsten U (1979) Acta Obstet Gynecol Scand 84: 11–14

Anwendung von Sulproston in der Nachgeburtsperiode

G. SCHENK*

Wir wenden Sulproston zur Abort- und Menstruationsinduktion seit August 1977 an.

Im August 1979 gaben uns zwei Fälle von sehr großem Blutverlust, bedingt durch eine Uterusatonie, Anlaß, Sulproston auch in der Nachgeburtsperiode anzuwenden.

Nachdem die Blutung aus dem atonischen Uterus trotz der üblichen konservativen Therapie nicht sistierte und sich sowohl eine Verbrauchskoagulapathie als ein beginnender Volumenmangelschock sich abzeichnete, zogen wir schon eine Uterusexstirpation in unsere therapeutischen Erwägungen ein. Gleichzeitg gaben wir bei etwa einem Blutverlust von 1500 ml – aufgrund unserer Erfahrungen mit Sulproston – 1000 μg Sulproston in 500 ml Laevulosetropf in einer Tropffolge von 5–7 μg/min=60 Tropfen.
Die Blutung sistierte nach 6–8 min bei einer ausreichenden Uteruskontraktion.
Eine weitere Therapie bis auf die Volumensubstitution war nicht mehr notwendig.

Nach den guten Erfolgen hatten wir in dem 2. Fall, als sich bei etwa einem Blutverlust von 1200 ml die ersten Anzeichen eines beginnenden Schocks einstellten, Sulproston gegeben, in diesem Fall aber 500 μg i. m. Auch hier trat eine ausreichende Uteruskontraktion nach 8–10 min ein. Eine weitere Therapie war nicht notwendig, außer einer Volumensubstitution. Frischblut stand uns in der Kürze der Zeit nicht zur Verfügung.

Aufgrund dieser Erfahrungen haben wir daraufhin in allen Fällen von atonischer Nachblutung (14 Fälle) – ab etwa einem Blutverlust von ca. 600–700 ml – Sulproston gegeben. Vorangegangen war die typische Geburtsleitung, d. h. nach der Entwicklung des Kindes Orasthin 3 V. E. i. v. nach Ausstoßung der Plazenta.

Ab April 1980 hatten wir die Indikation erweitert nach einem Blutverlust von ca. 500 ml (22 Fälle). Es wurden jeweils 500 μg Sulproston i. m. gegeben, und lediglich, wenn nach 10–15 min nach oder wieder eine verstärkte Blutung eintrat resp. eine Spätatonie, eine Wiederholung mit 500 μg. Dies war in 4 Fällen notwendig.

In den Fällen von Spätatonie gaben wir ohne vorheriger Verabreichung eines anderen Medikamentes gleich 500 μg Sulproston i. m. (19 Fälle).

In allen Fällen, in denen wir Sulproston anwandten, trat – außer in 5 Fällen – in 8–10 min eine ausreichende Uteruskontraktion ein. Interessanterweise trat bei den Primiparae meist ein ziemlich schmerzhafter Dauertonus von etwa 15–20 min ein, mit einer anschließend geringen Sickerblutung von ca. 50–100 ml. In einzel-

* St. Johannisstift Paderborn, Geburtshilflich-gynäkologische Abteilung, D-4790 Paderborn

nen Fällen war eine Analgetikagabe notwendig. Bei den Multiparae trat dagegen ein mittelstarker Uterustonus auf, der mit einer leichten Erschlaffung des Uterus abwechselte, ohne daß eine verstärkte Blutung dabei eintrat. Der Uterustonus wurde nicht als schmerzhaft empfunden.

Ab Sommer 1980 waren wir dann auch dazu übergegangen, wenn sich in der Anamnese ein Anhalt für eine drohende Atonie fand (Hydramnion, Mehrlinge, auch frühere mangelhafte Plazentalösung, ein protrahierter Geburtsverlauf, sowie nach einer Katheter-Periduralanästhesie, bei denen wir ja doch gehäuft vor einem protrahierten Geburtsverlauf verstärkte Nachblutungen beobachtet haben), praktisch nach Entwicklung des Kindes und der Plazenta Sulproston zu geben, ohne vorheriger Gabe von Methergin resp. Orasthin (24 Fälle).

Zweimal wurde wegen einer sehr massiven Blutung, die direkt nach Entwicklung der Plazenta eintrat, eine Infusion mit 1000 μg Sulproston für indiziert gehalten. Auch in diesen Fällen trat eine ausreichende Uteruskontraktion nach 4–6 min ein.

Im Gegensatz zu der Anwendung bei der Abort- bzw. Menstruationsinduktion wurde nur in einem Fall eine leichte Kreislaufreaktion gesehen. Sonst wurden alle Fälle reaktionslos vertragen.

In den letzten Monaten hatten wir versuchsweise die Gabe von 250 μg wie auch von 100 μg Sulproston getestet. Dabei zeigte sich, daß die Dosierung von 100 μg unseres Erachtens nicht ausreichte. 250 μg Sulproston dagegen reichte meist, wenn es zur Prophylaxe gegeben wurde, nach unseren bisherigen Erfahrungen aus. Trat in einzelnen Fällen eine verstärkte Nachblutung ein, wurden dann nochmal 500 μg Sulproston gegeben. Auch in diesen Fällen hatten wir kein Methergin gegeben.

Vor der Lösung der Nachgeburt halte ich eine Gabe von Sulproston nicht für sinnvoll.

Zusammenfassend möchte ich unsere Erfahrungen in der Anwendung von Sulproston in der Nachgeburtsperiode dahingehend beurteilen, daß 500 μg Sulproston i. m. eine ausreichende Uteruskontraktion mit Blutstillung bei atonisch bedingter Blutung in der Nachgeburtsperiode erzeugt. In seltenen Fällen, in denen dies nicht ausreicht, kann eine nochmalige Injektion von 500 μg Sulproston i. m. oder auch als Infusion mit 1000 μg Sulproston erfolgen. Dies richtet sich nach dem klinischen Bild.

Eine Uteruskontraktion tritt fast immer exakt nach 8–10 min ein. Ist dies in seltenen Fällen nicht der Fall, kann Sulproston nachinjiziert werden. In Fällen von sehr massiver Blutung empfiehlt sich eine Infusion von 1000 μg Sulproston in 500 ml Laevulosetropf.

Nebenwirkungen wurden von uns nicht beobachtet.

Sollte Sulproston prophylaktisch – falls sich in der Anamnese Hinweise für eine drohende Atonie ergeben – gegeben werden, so halten wir eine Gabe von 250 μg Sulproston für ausreichend. Gegebenenfalls kann – falls diese Dosierung nicht ausreicht – 500 μg nachgegeben werden. Störungen im Wochenbettverlauf haben wir nicht beobachtet. Einen ganz wesentlichen Vorteil in der Anwendung von Sulproston bei atonischen Blutungen sehen wir in der sicheren, zuverlässigen und schnellen Wirkungsweise. Dadurch können wir sicherer als bisher den Blutverlust und die damit verbundenen Gefahren verringern, und von eigentlich gleich großer Bedeutung erscheint mit die Einsparung des personellen, medikamentösen, labor- und apparatemäßigen Aufwandes in der Überwachung, der ja sonst mit dem Beginn einer atonischen

Blutung notwendig ist. Sicher wäre in vielen Fällen auch ohne Sulprostongabe eine ausreichende Uteruskontraktion und damit ein normaler Blutverlust eingetreten. Wir wollten aber die Wirkungsweise bzw. die Nebenwirkungen von Sulproston in der Nachgeburtsperiode in regulär verlaufenden Fällen kennenlernen, damit wir wußten, mit welchen Nebenwirkungen wir rechnen müßten, wenn bei *nicht* ausreichender Uteruskontraktion bzw. starker Blutung evtl. mit Schocksymptomatik Sulproston gegeben wird.

Da wir ja heute eine prophylaktische Geburtshilfe treiben, sollte man jedes Medikament prüfen, das geeignet erscheint, eine möglichst rasche Leitung der Nachgeburtsperiode zu ermöglichen.

Zur Bedeutung der Prostaglandine in der Gynäkologie

M. BRECKWOLDT, H.P. ZAHRADNIK und Th. BAUKNECHT*

Ohne Zweifel sind die Prostaglandine an physiologischen und pathophysiologischen Funktionsabläufen im Endometrium und im Myometrium während des ovariellen Zyklus von entscheidender Bedeutung. Angesichts des ubiquitären Vorkommens und der Vielzahl der natürlich vorkommenden Prostaglandine und ihrer Metaboliten fällt es jedoch trotz vielfältiger Information aus klinischen und experimentellen Untersuchungen immer noch schwer, die Bedeutung der Prostaglandine in ein brauchbares Konzept einzuordnen. Diese Schwierigkeit besteht schon deshalb, weil zahlreiche Befunde sich auf In-vitro-Befunde beziehen. Allein die Gewebspräparation bei In-vitro-Untersuchungen geht mit einer starken PG-Ausschüttung einher, so daß die erhaltenen Befunde nur mit Einschränkung auf In-vivo-Verhältnisse übertragen werden können.

Im folgenden sollen folgende Gesichtspunkte betrachtet werden:

1) Kontrolle der PG-Synthese,
2) Verteilung der PG-Rezeptoren,
3) Prostaglandine und Menstruation,
4) Prostaglandine und Dysmenorrhö.

Bei der Betrachtung der hier ausgewählten Thematik soll die Bedeutung von $PGF_{2\alpha}$, PGE_2 und PGI_2 (Prostacyclin) besondere Berücksichtigung finden. Die Prostaglandine verdanken bekanntlich ihre Entdeckung ihrer biologischen Eigenschaft, die glatte Muskulatur zur Kontraktion anzuregen. Nach unserem heutigen Verständnis sind Prostaglandine als Gewebshormone aufzufassen, die im Bedarfsfall am Ort ihrer Wirkung oder in unmittelbarer Nachbarschaft rasch synthetisiert werden und mit Ausnahme des Prostacyclins einem ebenso raschen Metabolismus unterliegen. Schon 1957 konnte Pickels (14) im Menstrualblut Substanzen nachweisen, die später als Prostaglandin identifiziert wurden. Seit dieser Zeit gibt es zahlreiche Arbeiten, die sich mit der Frage der PG-Synthese und ihrer Regulation im menschlichen Endometrium beschäftigen. Die Arbeiten, die die PG-Konzentration im Endometrium untersuchten, stimmen insofern überein, als im sekretorisch transformierten Endometrium stets höhere PG-Konzentrationen gefunden wurden als während der Proliferationsphase (1, 3, 10). Dabei ist es völlig gleichgültig, ob die Befunde mit biologischen Methoden, mit chromatographischen Verfahren wie Gaschromatographie-Massenspektrometrie oder mit radioimmunologischen Methoden gewonnen wurden. Diese Befunde sprechen eindeutig für eine zyklusabhängige PG-Synthese im menschlichen Endometrium. Bei allen Untersuchungen war während der Lutealphase die $PGF_{2\alpha}$-Konzentration im En-

* Universitäts-Frauenklinik, Hugstetter Straße 55, D-7800 Freiburg i. Br.

dometrium signifikant erhöht gegenüber der Proliferationsphase. Die Gewebskonzentration von PGE_2 hingegen schienen keine zyklischen Veränderungen aufzuweisen. Extrem niedrige Gewebskonzentrationen von PGE_2 und $PGF_{2\alpha}$ fanden sich in Endometriumbiopsien von Patientinnen, die mit Clomiphen – also einem Antiöstrogen – behandelt wurden, oder in der frühen Schwangerschaft (10). Unter Ovulationshemmereinnahme war vor allen Dingen die Konzentration von PGE_2 deutlich erhöht, während $PGF_{2\alpha}$ in gleichen Konzentrationen gefunden wurde wie in der normalen Lutealphase (10). Die Abhängigkeit der PG-Synthese durch Sexualsteroide ist eingehend am menschlichen Endometrium von Abel u. Baird (1) untersucht worden. Dabei wurden Biopsien von menschlichem Endometrium für 6 Tage in Kultur gehalten, gleichzeitig wurden die täglichen Syntheseraten von $PGF_{2\alpha}$ und PGE_2 radioimmunologisch bestimmt. Sekretorisch umgewandeltes Endometrium synthetisierte signifikant mehr $PGF_{2\alpha}$ als das Endometrium der Proliferationsphase. Zusätzliche Gabe von 17β-Östradiol führte beim sekretorisch umgewandelten Endometrium zu einer weiteren Steigerung der $PGF_{2\alpha}$-Synthese, während das proliferierende Endometrium auf eine zusätzliche Gabe von Östradiol keine Reaktion zeigte. Progesteron bewirkte eine signifikante Reduktion der $PGF_{2\alpha}$- und PGE_2-Freisetzung im proliferierenden und sekretorisch umgewandelten Endometrium. Progesteron war in der Lage, die durch Östradiol induzierte Aktivitätssteigerung aufzuheben (1). Auch die Befunde von Zahradnik et al. (24) sprechen dafür, daß Östradiol die Synthese von $PGF_{2\alpha}$ im Endometrium steigert, während Progesteron zu einer Reduktion der $PGF_{2\alpha}$ Syntheseleistung führt.

Die inhibierende Wirkung von Progesteron auf die Synthese von $PGF_{2\alpha}$ könnte über eine Aktivierung der 17β-Dehydrogenase erklärt werden. Die Aktivitätssteigerung dieses Enzyms im menschlichen Endometrium durch Progesteron ist hinreichend belegt (16, 21) und scheint auch für den lokalen Östradiolstoffwechsel im Myometrium zuzutreffen (19). Die Folge dieser Enzymaktivitätssteigerung wäre ein beschleunigter Metabolismus von 17β-Östradiol zu Östron und damit eine Abnahme der Gewebskonzentration von 17β-Östradiol. Es ist jedoch bislang unbekannt, ob diese enzyminduzierende Wirkung von Progesteron rezeptorvermittelt abläuft oder einer direkten Progesteronwirkung zuzuschreiben ist. Die Regulation der $PGF_{2\alpha}$-Synthese sowie die Wirkung auf das Myometrium unter normalen und pathologischen Bedingungen sind in Abb. 1 schematisch dargestellt.

Prostaglandinrezeptoren

Es gibt mittlerweile eine Reihe von Befunden, die dafür sprechen, daß Prostaglandine ihre Wirkung über spezifische Rezeptoren entfalten. Dabei scheint es sich um membranständige Rezeptoren zu handeln, die sich eindeutig von den Rezeptoren für Oxytozin unterscheiden (23). Die Synthese von Oxytozin- und PG-Rezeptoren scheint ein sexualsteroidabhängiger Prozeß zu sein. Die zunehmende Oxytozinsensitivität am Ende der Schwangerschaft kann auf eine östrogeninduzierte Zunahme der Oxytozinrezeptoren und/oder einen Anstieg der PG-Synthese zurückzuführen sein. Die PG-Wirkung am Myometrium verläuft vermutlich nicht über das Adenylcyclase-System, denn Goldberg et al. (5) haben gezeigt, daß $PGF_{2\alpha}$ zu einem Anstieg des cGMP im Ratten-

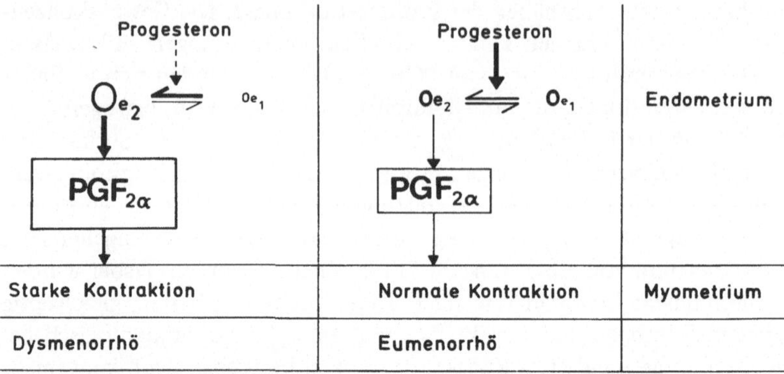

Abb. 1. Schematische Darstellung der Regulation der Synthese von $PGF_{2\alpha}$ durch Östradiol und Progesteron bei Dysmenorrhö und bei Eumenorrhö

uterus führt, ohne das cAMP nennenswert zu beeinflussen. Hinzu kommen Befunde von Kuehl et al. (7), die ebenfalls am Myometrium der Ratte feststellten, daß Östradiol zu einem Anstieg der uterinen $PGF_{2\alpha}$-Bildung und gleichzeitig zu einem Anstieg des cGMP führt. Dieser Effekt ließ sich durch Progesteron hemmen. Der Anstieg von $PGF_{2\alpha}$ und cGMP sind jedoch offensichtlich Vorgänge, die voneinander unabhängig ablaufen dürften, da Indomethacin in der Lage ist, die östrogeninduzierte $PGF_{2\alpha}$-Synthese-Steigerung aufzuheben, nicht jedoch den Anstieg des cGMP zu beeinflussen. Für die Kontraktion der glatten Muskelzelle scheint die Akkumulation von cGMP bedeutsam, entscheidend ist jedoch der Ausstrom von Calciumionen aus der Zelle. Bei diesem Vorgang spielen die Prostaglandine eine vermittelnde Rolle (18).

Es gibt Hinweise auf eine topographisch unterschiedliche Wirkung von PGE_2 und $PGF_{2\alpha}$. So wird beispielsweise dem PGE_2 insbesondere eine zervixdilatierende Wirkung zugeschrieben. Wenn die Wirkung von Prostaglandinen über eine Rezeptorvermittlung zustande kommt, müßte sich im Cervixgewebe eine Anreicherung dieser Rezeptoren nachweisen lassen. Um dieser Frage nachzugehen, wurden Myometriumstreifen von postmenopausalen Frauen auf ihren Rezeptorgehalt untersucht. Um dabei den Einfluß der Sexualsteroidhormone untersuchen zu können, wurden die Patientinnen entweder unbehandelt gelassen, oder sie erhielten 48 h vor der geplanten Hysterektomie 20 mg Östradiolvalerat oder 150 mg Medroxyprogesteronacetat. Außerdem wurde ein gravider Uterus in der 20. SSW auf seinen Rezeptorgehalt hin untersucht. Dazu wurden etwa 1 cm breite Myometriumstreifen vom Fundus bis zur Cervix in 6–8 gleiche Segmente geteilt. Das Gewebe wurde homogenisiert, die Zellmembranen präpariert und mit radioaktiv markiertem PGE_2 und $PGF_{2\alpha}$ inkubiert. Die unspezifische Bindung wurde ermittelt in Anwesenheit eines 1000fachen Überschusses von unmarkiertem PGE_2 bzw. $PGF_{2\alpha}$. Nach der Inkubation wurden freie und gebundene Liganden durch Filtration über einen Milliporefilter mit einer Porengröße von 0,45 μm nach der Methode von Rao (17) voneinander getrennt. Der Proteingehalt der Plasmamembranen wurde nach Lowry et al. (9) bestimmt.

Die Bindungsaffinität und -kapazität wurden durch Rezeptorkinetiken ermittelt. Dazu wurde das Myometrium aus zentralen Abschnitten des Uterus mit steigenden

Mengen von ^{3}H-markierten Prostaglandinen inkubiert. Die unspezifische Bindung wurde wiederum ermittelt in Anwesenheit eines 1000fachen Überschusses unmarkierter Prostaglandine.

Im Fundussegment von postmenopausalen Uteri findet sich eine Bindungskapazität für PGE_2 von etwa 200±10 fmol/mg Protein. Die Bindungskapazität scheint im zentralen Abschnitt des Myometrium weiter anzusteigen und erreicht schließlich Werte von 930±100 fmol/mg Protein. Danach beobachtet man einen steilen Abfall der Bindungskapazität, im zervikalen Abschnitt sind fast keine PGE_2-Rezeptoren mehr nachweisbar. Die Vorbehandlung mit 150 mg Medroxyprogesteronacetat scheint zu einem Abfall der Bindungskapazität zu führen, wobei das Verteilungsmuster der frei verfügbaren PGE_2-Rezeptoren gleich bleibt. Die Vorbehandlung mit Östradiolvalerat hingegen führt zu einer deutlichen Reduktion der frei verfügbaren PGE_2-Rezeptoren. Die Bindungskapazität liegt in einer Größenordnung von 90–120 fmol/mg. Auch hier findet sich die niedrigste Bindungskapazität im zervikalen Abschnitt. Beim schwangeren Uterus präsentiert sich ein Verteilungsmuster der PGE_2-Rezeptoren in ähnlicher Größenordnung wie nach Östrogenvorbehandlung (Abb. 2).

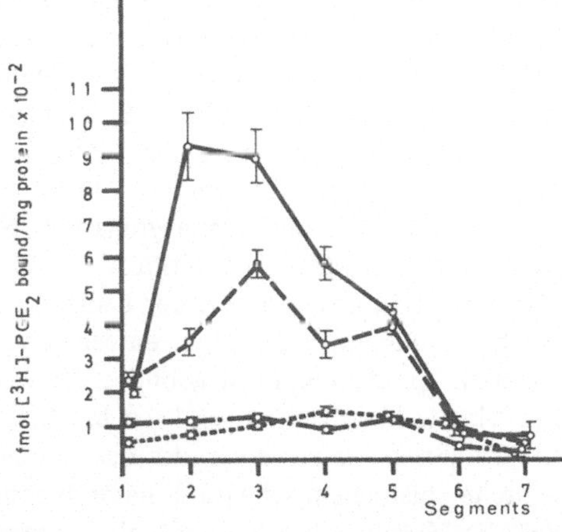

Abb. 2. Verteilung der PGE_2-Rezeptoren im menschlichen Myometrium. 1: Fundussegment, 2, 3, 4, 5: Korpussegmente, 6, 7: Cervixsegmente.
Postmenopausenuteri, o——o
Vorbehandlung mit MPA, o– – –o
Vorbehandlung mit Oe_2-Val., o–.–.–o
Schwangerschaft o--------o

Rezeptorkinetiken mit steigenden Konzentrationen radioaktiv markierter Prostaglandine ergaben nach Scatchard-Analyse im zentralen Abschnitt der untersuchten Uteri eine Dissoziationskonstante von $2{,}7 \pm 0{,}4 \times 10^{-9}$. Die Bindungskapazität für PGE_2 lag zwischen 900 und 940 fmol/mg Protein und wurde beim Kontrolluterus und beim gestagenvorbehandelten Uterus in der gleichen Größenordnung gefunden. Eine Östrogenvorbehandlung hingegen und Schwangerschaft führten zu einer signifikanten Reduktion der Bindungskapazität auf Werte zwischen 300 und 340 fmol/mg Protein (2).

Bindungsstellen für $PGF_{2\alpha}$ ließen sich bei diesen Untersuchungen nur in sehr geringen Konzentrationen nachweisen. Es zeigte sich jedoch ein ähnliches Verteilungsmuster, wie es für die PGE_2-Rezeptoren beschrieben wurde. Nach diesen Untersuchungen lassen sich folgende Schlußfolgerungen ziehen:

1. Menschliches Myometrium bindet PGE_2 spezifisch.
2. PGE_2-Rezeptoren sind im Myometrium regionär unterschiedlich verteilt.

3. Die Anzahl der freien Bindungsstellen für PGE_2 ist abhängig vom endokrinen Milieu.
4. Spezifische $PGF_{2\alpha}$-Bindungen und ihre Regulation im menschlichen Myometrium sind noch ungeklärt.

Angesichts dieser Befunde muß man davon ausgehen, daß die zervixspezifische Wirkung von PGE_2, die klinisch sicher nachgewiesen ist (20, 22), nicht über membranständige Rezeptoren vermittelt wird, sondern möglicherweise über eine Aktivierung von Kollagenasen zur Auflockerung des zervikalen Bindegewebes führt.

Prostaglandine und Menstruation

Es ist unbestritten, daß die Prostaglandine eine wesentliche Rolle beim Ablauf der Menstruation spielen. Wenngleich die Wirkungen der einzelnen Prostaglandine noch nicht detailliert beschrieben werden können, lassen sich doch einige Verallgemeinerungen festhalten, die zunächst als Arbeitshypothese aufgefaßt werden sollen. $PGF_{2\alpha}$ und PGE_2 steigern die Kontraktilität des Myometriums. Die Wirkung der Prostaglandine ist offensichtlich abhängig von der lokalen Sexualsteroidhormonkonzentration (4, 11). $PGF_{2\alpha}$ und PGE_2 werden vorwiegend im Endometrium synthetisiert. Die Syntheserate steht unter dem Einfluß einer hormonalen Kontrolle (1). Des weiteren muß beim Menstruationsvorgang die Bedeutung des Prostacyclins als aktivem Vasodilatator Rechnung getragen werden. Darüber hinaus ist das Prostacyclin ein wirksamer Hemmer der Thrombozytenaggregation. Nach Auffassung von Gryglewski et al. (6), sowie nach Befunden von Moncada et al. (12) ist das Prostacyclin als zirkulierendes Hormon aufzufassen, das in der Lunge synthetisiert wird und für die Homöostase der Blutgerinnungsvorgänge eine entscheidende Bedeutung besitzt. Prostacyclin wird ebenfalls im Myometrium gebildet. Das Auftreten der menstruellen Blutung, das nur bei Primaten beobachtet wird, ist im Zusammenhang mit dem differenzierten Aufbau des Gefäßsystems zu sehen, das das Endometrium versorgt. Durch zahlreiche morphologische, histochemische und hämodynamische Untersuchungen ist gezeigt worden, daß die Menstruation kein plötzlich einsetzender Vorgang ist, sondern eine Folge einer sich über mehrere Tage hinziehenden Regression des Endometriums darstellt. Die Durchblutung des Endometriums ist zum Zeitpunkt der Ovulation maximal und nimmt unter dem Einfluß des Progesterons kontinuierlich bis zum Auftreten der Menstruation ab. Die verminderte Durchblutung des Endometriums führt zu einer Veränderung des Zellstoffwechsels im Sinne einer Regression. Als Ausdruck dieser regressiven Veränderung kann ein Anstieg der Aktivität proteolytischer Enzyme im Endometrium gewertet werden. Bekanntlich bewirkt Progesteron eine charakteristische Umwandlung des Endometriums mit allen Zeichen sekretorischer Aktivität. Das Progesteron bewirkt ebenfalls die Ausbildung der typischen Spiralarterien. Mit zunehmender Schrumpfung des Endometriums treten die Spiralarterien immer deutlicher hervor und treten somit zunehmend an die Oberfläche. Die hormonabhängige, zunehmende Synthese von $PGF_{2\alpha}$ führt möglicherweise durch Kontraktionen des Myometriums zu einer weiteren Drosselung der Blutzufuhr des Endometriums, insbesondere der Funktionalis. Damit kommt es zum Gewebsuntergang, der begleitet wird von Hämatombildungen, Diapedesis- und Rhexisblutungen. Prostacyclin führt einerseits zur Vasodilatation und verhindert andererseits die Aggregation von Thrombozyten, würde also auf der Ebene des Endometriums bzw. seines versorgenden Gefäßsystems im Sinne einer Blutungsförderung wirksam werden. Die Blutstillung selbst wird durch Kontraktion des Myometriums erreicht. Für einen störungsfreien Ablauf der Menstruation ist offensichtlich eine adäquate Relation von $PGF_{2\alpha}$ und PGE_2 einerseits sowie Prostacyclin andererseits Voraussetzung. Wieweit das Prostacyclin für die Ungerinnbarkeit des Menstrualblutes mitverantwortlich ist, ist noch nicht geklärt. Es ist jedoch ohne weiteres denkbar, daß eine vermehrte Prostacyclinsynthese über ihre vasodilatatorische und die Thrombozytenaggregation hemmende Wirkung lang anhaltende Blutungen verursachen kann. Ebenso könnte eine ungenügende Synthese von $PGF_{2\alpha}$ die Ursache einer verstärkten und verlängerten Menstruation sein. Auch die unter Ovulationshemmereinnahme häufig beobachteten Durchbruchsblutungen können als Folge einer gestörten Prostaglandin/Prostacyclin-Relation verstanden werden. Unter der Einnahme von Ovulationshemmern fanden Maathuis u. Kelly (10) $PGF_{2\alpha}$- und PGE_2-Konzentrationen im Endometrium, die der mittleren Sekretionsphase des Normalzyklus entsprachen. Wieweit die Synthese von Prostacyclin unter dem Einfluß von Sexualsteroidhormonen steht, ist noch ungeklärt.

Prostaglandine und Dysmenorrhö

Die Zusammenhänge zwischen gestörter PG-Synthese und Dysmenorrhö sind mehrfach untersucht worden und sind einheitlich in ihren Ergebnissen zu bewerten (15, 24). Demnach ist davon auszugehen, daß die Dysmenorrhö der Ausdruck einer pathologisch gesteigerten $PGF_{2\alpha}$-Bildung darstellt (Abb. 1). Bestimmungen des $PGF_{2\alpha}$-Spiegels und seines stabilen Abbauproduktes im Menstrualblut von 6 Frauen mit ausgeprägter Dysmenorrhö haben jeweils eine deutlich über der Norm liegende $PGF_{2\alpha}$-Synthese erkennen lassen. Die intrauterine Applikation von Progesteron mittels eines Intrauterinpessars, das täglich 65 μg Progesteron an das Endometrium abgibt, ist gefolgt von einem deutlichen Absinken der $PGF_{2\alpha}$-Spiegel im Menstrualblut auf Größenordnungen, die dem eumenorrhoischen Zyklus entsprechen (Abb. 3). Gleichzei-

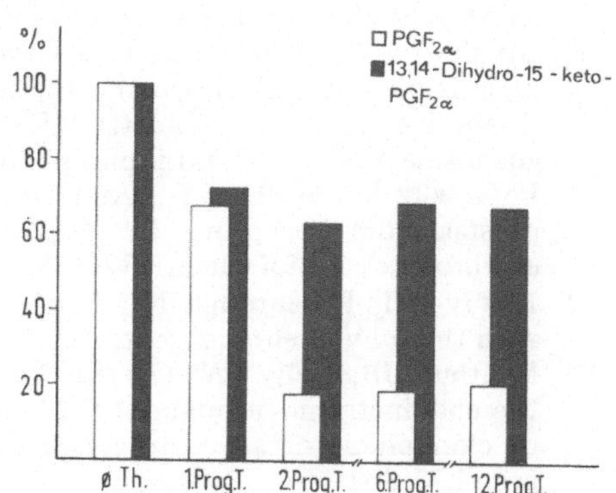

Abb. 3. Relative Konzentrationen von $PGF_{2\alpha}$ und 13,14-Dihydro-15-keto-$PGF_{2\alpha}$ im Menstrualblut bei 6 Patientinnen mit Dysmenorrhö vor und nach Einlage eines Progestasert (Biograviplan)

tig besserte sich die klinische Symptomatik eindrucksvoll. Bei Dysmenorrhöen scheint ursächlich das Verhältnis von $PGF_{2\alpha}$ zu PGE_2 zugunsten des $PGF_{2\alpha}$ verschoben zu sein. Diese veränderte Syntheseleistung des Endometriums ist vermutlich auf eine unzureichende Progesteronwirkung bei relativem Überwiegen der Östrogene zurückzuführen.

Zusammenfassung

Die Synthese von $PGF_{2\alpha}$ im menschlichen Endometrium wird offensichtlich durch Sexualsteroide gesteuert. Östradiol bewirkt eine Stimulierung der Biosynthese von $PGF_{2\alpha}$; dieser Effekt wird von Progesteron antagonisiert. PGE_2 entfaltet seine uteruskontrahierende Wirkung im Fundusbereich über eine Bindung an spezifische, membranständige Rezeptoren. Im Cervixabschnitt führt PGE_2 zu einer Erweichung des Bindegewebes und zur Cervixdilatation. PGE_2 wird in diesem Abschnitt vermutlich ohne Rezeptorvermittlung durch unmittelbare Aktivierung von Kollagenasen wirksam. Die Bedeutung der Prostaglandine für den Ablauf der Menstruation wird beschrieben. Die Dysmenorrhö wird als prostaglandinvermitteltes Krankheitsbild interpretiert.

Literatur

1. Abel MH, Baird DT (1980) The effect of 17β-estradiol and progesterone on prostaglandin production by human endometrium maintained in organ culture. Endocrinology 106:1599–1606
2. Bauknecht T, Krahe B, Rechenbach U, Zahradnik HP, Breckwoldt M (to be published (Distribution of prostaglandin E_2- and prostaglandin $F_{2\alpha}$-receptors in human myometrium. Acta Endocrinol (Copenh)
3. Downie J, Poyser NL, Wunderlich M (1974) Levels of prostaglandins in human endometrium during the normal menstrual cycle. J Physiol 236/2:465
4. Garrioch DB (1978) The effect of indomethacin on spontaneous activity in the isolated human myometrium and on the response to oxytocin and prostaglandin. Br J Obstet Gynaecol 85:47
5. Goldberg ND, Haddox MK, Nicol SE (1974) Biological regulation through opposing influences of cyclic GMP and cyclic AMP. The Yin Yang hypothesis. Adv Cyclic Nucleotide Res 5:307–330
6. Gryglewski RJ, Korbut R, Ocetkiewicz A (1978) Generation of prostacyclin by lungs in vivo and its release into the arterial circulation. Nature 273:765
7. Kuehl FA, Ham EA, Zanetti ME (1974) Estrogen related increases in uterine guanosine 3′:5′-cyclic monophosphate levels. Proc Natl Acad Sci USA 71:815
8. Lefkowitz RJ, Mullikin D, Wood CL, Gore TB, Mukherjee C (1977) Regulation of prostaglandin receptors by prostaglandins and guanine nucleotides in frog erythrocytes. J Biol Chem 252:5295–5303
9. Lowry OH, Rosebrough NJ, Farr AL, Randall RJ (1951) Protein measurements with the folin phenol reagent. J Biol Chem 193:265
10. Maathuis JB, Kelly RW (1978) Concentrations of prostaglandin $F_{2\alpha}$ and E_2 in the endometrium throughout the human menstrual cycle, after the administration of clomiphene or an oestrogen-progestogen pill and in early pregnancy. J Endocrinol 77:361

11. Martin JN, Bygdeman M (1975) The effect of locally administered $PGF_{2\alpha}$ on the contractility of the nonpregnant human uterus in vivo. Prostaglandins 9:245
12. Moncada S, Korbut R, Bunting S, Vane JR (1978) Prostacyclin is a circulating hormone. Nature 273:767
13. Okamura N, Terayama H (1977) Prostaglandin receptor-adenylate cyclase system in plasma membranes of rat and ascites hepatomas and the effect of GTP upon it. Biochim Biophys Acta 465:54–67
14. Pickles VR (1957) A plain-muscle stimulant in the menstrurem. Nature 180:1198
15. Pickles VR (1979) Prostaglandins and dysmenorrhoea: Historical survey. Acta Obstet Gynecol Scand [Suppl] 87:7
16. Pollow K, Luebbert H, Boquoi E, Kreuzer G, Jeske R, Pollow B (1975) Studies on 17β-dehydrogenase activity in human endometrium and endometrial carcinoma II. Characterization of the soluble enzyme from secretory endometrium. Acta Endocrinol (Copenh) 79:146
17. Rao CV (1976) Properties of prostaglandin $F_{2\alpha}$ receptors in bovine corpus luteum cell membranes. Mol Cell Endocrinol 6:1
18. Reed PW, Knapp HR (1978) Prostaglandins and calcium. Ann NY Acad Sci 307:445
19. Schmidt-Gollwitzer M, Eiletz J, Genz G, Pollow K (1979) Determination of estradiol, estrone, and progesterone in serum and myometrium: Correlation with the content of sex steroid receptors and 17β-hydroxysteroid dehydrogenase activity throughout the menstrual cycle.
20. Steiner H, Zahradnik HP, Breckwoldt M, Robrecht D, Hillemanns HG (1979) Cervical ripening prior to induction of labor. Intracervical application of a PGE_2 viscous gel. Prostaglandins 17:125
21. Tseng L, Gurpide E Induction of human endometrial estradiol dehydrogenase. Endocrinology 97:825
22. Ulmsten U (1979) Aspects on ripening of the cervix and induction of labor by intracervical application of PGE_2 in viscous gel. Acta Obstet Gynecol Scand [Suppl] 84:5
23. Wakeling AE, Wyngarden LJ (1974) Prostaglandin receptors in the human monkey and hamster uterus. Endocrinology 95:55
24. Zahradnik HP, Stengele E, Kraut E, Scharpf G, Breckwoldt M (1978) Neue Aspekte zur Pathogenese und Therapie der Dysmenorrhoe: Prostaglandin $F_{2\alpha}$-Spiegel im Menstrualblut. Dtsch Med Wochenschr 103:1270

Beeinflussung der Harnblasenfunktion durch Prostaglandine: Anwendungsmöglichkeit in der Gynäkologie?

B. SCHÜSSLER* und S. ALLOUSSI**

Die nervale Versorgung der Harnblase ist seit langem bekannt (9). Die Kontraktion des Detrusors wird über den Parasympathikus vermittelt. In diesen Funktionsablauf greifen α- und β-sympathische Fasern, die hauptsächlich im Bereich des Trigonum vesicae und der proximalen Harnröhre lokalisiert sind, modulierend ein. Ihnen wird eine Rolle bei der Erschlaffung des Blasenhalses zu Beginn der Miktion zugeschrieben. Die minutiösen Funktionsabläufe von Blasenfüllung und Miktion werden allerdings durch diese beiden Nervensysteme nur ausreichend erklärt.

Durch den Nachweis der Wirksamkeit von Prostaglandinen auf glattmuskuläre Strukturen wurde die Aufmerksamkeit auch auf die Beeinflussung der Blasenmuskulatur gelenkt. Naimzada beschrieb 1967 erstmals eine Motilitäts- und Tonuszunahme der Ratten- und Meerschweinchenblase nach Prostaglandin-E_2-Applikation (10). Taira wies 1974 einen direkten Einfluß von Prostaglandin-$F_{2\alpha}$ ($PGF_{2\alpha}$) auf den Detrusor vesicae nach (14). Durch Applikation von $PGF_{2\alpha}$ in die Harnblasenarterie des Hundes ließen sich Detrusorkontraktionen auslösen. Diese unterschieden sich qualitativ und quantitativ deutlich von acetylcholininduzierten Kontraktionen. Während es bei Acetylcholingabe zu einem spikeartigen Anstieg des intravesikalen Druckes kam, bewirkte die Prostaglandingabe eine langsame und länger anhaltende Drucksteigerung. Die Erhöhung der Dosis war bei $PGF_{2\alpha}$ weniger deutlich an der intravesikalen Druckerhöhung ablesbar.

Abrams u. Fenely konnten den Nachweis der kontraktilen Potenz auch für andere natürliche Prostaglandine, darunter auch Prostaglandin-E_2 (PGE_2), erbringen (1).

Interessante Resultate ergaben auch die Untersuchungen an der proximalen Urethramuskulatur. Von verschiedenen Autoren wurde hier bei unterschiedlichen Spezies und an verschiedenen Modellen eine Relaxation unter PGE_2-Gabe und eine Kontraktion durch $PGF_{2\alpha}$ beschrieben (3, 7, 8).

Einen weiteren Schritt vorwärts bedeutete die Arbeit von Abrams et al. (2). Sie konnten am isolierten menschlichen Blasenmuskel den Nachweis einer endogenen Prostaglandin-Synthese führen. Pogessi et al. führten dies weiter (11). Am Kaninchenmodell zeigten sie, daß eine zunehmende Dehnung des Detrusors eine Erhöhung der Prostaglandinfreisetzung zur Folge hat.

* Universitäts-Frauenklinik, D-6650 Homburg (Saar)
** Urologische Klinik der Universität, D-6650 Homburg (Saar)

Nimmt man alle diese Ergebnisse zusammen, so könnte das Modell über den Ablauf von Blasenfüllung und Miktion folgendermaßen ergänzt werden:

Eine kontinuierliche Füllung der Harnblase führt zu einer Stimulation von Dehnungsrezeptoren in der Harnblasenwand. Dadurch wird die Synthese und Freisetzung von Prostaglandinen induziert, die eine zunehmende Wandspannung des Detrusors vermitteln. Es kommt nun zu einer Erhöhung des intravesikalen Druckes, der über die Erregung der Barorezeptoren letztendlich ein Harndranggefühl vermittelt. Bei der dann ausgelösten Miktion kann das freigesetzte PGE_2 zusätzlich über eine direkte Wirksamkeit am Blasenhals wie auch über eine verminderte Katecholaminfreisetzung zu einer Erschlaffung der proximalen Harnröhre führen. Dadurch ist ein suffizienter Harnfluß gewährleistet (Abb. 1).

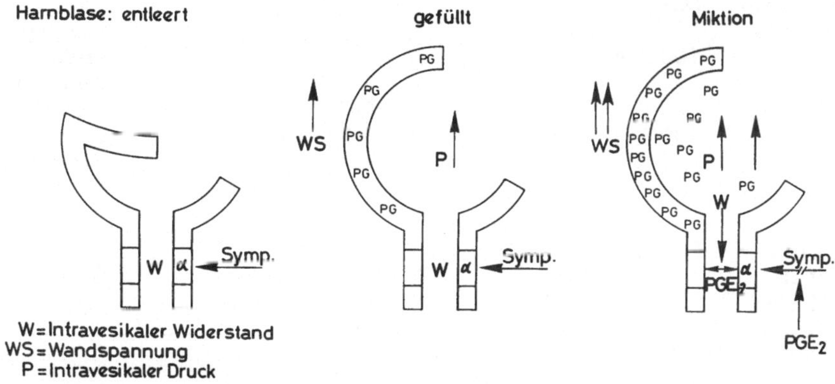

Abb. 1. Einflußmöglichkeiten von PGE_2 auf den Funktionsablauf der Harnblase (Modell)

Auf dem Boden dieser Untersuchungen zur Harnblasenphysiologie ergeben sich für die Anwendung, insbesondere von PGE_2, in der Gynäkologie zwei Indikationsbereiche:

1. Die Blasenentleerungsstörung bei der motorisch denervierten Harnblase (z. B. nach radikaler Hysterektomie).
2. Die postoperative Blasenentleerungsstörung *ohne* Läsion der Blaseninnervation, wie wir sie häufig nach vaginalen Operationen erleben.

Obwohl gerade die Behandlung der sog. Wertheim-Blase mit den z. Z. zur Verfügung stehenden Medikamenten häufig Probleme bereitet, nehmen sich die Berichte über die klinische Anwendung von Prostaglandinen bei der Blasenentleerungsstörung gegenüber der großen Zahl physiologischer und pharmakologischer Studien relativ bescheiden aus (Tabelle 1).

Die grundlegende Arbeit stammt von Bultitude et al. aus dem Jahre 1976 (4). Bei 21 Patientinnen mit einer Blasenentleerungsstörung unterschiedlicher Genese und hohen Restharnmengen oberhalb 200 ml wurde eine *einmalige* intravesikale Instillation von 500 μg PGE_2 vorgenommen. Vor Medikamentengabe und 30 min nach der Prosta-

Tabelle 1. Zusammenstellung der Literatur über die klinische Anwendung von Prostaglandinen zur Therapie von Blasenentleerungsstörungen

Autoren	Substanz/ Dosis	Applikations-art	Ergebnisse Klinisch	Urodynamisch
Bultitude et al. (1976)	PGE_2 500 μg	Intra-vesikal	Erfolg bei 14/21 Patientinnen RH-Reduktion: 700 ml auf 46 ml im Ø	Uroflow ↑↑ Blasen-kapazität ↓↓↓ Druck ↑↑
Grünberger u. Tulzer (1981)	PGE_2 750– 1500 μg	Intra-vesikal	Erfolg bei 22/24 Patientinnen RH-Frei 11 Rezidiv 4	
Gaudenz (1980)	$PGF_{2\alpha}$ 1000– 5000 μg	Intra-vesikal		Signifikanter intravesikaler Druckanstieg (1/6)
	875– 3000 μg	Intra-venös	Gesunde Probandinnen	IntravesikalerRuhedruck ↑ (8/9) Eigenständige Detrusorkontraktion 16–40 mm Hg (8/9)
Karim et al. (1979)	$PGF_{2\alpha}$ 1000– 2000 μg	Intra-vesikal	RH-Verminderung bei 6/10	Ø

glandin-E_2-Instillation wurde eine Miktiometrie durchgeführt und die urodynamischen Parameter:

intravesikaler Druck,
Harnflußgeschwindigkeit sowie
Miktionsvolumen und
Restharnmenge bestimmt.

Die Ergebnisse waren exzellent. Dies läßt sich am deutlichsten an den Restharnverhältnissen ablesen.

Bei 14 von 21 Frauen sank der durchschnittliche Restharnwert von 700 ml auf 46 ml ab, wobei 6 Patientinnen restharnfrei miktionieren konnten. Noch erstaunlicher sind die Langzeitergebnisse über 2 Jahre. Lediglich 3 Frauen hatten ein leichtes Rezidiv, welches aber mit einer neuerlichen Injektion behoben werden konnte. Eine zufriedenstellende Erklärung für dieses Phänomen des Langzeiterfolges konnte nicht gegeben werden.

Unter den 7 Versagern befanden sich alle 4 Patientinnen mit einer neurogenen Blasenentleerungsstörung (z. B. im Zustand nach abdominosakraler Rektumamputation).

Eine weitere Studie mit urodynamisch erfaßten Parametern stammt von Gaudenz aus dem Jahre 1979 (5). Im Rahmen einer Untersuchung über die motorische Urge-Inkontinenz applizierte er gesunden Probandinnen Prostaglandin-$F_{2\alpha}$ in einer Dosierung zwischen 1 mg und 5 mg intravesikal und infundierte in einer Rate zwischen 2,5 und 50 μg PGF_{2a} intravenös, wobei die Gesamtdosis zwischen 875 und 3000 μg lag.

Trotz der hohen intravesikal applizierten Gesamtdosis von maximal 5000 μg war lediglich in einem von 6 Fällen eine Erhöhung des intravesikalen Druckes nachweisbar. Demgegenüber ließen sich bei intravenöser Infusion neben einem erhöhten Blasenruhetonus autonome Detrusorkontraktionen nachweisen, die in ihrem Charakter nicht von solchen bei motorischer Urge-Inkontinenz unterschieden werden konnten.

Ratnam et al. berichteten in einer rein klinischen Studie ebenfalls über die Anwendung von Prostaglandin-F_{2a} als intravesikale Instillation zur Therapie von hohen Restharnverhältnissen unterschiedlicher Genese (12). Der Therapieerfolg wurde an den Restharnwerten abgelesen.

Obwohl die Dosierung mit 1–2 mg niedriger lag als bei Gaudenz, konnte doch eine Verminderung bzw. ein völliges Verschwinden des Restharns bei 6 von 10 Patientinnen nachgewiesen werden.

Eine weitere Studie von Grünberger u. Tulzer aus dem Jahre 1981 konnte ebenfalls eine erfolgreiche Behandlung von Restharnverhältnissen nachweisen (6). In ihrem Patientengut waren bereits nach einmaliger Instillation von 750 μg PGE_2 11 von 24 Patientinnen restharnfrei. Insgesamt wurde in 22 von 24 Fällen erfolgreich behandelt. Im Gegensatz zu der Studie von Bultitude wurden bei 4 Frauen frühzeitige Rezidive nachgewiesen.

Die einzige vergleichende Studie liegt uns von Stanton et al. vor (13). Bei jeweils 10 Patientinnen im Zustand nach vaginaler Hysterektomie mit vorderer Plastik verglich er die Wirksamkeit von 1000–5000 μg PGE_2 als intravesikale Instillation mit der oralen Gabe von 10 mg Diazepam als Tranquilizer mit muskelrelaxierender Wirkung, 10–30 mg Phenoxybenzamin als α-Rezeptorenblocker und 3x25 mg Betanechthol-Chlorid als Parasympatomimetikum. In bezug auf die Dauer bis zum In-gang-kommen einer Spontanmiktion sowie auf die Uroflowmetrie bezogen, zeigten sich bei einer PGE_2-Gabe die *schlechtesten* Ergebnisse.

Trotz des z. T. ähnlich zusammengesetzten Patientengutes und vergleichbarem therapeutischen Vorgehen sind die Ergebnisse doch insgesamt sehr stark voneinander abweichend. Weitere Untersuchungen sind deshalb zur Festlegung der wirklichen Bedeutung der Prostaglandine zur Beeinflussung der Harnblasenfunktion unbedingt notwendig.

Als Zusammenfassung der vorliegenden klinischen Daten darf man bisher folgendes sagen:

1. PGE_2 und PGF_{2a} können zur Therapie der Blasenentleerungsstörung in der Gynäkologie eingesetzt werden.
2. Entsprechend dem physiologischen Wirkmechanismus von PGE_2 – zum einen eine Tonussteigerung des Detrusor vesicae, zum anderen eine gleichzeitige Erschlaffung des Blasenhalses – ist diese Substanz in ihrer Wirksamkeit dem PGF_{2a} überlegen.

Eigene Ergebnisse

Zwei Dinge haben uns veranlaßt, die Wirkung von Sulproston auch auf die Blasenmuskulatur zu überprüfen:

1. Die qualitative Verwandtschaft mit PGE_2,
2. seine gute systemische Verträglichkeit.

In einem Vorversuch haben wir bei einer 24jährigen Patientin nach ausführlicher Aufklärung und Einwilligung anläßlich einer Schwangerschaftsunterbrechung aus medizinischer Indikation eine urodynamische Untersuchung bei steigender intravenöser Konzentration durchgeführt.

Bei einer Infusionsrate von 100 µg/h Sulproston traten erste uterine Kontraktionen bereits nach 15 min auf, ohne daß eine Veränderung der Miktionsparameter nachzuweisen gewesen wäre. Die Steigerung der Infusionsrate auf 200 µg/h und eine Gesamtdosis von 500 µg erbrachte bei der Patientin eine deutliche Verringerung der Blasenkapazität. Während bei 4 zuvor durchgeführten Miktionen die Blasenkapazität stets um 400 ml lag, war jetzt bereits nach 200 ml Blasenfüllung ein imperativer Harndrang aufgetreten. Die dadurch induzierte Miktion unterschied sich von den vorangegangenen weder im Detrusordruck noch im Uroflow. Dieses Ergebnis war reproduzierbar. Nach Absetzen der Sulprostoninfusion normalisierte sich die Blasenkapazität bereits innerhalb von 30 min wieder.

Nach einem konstanten Infusionsschema, wobei jeweils über 15 min Sulproston in steigenden Dosen von 12,5 µg über 25 und 50 µg auf 100 µg kontinuierlich infundiert wurde, untersuchten wir 2 weitere gesunde Probandinnen. Auch hier stand die Verminderung der Blasenkapazität zusammen mit dem imperativen Harndrang als einzigen faßbaren urodynamischen Parameter im Vordergrund. Alle Patientinnen konnten gut zwischen ziehenden Unterleibsschmerzen im Sinne einer prostaglandininduzierten Uteruskontraktion und dem Miktionsdrang differenzieren. Unabhängig davon, ob eine Gravidität vorlag oder nicht, setzten Uteruskontraktionen früher ein als der Einfluß auf die Blasenfunktion.

Tabelle 2. Einfluß von intravenös bzw. intravesikal appliziertem Sulproston auf urodynamisch erfaßbare Parameter von Blasenfüllung und Miktion

	Applikationsart	
	Intravenös	Intravesikal
	25 µg–100 µg/15 min Gesamt: 350 µg–500 µg	300 µg+700 µg Gesamt: 1 000 µg
Blasenkapazität	Prätherapeutisch	402 ml (minimum 350 maximum 430)
	Posttherapeutisch	241 ml (minimum 150 maximum 300)
	Differenz	161 ml (minimum 130 maximum 200)
Uroflow	Unverändert	
Detrusordruck	Unverändert	
Prämiktionsdruck	Unverändert	

N=6

Bei einer weiteren Gruppe von 3 gesunden Probandinnen wurde die Wirkung von intravesikal instilliertem Sulproston ebenfalls urodynamisch untersucht. Folgendes Vorgehen wurde gewählt:

Nach Entleerung der Harnblase wurden 300 μg bzw. im zweiten Versuch 700 μg Sulproston, aufgelöst in 20 ml physiologischer Kochsalzlösung, intravesikal instilliert. Nach 10minütiger Einwirkungszeit führten wir eine Miktiometrie durch. Nach Gabe von 300 μg war keinerlei urodynamisch erfaßbare Wirkung zu verzeichnen. Wie schon bei der intravenösen Gabe gezeigt, war nach 700 μg ebenfalls eine z. T. erhebliche Einschränkung der Blasenkapazität nachweisbar. Die Ergebnisse sind in Tabelle 2 zusammengefaßt.

Aufgrund dieser Ergebnisse darf für Sulproston folgender Wirkungsmechanismus gefolgert werden:

1. Wie PGE_2 wirkt Sulproston erschlaffend auf die Urethramuskulatur.
2. Die Ansprechbarkeit der Urethramuskulatur bei systemischer Gabe von Sulproston ist deutlich geringer als die Wirkung am Myometrium.
3. Im Gegensatz zu PGE_2 löst Sulproston in der hier angewandten Dosierung keine aktive Detrusorkontraktion aus.

Klinische Anwendung von Sulproston

Diese Ergebnisse haben uns ermutigt, Sulproston versuchsweise klinisch bei postoperativen Restharnverhältnissen nach Inkontinenzoperationen wie auch nach radikalen Hysterektomien einzusetzen. Bei dem ersten Kollektiv – also zumeist nach vaginalen Operationen – wird Sulproston z. Z. bei Restharnwerten von mindestens 50 ml in Dosierungen zwischen 500 μg und 1000 μg intravesikal bzw. intraurethal instilliert.

Unsere Zahlen sind derzeit noch zu klein, um eine *klinisch* einigermaßen gesicherte Aussage über diese Behandlungsform machen zu können, insbesondere bei der bekannten komplexen Ätiologie dieser meist nur kurzfristig bestehenden Blasenentleerungsstörung. Als vorläufige Mitteilung kann allerdings jetzt schon festgestellt werden, daß ein überzeugendes positives Ergebnis nicht zu erwarten ist.

Vielversprechender erscheint die Anwendung von Sulproston bei der neurogenen Blasenentleerungsstörung nach einer radikalen Hysterektomie zu sein.

Bei 2 Patientinnen im Zustand nach einer Wertheim-Meigs-Operation bestanden 10 bzw. 14 Tage postoperativ Restharnverhältnisse bzw. Harnverhaltungen, die zwischen 600 ml und minimal 110 ml lagen. Bei erhaltener Sensorik konnte eine Miktion nur mittels Bauchpresse durchgeführt werden. Bei beiden führten wir eine Miktiometrie durch.

Bei der ersten Patientin, R. G., 59 Jahre, betrug der Uroflow vor der Sulproston-Gabe 3 ml/s, der Restharn lag bei 220 ml (Abb. 2).

Nach der Medikamentengabe hatte sich der Restharn auf 40 ml verringert, der Harnfluß war auf 13 ml/s angestiegen (Abb. 3).

Bei der zweiten Patientin fanden sich ähnliche Verhältnisse. Vor der Sulprostongabe zeigte sich zweimal eine Harnverhaltung bei 600 ml Blasenkapazität. Im Anschluß

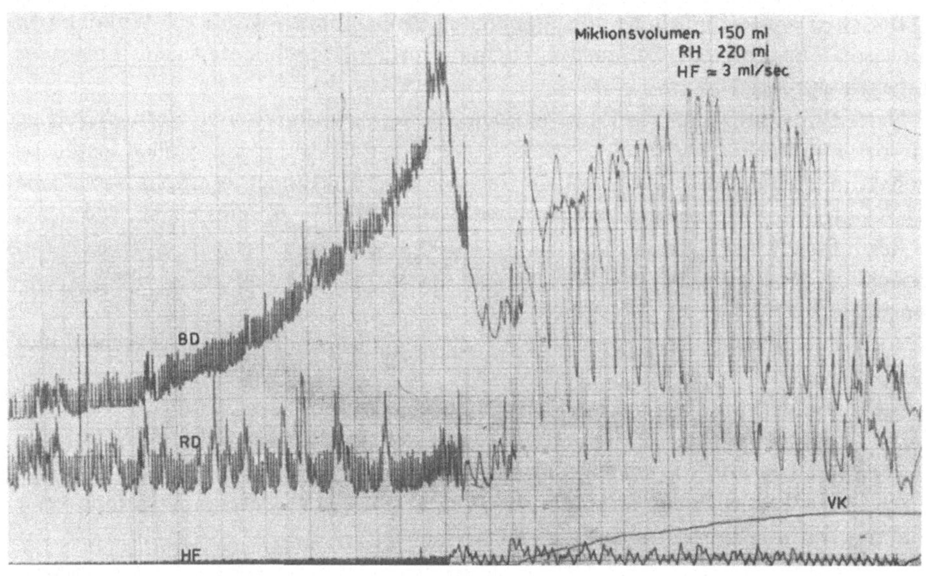

Abb. 2. Pat. R. G., 59 J., Miktionsablauf im Zustand nach radikaler Hysterektomie vor Applikation von Sulproston. *BD* Blasendruck, *RD* Rektaldruck, *HF* Harnfluß, *VK* Miktionsvolumen

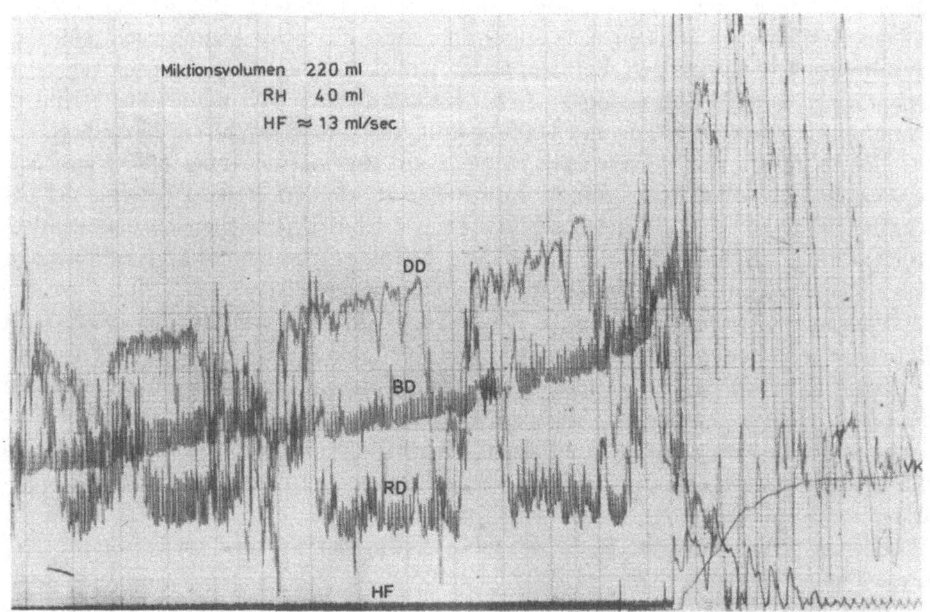

Abb. 3. Pat. R. G., 59 J., Miktiometrie nach intravenöser Gabe von Sulproston, Gesamtdosis 375 µg. *BD* Blasendruck, *RD* Rektaldruck, *HF* Harnfluß, *VK* Miktionsvolumen

an die Applikation des Medikaments kam ein Uroflow von 10 ml/s zustande. Der Restharn wurde auf 100 ml drastisch gesenkt.

Subjektiv gaben beide Patientinnen eine wesentlich erleichterte Miktion an, die sich nach 24 h etwas verschlechtert hatte, aber immer noch als bedeutend besser als vor der Behandlung empfunden wurde. Bei einer erneuten urodynamischen Untersuchung zu diesem Zeitpunkt wurde das gleiche gute Ergebnis wie unmittelbar nach der Sulprostongabe erzielt. Nach mittlerweile 4wöchigem Intervall ist auch klinisch keine weitere Verschlechterung eingetreten.

Während der direkte Therapieerfolg über die infravesikale Relaxation gut zu erklären ist, fehlt es an einer sicheren Interpretation für den hier eingetretenen Langzeiteffekt. Eine direkte medikamentöse Wirkung ist wegen der bekannten kurzen Halbwertzeit von Sulproston nicht gegeben. Es bleibt die Spekulation über einen Lerneffekt, wie es auch schon Bultitude getan hat (4). Im Gegensatz zu Bultitude steht die Tatsache, daß sich in unserem Kollektiv neurogene Blasenentleerungsstörungen erfolgreich therapieren lassen. Möglicherweise liegt dies in der Unterschiedlichkeit der angewandten Substanzen.

Gestützt auf die objektiven Daten der urodynamischen Untersuchung läßt sich unseres Erachtens zur Behandlung der motorisch denervierten Blase eine Anwendungsmöglichkeit für Sulproston ableiten. Größere Kollektive sowie der Vergleich mit dem derzeit gängigen Therapiekonzept, einem α-Rezeptorenblocker in Kombination mit einem direkten Parasympatomimetikum, müssen diese vorläufige Mitteilung bestätigen.

Literatur

1. Abrams PH, Fenely RCL (1976) The actions of prostaglandins on the smooth muscle of the human urinary tract in vitro. Br J Urol 47:909–915
2. Abrams PH, Sykes JAC, Rose AJ, Rogers AF (1979) The synthesis and release of prostaglandins by human urinary bladder muscle in vitro. Invest Urol 16:346–348
3. Andersson K-E, Persson CGA (1977) Effects of prostaglandins on the isolated human bladder and urethra. Acta Physiol Scand 100:165–171
4. Bultitude MI, Hills NH, Shuttleworth KED (1976) Clinical and experimental studies on the action of prostaglandins and their synthesis inhibitors on detrusor muscle in vitro and in vivo. Br J Urol 48:631–637
5. Gaudenz R (1979) Die Wirkung von Prostaglandin $F_{2\alpha}$ auf die Harnblasen-Muskulatur der Frau. Fortschr Med 36:1387–1390
6. Grünberger W, Tulzer H (1981) Zur Therapie der postoperativen Harnverhaltung mit Prostaglandin. Geburtshilfe Frauenheilkd 41:20–22
7. Khalaf IM, Rioux F, Quirion R, Elhilali MM (1980) Intravesical prostaglandin: Release and effect of bladder instillation on some micturition parameters. Br J Urol 52:351–356
8. Khalaf IM, Ghoneim MA, Elhilali MM (1981) The effect of exogenous prostaglandins $F_{2\alpha}$ and E_2 and infomethacin on micturition. Br J Urol 53:21–28
9. Magee MC, Fried FA (1979) Neurologisches Basiswissen für den Urologen. Extracta Urol 2:87–144
10. Naimzada K (1967) Azione della prostaglandin E_2 sulla vesica (esperienza nella caviae nel satto). Boll Soc Ital Biol Sper 43:518

11. Poggesi L, Nicita G, Castellani S, Selli C, Galanti G, Turini D, Masotti G (1980) The role of prostaglandins in the maintenance of the tone of the rabbit urinary bladder. Invest Urol 17:454–458
12. Ratnam SS, Prasad RNV, Karim SMM (1980) Management of post-surgical urinary retention with prostaglandin $F_{2\alpha}$ – A preliminary report. Singapore J Obstet Gynaecol 10:23–26
13. Stanton SL, Cardozo LD, Kerr-Wilson R (1979) Treatment of delayed onset of spontaneous voiding after surgery for incontinence. Urology 13:494–496
14. Taira N (1974) Mode of actions of prostaglandin $F_{2\alpha}$ on the urinary bladder and its arterial bed in the dog. Eur J Pharmacol 29:30–34

Prostaglandine, Plättchenfunktion und Hämostase unter besonderer Berücksichtigung des Einflusses von Ovulationshemmern auf den Prostaglandin-Stoffwechsel

P. HELLSTERN, W. HOLL und E. WENZEL*

Einleitung

Unter der Einnahme von Ovulationshemmern werden gehäuft Thromboembolien und kardiovaskuläre Erkrankungen sowie multiple Veränderungen der Hämostase beobachtet. Die von verschiedenen Autoren gefundenen Alterationen im Gerinnungssystem bei Anwendung von Ovulationshemmern sind in Tabelle 1 zusammengefaßt (6). Bemerkenswerterweise liegen nur wenige Beobachtungen über den Einfluß von Sexualhormonen auf den PG-Stoffwechsel von Plättchen und Gefäßwand in vivo vor, obwohl sich PG und Thromboxane als wesentliche Regulatoren des hämostatischen Gleichgewichts erwiesen haben. Wir sahen uns daher veranlaßt, den Plättchen-PG-Stoffwechsel von Frauen, die orale Antikontrazeptiva einnehmen, zu untersuchen. Im folgenden soll ein Überblick über die Bedeutung von Prostaglandinen für die Hämostase gegeben und über erste eigene Ergebnisse berichtet werden.

Tabelle 1. Laboranalytische Veränderungen der Hämostase unter der Einnahme oraler Kontrazeptiva [Nach einer Zusammenstellung von Gordon et al. (6)]

Erhöhte Spiegel:	Faktor I, II, VII, IX, X, XII Plasminogen
Verminderte Spiegel:	Antithrombin III, C_1-Inaktivator
PTT, Prothrombinzeit und Euglobulinlysezeit verkürzt Thrombozytenzahl und -Adhäsivität erhöht Thromboxan-A_2-Synthese erhöht	

Prostaglandin-Stoffwechsel der Gefäßwand und der Thrombozyten

Die wichtigsten Vertreter der hämostaseologisch relevanten PG und PG-Derivate sind das Thromboxan-A_2 (TXA_2), das 1975 erstmals von der Arbeitsgruppe um Hamberg beschrieben wurde und in Thrombozyten synthetisiert werden kann (7), sowie das

* Klinikum der Universität, Abteilung für Hämostaseologie, D-6650 Homburg (Saar)

1976 von Moncada et al. entdeckte Prostacyclin (PGI_2), welches in den Endothelzellen der Gefäßwand gebildet wird (12).

Beide Substanzen beeinflussen die Thrombozyten- und Gefäßwandfunktion gegensinnig. Während TXA_2 vasokonstriktorisch und plättchenaggregationsfördernd wirkt, ist Prostacyclin ein Vasodilatator und der wirksamste der derzeit bekannten Aggregationshemmer.

Die heutigen Vorstellungen von der PG-Synthese und deren Regulation in Plättchen und Gefäßwand sind in Abb. 1 schematisch dargestellt. Die wichtigste Ausgangs-

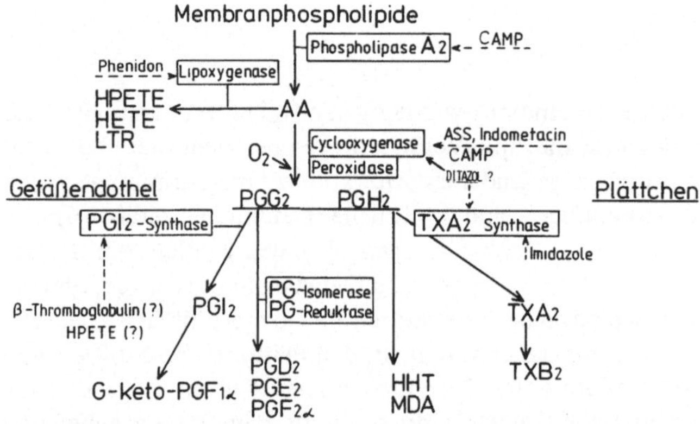

Abb. 1. Metabolismus von Arachidonsäure in Plättchen und Gefäßwand. Die gestrichelten Pfeile signalisieren eine Hemmung des jeweiligen Enzyms. Abkürzungen: AA, Arachidonsäure; HPETE, Hydroperoxy-eicosatetraensäure; HETE, Hydroxy-eicosatetraensäure; LTR, Leucotrien; PGI_2, Prostacyclin; PG, Prostaglandin; HHT, Hydroxy-heptadecatriensäure; MDA, Malondialdehyd; TXA_2, Thromboxan-A_2

substanz der PG-Synthese ist die Arachidonsäure (AA), eine C_{20}-Fettsäure mit 4 Doppelbindungen, die durch das Enzym Phospholipase-A_2 aus Phospholipiden von Zellmembranen freigesetzt wird. Eine Aktivierung der Plättchen-Phospholipase wird durch Stimulation mit aggregationsfördernden Agenzien, wie z. B. Thrombin oder Kollagen, erreicht, die an Rezeptoren der Plättchenmembran angreifen.

Der Metabolismus von AA erfolgt auf zwei verschiedenen Wegen: 1. Eine Lipoxygenase (Plättchen und Lunge) kann AA in verschiedene Hydroperoxy-eicosatetraensäuren (HPETE), Hydroxy-eicosatetraensäuren (HETE) und Leucotriene überführen, die keinen gesicherten Einfluß auf die Plättchenfunktion haben und wahrscheinlich Mediatoren von Entzündungsreaktionen sind (5, 18). 2. Es entstehen aus AA durch eine ubiquitär vorkommende Cyclooxygenase unter Sauerstoffverbrauch und mit Hilfe einer Peroxidase die unstabilen cyclischen Endoperoxide PGG_2 und PGH_2. Im Gefäßendothel können diese PG-Endoperoxide durch das Enzym Prostacyclinsynthtease in das instabile Prostacyclin umgewandelt werden. Es hat eine in-vivo-Halbwertszeit von etwa 3 min und geht spontan in das stabile und unwirksame 6-Keto-$PGF_{1\alpha}$ über. Im Plättchen bildet eine Thromboxansynthase aus PGG_2 bzw. PGH_2 das TXA_2, aus dem in einem nichtenzymatischen Schritt sehr schnell das stabile End-

Tabelle 2. Die wichtigsten aggregationsfördernden und -hemmenden Prostaglandine und Prostaglandinendoperoxide

Thrombozytenaggregationshemmende Prostaglandine	
PGI_2	(Prostacyclin)
PGD_2	
PGE_1	
Thrombozytenaggregationsfördernde Prostaglandine	
TXA_2	(Thromboxan-A_2)
PGG_2	
PGH_2	
PGE_2(?)	

produkt TXB_2 entsteht. TXA_2 hat in vivo eine Halbwertzeit von etwa 30 s. Neuere Untersuchungen deuten darauf hin, daß TXA_2 auch in der Gefäßwand synthetisiert wird (1).

Der dritte mögliche Stoffwechselweg führt von PGG_2 und PGH_2 zu den Substanzen Hydroxy-heptadecatriensäure (HHT) und Malondialdehyd (MDA), die ohne Einfluß auf die Plättchenfunktion sind.

Die in vitro relativ stabilen Prostaglandine $PGF_{2\alpha}$, PGE_2 und PGD_2 werden in vergleichsweise geringen Mengen aus PGG_2 und PGH_2 gebildet. Tabelle 2 gibt einen Überblick über die wichtigsten plättchenaggregationshemmenden und plättchenaggregationsfördernden Prostaglandine und Prostaglandinendoperoxide.

Wirkungsmechanismus und biologische Funktionen hämostaseologisch relevanter PG und PG-Endoperoxide

Die aggregationsauslösende Wirkung von TXA_2 kommt durch Erhöhung der zytoplasmatischen Calciumionen-konzentration im Plättchen zustande. TXA_2 ist in der Lage, unmittelbar Calciumionen aus dem endoplasmatischen Retikulum in das Plättchenzytoplasma zu transportieren und die Adenylatcyclase zu hemmen, die für die Synthese von cAMP verantwortlich ist (4). Das cAMP selbst wiederum ist ein wichtiger Regulator der zytoplasmatischen Calciumionen-konzentration und kann sowohl über eine Aktivierung des Calciumionentransports aus dem Zytoplasma als auch über eine Hemmung der Phospholipase-A_2 und der Cyclooxygenase die Aggregabilität von Plättchen vermindern (4, 11). Prostacyclin hemmt die Plättchenaggregation durch Stimulation der Adenylatcyclase und Erhöhung des cAMP-Gehaltes der Plättchen. Der Antagonismus zwischen TXA_2 und Prostacyclin ist in Abb. 2 schematisch und stark vereinfacht dargestellt.

Nach heutigen Vorstellungen modulieren Prostacyclin und TXA_2 die Interaktion zwischen Gefäßwand und Plättchen. Eine Verschiebung des Gleichgewichts zugunsten einer überwiegenden TXA_2-Wirkung hat eine Aktivierung von Plättchen zur Folge und stellt wahrscheinlich einen wichtigen Faktor bei der Pathogenese thromboembolischer Komplikationen sowie bei der Entstehung der Arteriosklerose dar. Die

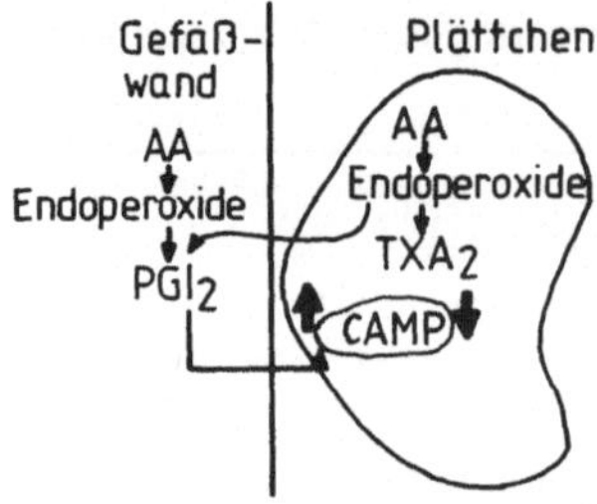

Abb. 2. Schematische Darstellung des Einflusses von Prostacyclin und Thromboxan-A_2 auf den cAMP-Gehalt von Plättchen [Nach Moncada S, Vane JR (1978) Thromb; Br Med Bull 34/2:129–135]

aus aktivierten Plättchen freigesetzten Inhaltsstoffe verstärken ihrerseits die Plättchenaggregation, aktivieren die plasmatische Gerinnung und sind vasoaktiv sowie proliferationsfördernd. Mehrere Beobachtungen sprechen für einen Zusammenhang zwischen Arteriosklerose und Thrombose einerseits und alteriertem Prostacyclin- und TXA_2-Stoffwechsel andererseits, ohne daß bislang die wichtige Frage beantwortet werden konnte, ob die beobachteten hämostaseologischen Veränderungen Ursache, Folge oder eine mehr oder weniger wesentliche Begleiterscheinung der Gefäßwandprozesse sind: Die Prostacyclinsynthese ist in arteriosklerotisch veränderten Gefäßwänden vermindert (16). Die TXA_2-Synthesekapazität von Patienten mit Diabetes mellitus oder Hyperlipidämie ist signifikant höher als die gesunder Probanden (4). Cholesterin ist wahrscheinlich in der Lage, die biologische Halbwertzeit von TXA_2 zu verlängern (3). Thrombozyten von Rauchern synthetisieren signifikant mehr TXA_2 als Thrombozyten von Nichtrauchern (8). Schließlich liegt ein Literaturhinweis vor, wonach die TXA_2-Synthese von Plättchen unter dem Einfluß von Ovulationshemmern signifikant erhöht sein soll (4).

Darstellung eigener Ergebnisse und Diskussion

Die diagnostischen Möglichkeiten zur Überprüfung der PGI_2- und TXA_2-Synthese sind in Tabelle 3 wiedergegeben. Die gebräuchlichste Methode zur Bestimmung der Plättchen-TXA_2-Synthese ist die Ermittlung der thrombin- oder arachidonatinduzierten Plättchen-Malondialdehyd(MDA)produktion. MDA fällt bei der TXA_2-Synthese als Nebenprodukt an. Die thrombininduzierte MDA-Produktion von Plättchen ist der

Tabelle 3. Diagnostische Möglichkeiten zur Überprüfung der Prostacyclin- und Thromboxansynthese. MDA Malondialdehyd, TXB_2 Thromboxan-B_2

Prostaglandine und Hämostase – Labordiagnostik –
1. Arachidonatinduzierte Plättchenaggregation
2. Arachidonat- oder thrombininduzierte MDA-Produktion von Plättchen
3. TXB_2-RIA
4. 6-Keto-Prostaglandin-$F_{1\alpha}$-RIA
5. Biologische Testsysteme

entstehenden TXA_2-Menge proportional (14). Wegen des relativ geringen Aufwandes wird die MDA-Bestimmung dem TXB_2-RIA vorgezogen. Die Reaktionsbedingungen sind in Tabelle 4 wiedergegeben.

Besonderer Wert wurde auf die sorgfältige Ermittlung eines Normalwertbereiches gelegt (Tabelle 5). Sowohl die Normalkollektive als auch das Medikamentenkollektiv bestanden aus gesunden Blutspendern, die innerhalb einer Woche vor der Blutentnahme keine sonstigen Medikamente eingenommen hatten, von denen ein Einfluß auf die Thrombozytenfunktion bekannt ist. Männer weisen signifikant höhere Werte auf als Frauen (p=0,001).

In der Tabelle 6 sind die Ergebnisse unserer Untersuchungen zusammengefaßt. Frauen, die Ovulationshemmer einnehmen, haben eine hoch signifikant niedrigere MDA-Produktion von Plättchen als die Kontrollgruppe (p=0,002). Es kann daher gefolgert werden, daß orale Kontrazeptiva die TXA_2-Synthese an bislang noch unbekannter Stelle hemmen.

Anhand dieser überraschenden und in Widerspruch zu den Ergebnissen anderer Autoren stehenden Beobachtungen (4) wird deutlich, daß die Untersuchung von nur einem oder wenigen Parametern eines Systems zu gefährlichen Fehlschlüssen führen kann. Ovulationshemmer vermindern möglicherweise in gleichem oder sogar stärkerem Maße die Prostacyclinsynthese in der Gefäßwand. Hierüber liegen bislang aller-

Tabelle 4. Prinzip der Bestimmung der Malondialdehydproduktion von Thrombozyten [Eigene Modifikation der Methode nach Stuart et al. (1975)]. MDA Malondialdehyd, TBA 2-Thiobarbitursäure, E_{max} Adsorptionsmaximum des MDA-TBA-Farbkomplexes, E_{mol} Molarer Extinktionskoeffizient

Bestimmung der Malondialdehydproduktion von Plättchen
Plättchensuspension in Puffer-Glucose-Elektrolyt-Lösung
Induktion mit Thrombin (5 NIH/ml)
Inkubation 1 h bei 37 °C
Enteiweißung + 2-Thiobarbitursäure
$2\ TBA + 1\ MDA \xrightarrow[30\ min]{70\ °} TBA\text{-}MDA\text{-}TBA + 2\ H_2O$
Farbkomplex (E_{max} = 531 nm bei pH 1–2)
$E_{mol} = 166 \cdot 10^5$

Tabelle 5. Normalwerte der thrombininduzierten Malondialdehydproduktion von Thrombozyten. Die Normalwertbereiche ergeben sich aus dem Median, der mit dem zweifachen Streufaktor multipliziert und durch den zweifachen Streufaktor dividiert wurde

Thrombininduzierte MDA-Produktion Normalwerte (nmol/10^9 Plättchen)	
Frauen (n=36)	Median 10,3 5,5–19,5
Männer (n=82)	Median 12,5 7,0–22,0

Tabelle 6. Thrombininduzierte Malondialdehydproduktion von Thrombozyten bei Frauen, die Ovulationshemmer einnehmen. Dimension: nmol/10^9 Plättchen

MDA-Produktion und Ovulationshemmer	
ohne (n=36)	Median 10,3 5,5–19,5
mit (n=37)	Median 7,5 3,0–19,3
	p=0,002

dings keine Untersuchungsergebnisse vor. Der durch Ovulationshemmer induzierte Antithrombin-III-Mangel stellt zudem einen erheblichen Risikofaktor für die Entstehung von Thromboembolien dar (10).

Therapeutische Beeinflussung des Prostaglandin-Stoffwechsels zur Prophylaxe und Therapie thromboembolischer Komplikationen und der arteriellen Verschlußkrankheit

Die bislang gebräuchlichen Pharmaka, unter denen die Acetylsalicylsäure der bekannteste Vertreter ist, hemmen die Cyclooxygenase und vermindern grundsätzlich sowohl die Thromboxan-A_2- als auch die Prostacyclinsynthese. Hierin liegt vielleicht der Grund für die enttäuschenden Ergebnisse der Thromboseprophylaxe mit Acetylsalicylsäure.

Selektive Thromboxansynthasehemmer sowie Stimulanzien der Prostacyclinsynthese befinden sich derzeit in der klinischen Erprobung. Eine weitere Behandlungsmöglichkeit besteht in der Infusion von Prostacyclin, womit bei Patienten mit peripherer arterieller Verschlußkrankheit ermutigende Ergebnisse erzielt wurden (17). Die Ergebnisse von klinischen Studien mit Pharmaka, mit deren Hilfe das Verhältnis von Thromboxan- und Prostacyclin-Wirkung gezielt verändert werden kann, werden letztlich zeigen, welche Bedeutung dem alterierten Prostaglandinstoffwechsel von Plättchen und Gefäßwand für die Pathogenese der Arteriosklerose und der Thrombosen zukommt.

Literatur

1. Ally AI, Horrobin DF (1980) Thromboxane A2 in blood vessel walls and its physiological significance: Relevance to thrombosis and hypertension. Prostaglandins Med 4:431–438
2. Beral V (1976) Cardiovascular disease mortality trends and oral contraceptive use in young women. Lancet II:1047
3. Bizios R, Wong LK, Vaillancourt R (1977) Platelet prostaglandin endoperoxides formation in hyperlipidemias. Thromb Haemost 38:228

4. Gerrard JM, White JG (1978) Prostaglandins and thromboxanes: „Middlemen" modulating platelet function in hemostasis and thrombosis. Prog Hemost Thromb 4:87–125
5. Goetzl EF, Woods FM, Gorman RR (1977) Stimulation of human eosinophil and neutrophil polymorphonuclear leukocytes chemostaxis and random migration by 12L-hydroxy-5,8,10,14 eicosatetraenoic acid. Clin Invest 59:179–183
6. Gordon EM, Ratnoff OD, Saito H, Donaldson VH, Pensky J, Jones PK (1980) Rapid fibrinolysis, augmented Hageman Factor (Factor XII) titers, and decreased C1 esterase inhibitor titers in women taking oral contraceptives. J Lab Clin Med 96:762–769
7. Hamberg J, Svensson J, Samuelsson B (1975) Thromboxanes: A new group of biologically active compounds derived from prostaglandin endoperoxides. Proc Natl Acad Sci USA 72:2994–2998
8. Horns DJ, Gerrard JM, Rao GHR (1976) Smoking and platelet labile aggregation stimulating substance (LASS) synthesizing activity. Thromb Res 9:661–668
9. Inman WHW, Vessey MP, Westerholm B, Engelund A (1970) Thromboembolic disease and the steroidal content of oral contraceptives. A report to the committee on safety of drugs. Br Med J II:203
10. Meade TW, Brozovic M, Chakrabarti R, Howarth DJ, North WRS, Stirling Y (1976) An epidemiological study of the hemostatic and other effects of oral contraceptives. Br J Haemotol 34:353
11. Minkes M, Stanford M, Chif M-Y (1977) Cyclic adenosine 3′5′-monophosphate inhibits the availability of arachidonate to prostaglandin synthetase in human platelet suspensions. J Clin Invest 59:449–454
12. Moncada S, Gryglewski RJ, Bunting S, Vane JR (1976) An enzyme isolated from arteries transforms prostaglandin endoperoxides to an unstable substance that inhibits platelet aggregation. Nature 263:663–665
13. Schafer AJ, Levine S, Handin RJ (1980) Regulation of platelet arachidonic acid oxygenation by cyclic AMP. Blood 56:853–858
14. Smith JG, Ingerman CM, Silver MJ (1976) Malondialdehyde formation as an indicator of prostaglandin production by human platelets. J Lab Clin Med 88:167–172
15. Stuart MJ, Murphy S, Oski FA (1975) A simple nonradioisotope technic for the determination of platelet life-span. N Engl J Med 292:1302–1305
16. Szczeklik A (1980) Prostacyclin and arteriosclerosis. Triangel 19:61–67
17. Szczeklik A, Gryglewski RJ, Nizankowski R, Skawinski S, Gluszko P, Korbut R (1980) Prostacyclin therapy in peripheral arterial disease. Thromb Res 19:191–199
18. Turner SR, Tainer JA, Lynn WS (1975) Biogenesis of chemotactic molecules by the arachidonate lypoxygenase system of platelets. Nature 257:680–681

Hämolytische Syndrome in der Geburtshilfe: Therapeutische Möglichkeiten vor dem Hintergrund einer gestörten Prostacyclinsynthese

R. von HUGO und H. GRAEFF*

Lebensbedrohende Erkrankungen während der Schwangerschaft sind häufig durch ein akut erworbenes hämolytisches Syndrom kompliziert. Das Syndrom ist charakterisiert durch eine ausgeprägte Anämie, das Auftreten von Fragmentozyten und Retikulozyten im peripheren Blut, eine Hämoglobinämie und in schweren Fällen durch eine Hämoglobinurie. Bilirubin und Laktatdehydrogenase werden im Serum erhöht gefunden, der Coombs-Test und Teste auf antirethrozytäre Antikörper sind negativ und schließen immunhämolytische Anämien aus. Die Leukozytose ist inkonstant, und eine Thrombozytopenie kann nahezu regelmäßig beobachtet werden. Klinisch findet sich in vielen Fällen ein Nierenversagen (11).

Pathogenetisch liegt dem hämolytischen Syndrom eine Mikrozirkulationsstörung zugrunde, bei der je nach der bestehenden Grundkrankheit das humorale Gerinnungssystem und/oder eine gestörte Plättchenendothelwechselwirkung ursächlich sein können. Die Hämolyse der Erythrozyten erfolgt sehr wahrscheinlich mechanisch in den betroffenen Gefäßbezirken (4).

So kann sich nach vorzeitiger Lösung der Plazenta, Fruchtwasserembolie oder einer septischen Komplikation die Hämolyse als Folge der Mikrothrombosierung der terminalen Strombahn bei disseminierter intravaskulärer Gerinnung (DIC) entwickeln. In allen diesen Fällen entwickelt sich die Hämolyse sekundär während des Schockgeschehens und bildet sich erfahrungsgemäß nach sachgerechter Behandlung der Grundkrankheit und Beherrschung des Schockzustandes spontan zurück. Es besteht eine beeindruckende Übereinstimmung zwischen der Schwere der Erkrankung und der Ausprägung des hämolytischen Syndroms in den vorgenannten Fällen (11).

Das Auftreten disseminierter intravaskulärer Gerinnungsvorgänge bei der Eklampsie ist seit langem bekannt. McKay (17) wies in einem zusammenfassenden Bericht auf das Zusammentreffen einer Verbrauchskoagulopathie und Hämolyse bei diesen Krankheitsbildern hin. Im Gegensatz hierzu wurden Hämolysesyndrome bei Präeklampsie und Eklampsie beschrieben, die ohne typische Zeichen der disseminierten intravaskulären Gerinnung verliefen (29). Ähnlich findet sich beim hämolytisch-urämischen Syndrom (HUS) in der Schwangerschaft nur eine lokale, auf die Niere begrenzte, intravasale Mikrothrombosierung ohne Verbrauchskoagulopathie (14). Bei der thrombotisch-thrombozytopenischen Purpura (TTP) ist eine begleitende DIC eher die Ausnahme und die Hämolyse geht auf typische generalisierte Endothelveränderungen der Arteriolen und Kapillaren zurück (13). Die Entdeckung des Prostacyc-

* I. Universitäts-Frauenklinik, D-8000 München 2

lins, eines vaskulären Gewebehormons aus der Familie der Arachidonsäureabkömmlinge, hat das Verständnis dieser Hämolysesyndrome erheblich erleichtert und zu neuen therapeutischen Ansätzen geführt.

Prostacycline sind zyklisierte, mehrfach ungesättigte Fettsäuren mit 20 Kohlenstoffatomen. Sie haben im Gegensatz zu den klassischen Prostaglandinen (PGE_2, PGD_2 und $PGF_{2\alpha}$) zwei Ringverbindungen. Sie werden unmittelbar vor der Freisetzung aus den arachidonsäuremetabolisierten zyklischen Endoperoxiden PGG_2 und PGH_2 durch Mitwirkung der Prostacyclinsynthetase vorzugsweise im Endothel der Blutgefäße synthetisiert (18).

Prostacycline sind die stärksten aller bekannten Thrombozytenaggregationshemmer und bewirken zusätzlich eine ausgeprägte Vasodilatation im arteriellen System. Der Abbau erfolgt über eine enzymatische Hydrolyse, wobei rasch biologisch inaktive Abbauprodukte entstehen (6-Oxo-$PGF_{1\alpha}$; 6,15-Dioxo-$PGF_{1\alpha}$ und 6,15-Dioxo-13,14-dihydro-$PGF_{1\alpha}$) (15).

Blutplättchen sind nicht in der Lage, Prostacycline zu synthetisieren. Sie bilden aus zyklischen Endoperoxiden das Thromboxan-A_2, das die Plättchenaggregation fördert und eine gefäßkontrahierende Wirkung hat. Prostacyclin und Thromboxan-A_2 sind demnach zwei Stoffe mit entgegengesetzter Wirkung, deren Balance für das hämostaseologische Gleichgewicht der Mikrozirkulation von Bedeutung ist (19). Entscheidend kann diese Balance offensichtlich unter anderem durch einen noch nicht näher bekannten Plasmafaktor beeinflußt werden, der die Prostacyclinsynthese des Gefäßendothels stimuliert (22). Der Nachweis von Prostacyclin und seinen Abbauprodukten gestaltet sich wegen der labilen Grundsubstanz, kurzen Halbwertszeit und geringen Konzentrationen problematisch. Prostacyclin selbst wird i. allg. mit biologischen Methoden bestimmt, der stabile Metabolit 6-Oxo-$PGF_{1\alpha}$ kann mit einem Radioimmunoassay (27) oder durch Gaschromatographie und Massenspektrometrie (12) gemessen werden.

Während der Gravidität findet sich physiologischerweise ein Anstieg der Prostacyclinaktivität in Präparationen peripherer und uteriner Gefäße. Auch fetale Gefäße zeigen eine im Vergleich zu Nichtgraviden deutlich gesteigerte Prostacyclinaktivität (7). 6-Keto-$PGF_{1\alpha}$ steigt in der zweiten Hälfte unkomplizierter Schwangerschaften als Ausdruck einer vermehrten Prostacyclinsynthese im Plasma oft aufs Doppelte an (16). Diese Steigerung der vaskulären Prostacyclinsynthese scheint für die Verminderung des peripheren Widerstands bei erhöhtem Blutvolumen und gesteigertem Herzminutenvolumen mitverantwortlich zu sein (25). Auch die relative Resistenz von gesunden Schwangeren gegenüber $Angiotensin_2$-Infusionen könnte in diesem Zusammenhang gesehen werden (15).

Inwieweit die gesteigerte Prostacyclinsynthese über die aggregationshemmende Wirkung der Prostacycline die gesteigerte Aggregationsbereitschaft der Plättchen in der Spätschwangerschaft, die zu erhöhten Thromboxan-A_2-Konzentrationen führt (30), antagonisiert, ist z. Z. noch in der Diskussion (16). Offensichtlich ist die Syntheseleistung des Endothels so effizient, daß am Termin der prostacyclinstimulierende Faktor im Plasma etwa auf die Hälfte absinken kann, ohne daß sich daraus Konsequenzen für die Mikrozirkulation ergeben (25).

Im Gegensatz hierzu findet sich bei Patientinnen mit Präeklampsie eine erniedrigte vaskuläre Prostacyclinaktivität in Gefäßen von Uterus und Plazenta (23). In peripheren Gefäßen liegt sie sogar noch unter der Aktivität von nichtgraviden Vergleichspersonen (7). Im Fruchtwasser findet sich bei Präeklampsie eine 4fache Verminderung der prostacyclinähnlichen Aktivität im Vergleich zu unkomplizierten Schwangerschaften (2). Die verminderte Syntheseleistung insbesondere im Bereich der fetoplazentaren Einheit scheint im Zusammenhang mit der verminderten plazentaren Perfusion und der daraus resultierenden fetalen Unterversorgung zu stehen. Synergistisch wirken hierbei wohl auch niedrige Spiegel von vasodilatierend wirksamen PGE_2 und eine erhöhte Konzentration von vasokonstriktiv wirkenden $PGF_{2\alpha}$ (9). Im Gegensatz zur niedrigen Prostacyclinaktivität finden sich relativ hohe Konzentrationen des prostacyclinstimulierenden Faktors im Plasma von Präeklampsiepatienten. Ob hierdurch die vaskuläre Synthese im Sinne einer negativen Rückkopplung aktiviert werden soll, ist im Moment noch Gegenstand der Diskussion (25).

Die Bedeutung einer funktionsfähigen Prostacyclinsynthese für die Funktion der fetoplazentaren Zirkulation wird durch tierexperimentelle Befunde unterstrichen, in denen gezeigt werden konnte, daß nach Gabe von Indomethacin, einem wirksamen Inhibitor der Prostacyclinsynthese, der Strömungswiderstand erhöht wird (3). Auch die chronische Anwendung von Salizylaten bei Graviden führt zu einer Häufung von Totgeburten und Pädatrophien (28).

Diese Befunde unterstreichen einerseits die pathophysiologische Bedeutung der Prostacyclinsynthese für die Präeklampsie, zeigen andererseits aber die Grenzen therapeutischer Möglichkeiten zum jetzigen Zeitpunkt auf.

Vor etwa 25 Jahren beschrieben Gasser et al. das akute hämolytische Syndrom, ein eigenartiges Krankheitsbild, bei dem eine akute intravaskuläre Hämolyse und ein akutes Nierenversagen bei bilateraler Nierenrindennekrose auftreten (10). Histologisch wird eine thrombotische Mikroangiopathie mit intravasaler und subendothelialer Ablagerung von Fibrin und Thrombozyten in den Glomerulumkapillaren und afferenten Arteriolen beobachtet. Bei Kindern wurden idiopathische, sporadische oder epidemische Verläufe beschrieben. Während das HUS nach Infektionskrankheiten günstige Verläufe zeigte, scheinen erbliche Erkrankungsformen eine ungünstigere Prognose zu haben. Beim Erwachsenen tritt das HUS im Zusammenhang mit Komplikationen während der Schwangerschaft und im Wochenbett auf. Einzelne Fälle wurden auch bei Anwendung von oralen Antikonzeptiva beschrieben.

Klinisch findet sich neben der hämolytischen Anämie vom mikroangiopathischen Typ das akute Nierenversagen, eine Thrombozytopenie, selten eine inkonstante neurologische Symptomatik und die Zeichen einer generalisierten DIC (1).

Bereitet die differentialdiagnostische Abgrenzung des HUS gegenüber sekundären Hämolysen bei Erkrankungen mit Verbrauchskoagulopathien in der Schwangerschaft i. allg. keine Schwierigkeiten, so ist die Abgrenzung gegenüber der thrombotisch-thrombozytopenischen Purpura, einem Krankheitsbild, das Eli Moschcowitz 1925 erstmals beschrieb (20), äußerst unsicher (14).

Eine thrombozytopenische Purpura, hämolytische Anämie, zentralnervöse Ausfallserscheinungen, Nephropathie und Fieber sind die charakteristischen Symptome der TTP. Seit ihrer Erstbeschreibung liegen in der Literatur 350 Fälle vor. Etwa 30 Erkrankungen sind während der Schwangerschaft beschrieben worden (21). Charakteristisch sind generalisierte subendotheliale Ablagerungen von hyalinem Material im Bereich der Arteriolen und Kapillaren, die den lokalisierten Veränderungen im HUS in der Niere sehr ähnlich sind. Klinisch scheint beim HUS die Nierenbeteiligung, bei der TTP die neurologische Symptomatik im Vordergrund zu stehen. Wegen der großen Variabilität der einzelnen Symptome ist in vielen Fällen eine sichere differentialdiagnostische Unterscheidung nicht möglich. Oft erfolgt die endgültige diagnostische Zuordnung aus dem Verlauf, im Falle letalen Ausgangs zur TTP und bei anhaltenden Remissionen oder Heilungen zum HUS (24).

Das Versagen verschiedener Therapien bei der TTP (Steroide, Zytostatika, Splenektomie, Antikoagulantien und Plättchenaggregationshemmer) führte dazu, daß auf eine Anregung von Rubinstein et al. (26) das Konzept von Austauschtransfusionen von Bukowski et al. (5) bei der Behandlung erfolgreich wiederaufgenommen wurde. Byrnes u. Khurama (8) beobachteten bei einer 18jährigen Schwangeren, die in der 19. Woche an einer TTP erkrankte und über 300 Tage mit verschiedenen Blutfraktionen behandelt wurde, daß offensichtlich ein stabiler Faktor, dem sie aggregationshemmende Eigenschaften zuschrieben, im Überstand von Plasmakryopräzipitat für die erfolgreiche Behandlung entscheidend war. Bukowski et al. (6) erzielten durch wiederholte Plasmapheresen bei der TTP ebenfalls Remissionen und meinten hierbei einen toxischen Faktor aus dem Plasma zu entfernen.

Remuzzi et al. (22) konnten dagegen zeigen, daß das Plasma von TTP-Kranken im Gegensatz zu Plasma von Gesunden in Gefäßpräparationen keine Prostacyclinfreisetzung induzierte. Sie gehen davon aus, daß ein sog. prostacyclinstimulierender Faktor, der selbstverständlich bei den vorgenannten Behandlungen ebenfalls wirksam war, von TTP-Kranken nicht in ausreichendem Maße synthetisiert wird. Die Störung der Prostacyclinsynthese und der Verlust der Athrombogenität des Endothels mit nachfolgender thrombozytär ausgelöster Mikroangiopathie sind nach ihrer Auffassung die entscheidende pathogenetische Ursache der Hämolysesyndrome. Sie wiesen im weiteren eine identische Störung bei den Patienten mit HUS nach und folgerten daraus eine gemeinsame, wenn auch vielleicht unterschiedlich stark ausgeprägte Ursache dieser Krankheitsbilder (24).

Obwohl der prostacyclinstimulierende Faktor im Plasma bisher noch nicht charakterisiert ist und die Ursache seines Fehlens bei thrombotischen Mikroangiopathien noch hypothetisch diskutiert wird, kann der Einsatz von Plasmainfusionen bzw. Plasmapheresen zur Verbesserung der vaskulären Prostacyclinsynthese im Sinne einer nach vorliegenden Erkenntnissen kausalen Behandlung beim HUS und der TTP empfohlen werden.

Literatur

1. Alfrey AC (1981) The renal response to vascular injury. In: Brenner BM, Rector FC Jr (eds) The kidney. Saunders, Philadelphia, p 1145
2. Bodzenta A, Thomson JM, Poller L (1980) Prostacyclin activity in amniotic fluid in pre-eclampsia. Lancet II:650
3. Bonnar J, Redman CWG, Denson KW (1977) The role of coagulation and fibrinolysis in pre-eclampsia. In: Lindheimer MD, Kalz A, Zuspan FP (eds) Hypertension in pregnancy. Wiley & Sons, New York Chichester, p 85
4. Brain MC, Dacie JV, Hourihane OB (1962) Microangiopathic haemolytic anaemia: The possible role of vascular lesions in pathogenesis. Br J Haematol 8:358
5. Bukowski RM, Hewlett JS, Harris JW (1976) Exchange transfusions in the treatment of thrombotic thrombocytopenic purpura. Semin Haematol 13:219

6. Bukowski RM, King JW, Hewlett JS (1977) Plasmapheresis in the treatment of thrombotic thrombocytopenic purpura. Blood 50:413
7. Bussolino F, Benedetto C, Massobrio M, Camussi G (1980) Maternal vascular prostacyclin activity in preclampsia. Lancet II:702
8. Byrnes JJ, Khurana M (1977) Treatment of thrombotic thrombocytopenic purpura with plasma. N Engl J Med 297:1386
9. Demers LM, Gabbe SG (1976) Placental prostaglandin levels in pre-eclampsia. Am J Obstet Gynecol 126:137
10. Gasser C, Gantier E, Steck A, Siebenmann HE, Oechslin R (1955) Hämolytisch-urämische Syndrome: Bilaterale Nierenrindennekrosen bei akuten erworbenen hämolytischen Anaemien. Schweiz Med Wochenschr 85:905
11. Graeff H, Kuhn W (1980) Coagulation disorders in obstetrics. Thieme, Stuttgart
12. Hensby LN, Fitzgerald G, Friedman LA, Lewis PJ, Dollery CT (1979) Measurement of 6-oxo-$PGF_{1\alpha}$ in human plasma using gas chromatography-masspectrometry. Prostaglandins 18:731
13. Hugo R von, Graeff H (im Druck) Störungen der Blutgerinnung und Hämostase. In: Huchzermeyer H (Hrsg) Internistische Erkrankungen in der Schwangerschaft.
14. Kaplan BS, Drummond KN (1978) The haemolytic uraemic syndrome is a syndrome. N Engl J Med 298:964
15. Leitner C, Sinzinger H, Silberbauer K (1980) Prostazyklin ein Schutzfaktor für die Blutgefäße. Fortschr Med 47:1845
16. Lewis PJ, Boylan P, Friedman LA, Hensby CN, Dowing J (1980) Prostacyclin in pregnancy. Br Med J 281:1581
17. McKay DG (1972) Haematologic evidence of disseminated intravascular coagulation in eclampsia. Obstet Gynecol Surv 27:399
18. Moncada S, Vane JR (1977) The discovery of prostacyclin – A fresh insight into arachidonic acid metabolism. In: Kharasch N, Fried J (eds) Biochemical aspects of prostaglandins and thromboxanes. Academic Press, London New York, p 155
19. Moncada S, Vane JR (1979) Arachidonic acid metabolites and the interactions between platelets and blood-vessel walls. N Engl J Med 20:1142
20. Moschcowitz E (1925) An acute febrile pleiochromic anaemia with hyaline thrombosis of the terminal arterioles and capillaries. Arch Intern Med 26:89
21. Neame PB (1980) Immunologic and other factors in thrombotic thrombocytopenic purpura (TPP). Semin Thromb Hemostas 4:416
22. Remuzzi G, Misiani R, Mecca G, de Gaetano G, Donati MB (1978) Thrombotic thrombocytopenic purpura. A deficiency of plasma factors regulating platelet-vesell-wall interaction? N Engl J Med 299:311
23. Remuzzi G, Marchesi D, Zoja C, Muratori D, Mecca G, Misiani R, Rossi E, Barbato M, Capetta P, Donati MB, de Gaetano G (1980) Reduced umbilical and placental vascular prostacyclin in severe pre-eclampsia. Prostaglandins 20:105
24. Remuzzi G, Rossi EC, Misiani R, Marchesi D, de Gaetano G, Donati MB (1980) Prostacyclin and thrombotic microangiopathy. Semin Thromb Hemostas 4:391
25. Remuzzi G, Zoja C, Marchesi D, Schieppati A, Mecca G, Misiani R, Donati MB, de Gaetano G (1981) Plasmatic regulation of vascular prostacyclin in pregnancy. Br Med J 282:512
26. Rubinstein MA, Kagan ME, McGillviray MH (1959) Unusual remission in a case of thrombotic thrombocytopenic purpura syndrome following fresh blood exchange transfusions. Ann Intern Med 51:1409
27. Salomon JA (1978) A radioimmunoassay for 6-keto-prostaglandin $F_{1\alpha}$. Prostaglandins 15:383
28. Turner G, Collins E (1975) Fetal effects of regular salicylate ingestion in pregnancy. Lancet II:338
29. Vardi J, Fields GA (1974) Microangiopathic haemolytic anaemia in severe preeclampsia. A review of literature and pathophysiology. Am J Obstet Gynecol 119:617
30. Ylikorkala O, Viinikka L (1981) Thromboxan A_2 in pregnancy and puerperium. Br Med J 281:1601

Zum Einfluß des Prostaglandin-E_2-Derivates Sulproston auf die Blutgerinnung, die Fibrinolyse und die Thrombozytenfunktion

K. SCHANDER, U. BUDDE, A. REHM und O. BELLMANN*

An einem Kollektiv von 20 gesunden Frauen in der 15.–27. Schwangerschaftswoche haben wir während der kindlich indizierten Abortinduktion mit der intravenösen Infusion des Prostaglandin-E_2-Derivates Sulproston die Faktoren der Blutgerinnung, der Fribrinolyse sowie der Thrombozytenfunktion bestimmt (6, 8). Es war das Ziel unserer Untersuchung, zu überprüfen, ob aus dem Verhalten der entsprechenden Parameter während und nach der Infusion dieser Substanz Rückschlüsse zu ziehen sind auf eine Gefährdung der Patientin durch eine erhöhte Blutungs- oder Gerinnungsneigung.

Die Blutentnahmen aus der Kubitalvene erfolgten 1 h vor, sowie 1, 3, 5, 7, 9 und 11 h nach Beginn der intravenösen Dauertropfinfusion von Sulproston, die über 3 h mit einer Gesamtdosis von 1500 μg entsprechend ca. 8 μg/min durchgeführt wurde (8). Eine weitere Bestimmung nach der Ausstoßung der Frucht, zu der es in 18 der 20 Fälle innerhalb von 24 h nach Infusionsbeginn kam, wurde wegen der dabei vielfältigen Einflußmöglichkeiten auf die untersuchten Faktoren für unsere Fragestellung nicht berücksichtigt.

In der Abb. 1 ist der Aktivitätsverlauf des Faktor VIII als Mittelwertkurve ($\overline{x}$) mit der Standardabweichung (s) dargestellt. Statistisch signifikante Differenzen zwischen den einzelnen Untersuchungszeitpunkten während und nach der Infusion und dem Ausgangswert vor Infusionsbeginn sind mit einem Stern gekennzeichnet. Der Normbereich außerhalb der Schwangerschaft ist schraffiert.

Vor Beginn der Infusion liegt die Faktor-VIII-Aktivität auf dem leicht erhöhten Niveau der frühen Schwangerschaft (7). 3 h nach Infusionsbeginn zeigt sich ein leichter Abfall, der weiter andauert und nach 9 h signifikant wird. Danach steigt die Faktor-VIII-Aktivität wieder an. Im Vergleich zu der biologischen Gerinnungsaktivität des Faktors VIII zeigen das Faktor-VIII-assoziierte Antigen und der v. Willebrand-Faktor keine signifikanten Veränderungen (5).

Die weitere Untersuchung des Blutgerinnungssystems ergibt für die Faktoren I, II, VII und X ebenfalls einen leichten Aktivitätsabfall, der Faktor IX steigt an (Tabelle 1). Diese Veränderungen sind z. T. signifikant, sie liegen jedoch sämtlich im Rahmen der physiologischen Schwankungsbreite der betreffenden Faktoren (6, 7). Die übrigen Parameter der Gerinnung haben ein gleichbleibendes Aktivitätsniveau.

Unter den Faktoren des fibrinolytischen Systems zeigt das als Progressivantiplasmin wirksame α_1-Antitrypsin einen kontinuierlichen, nach 11 h signifikanten Aktivitäts-

* Universitäts-Frauenklinik, Venusberg, D-5300 Bonn

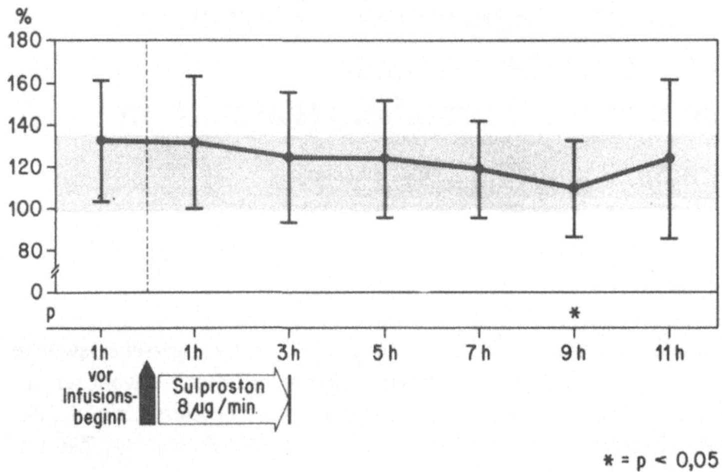

Abb. 1. Aktivitätsverlauf des Faktor VIII bei der Abortinduktion mit dem Prostaglandin-E_2-Derivat Sulproston

abfall von dem für die Schwangerschaft physiologisch erhöhten Ausgangswert (6, 7) (Abb. 2).

Bei der Bestimmung der Fibrin-Fibrinogen-Derivate sehen wir in dem mit dem Staphylokokken-Clumpingtest erfaßten niedermolekularen Bereich eine leichte, nach 7 h signifikante Zunahme (3, 6, 7) (Abb. 3).

Die Differenzierung der übrigen Faktoren dieses Systems ergibt keine signifikanten Veränderungen (Tabelle 2).

Tabelle 1. Blutgerinnungssystem bei der Abortinduktion mit dem Prostaglandin-E_2-Derivat Sulproston

	Veränderungen	
	Tendenz	Signifikanz
Fibrinogen	Abfall	–
Faktor II	Abfall	*
V	–	–
VII	Abfall	*
IX	Anstieg	*
X	Abfall	*
XI/XII	–	–
XIII	–	–
Antithrombin III	–	–
Thrombinzeit	–	–
Faktor VIII (AHF)	Abfall	*
Faktor VIII-R-Ag	–	–
v. Willebrand-Faktor	–	–

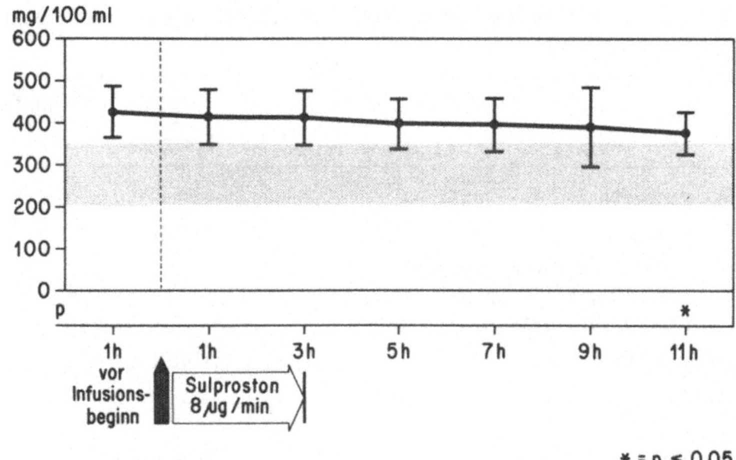

Abb. 2. Verhalten des α_1-Antitrypsingehaltes bei der Abortinduktion mit dem Prostaglandin-E_2-Derivat Sulproston

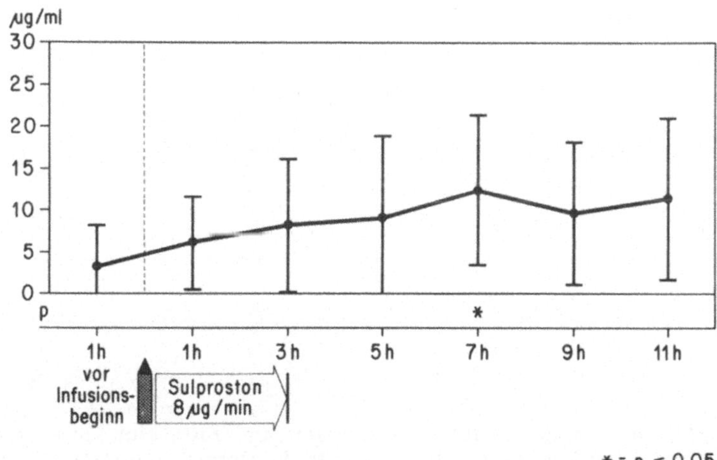

Abb. 3. Verhalten der mit dem Staphylokokken-Clumpingtest erfaßten niedermolekularen Fibrin-Fibrinogen-Derivate bei der Abortinduktion mit dem Prostaglandin-E_2-Derivat Sulproston

Das Thrombelastogramm zeigt als Resultante aller fördernden und hemmenden Faktoren der Blutgerinnung und der Fibrinolyse eine leichte, aber signifikante Verkürzung der Reaktionszeit 11 h nach Infusionsbeginn (7). Die Gerinnselbildungszeit und die maximale Thrombuselastizität bleiben unverändert (Abb. 4).

Während und nach der Infusion des Prostglandin-E_2-Derivates Sulproston sind weder bei der Thrombozytenzahl noch bei der Thrombozytenfunktion signifikante Veränderungen zu beobachten (2, 6) (Tabelle 3). Die ADP-, kollagen-, adrenalin- und

Tabelle 2. Fibrinolysesystem bei der Abortinduktion mit dem Prostaglandin-E_2-Derivat Sulproston

	Veränderungen	
	Tendenz	Signifikanz
Proaktivator	–	–
Plasminogen	Abfall	–
Gesamtfibrinolytische Aktivität		
Papierfibrinolyse nach Goossens	–	–
Euglobulinlysezeit	–	–
α_1-Antitrypsin	Abfall	*
α_2-Makroglobulin	–	–
Fibrin-Fibrinogen-Derivate		
Staphylokokken-Clumpingtest	Zunahme	*
Radiale Immundiffusion	–	–
Reptilasezeit	–	–

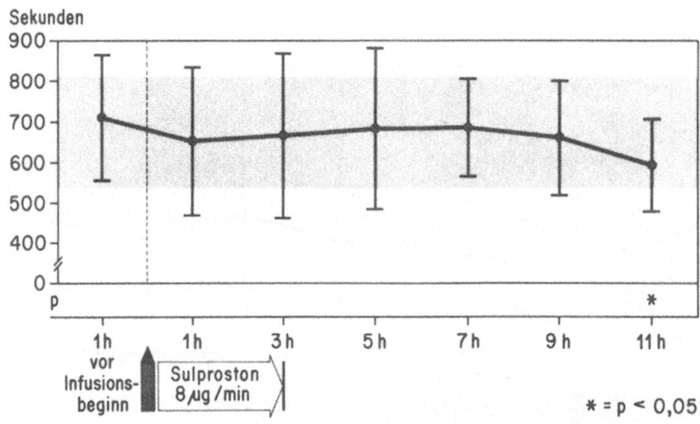

Abb. 4. Verhalten der Reaktionszeit im Zitratblut-Thrombelastogramm bei der Abortinduktion mit dem Prostaglandin-E_2-Derivat Sulproston

ristocetininduzierte Plättchenaggregation schwankt in dem Bereich um 10–15% unterhalb und oberhalb des Ausgangswertes (1, 4). Die Malondialdehydproduktion bleibt unverändert. Lösliche Thrombozytenaggregate sind nicht vermehrt nachzuweisen (9).

Im experimentellen System ließ sich im plättchenreichen Plasma nach Vorinkubation mit Sulproston eine konzentrationsabhängige Steigerung der ADP-induzierten Aggregation erzielen (1, 2, 6). Ihr Maximum lag bei einer 10^{-5}- bis 10^{-6} -molaren Konzentration, bei einer 10^{-9} -molaren Lösung verlief die Aggregationskurve einer Kontrolle mit NaCl parallel (Abb. 5).

Nach diesen In-vitro-Versuchen sind bei der kurzen In-vivo-Halbwertszeit des Sulproston von 5–10 min und der Infusion von 1 500 µg über 3 h trotz der relativ hohen

Tabelle 3. Thrombozytenfunktion bei der Abortinduktion mit dem Prostaglandin-E_2-Derivat Sulproston

– Plättchenreiches Plasma –	Signifikante Veränderungen
Thrombozytenzahl	–
ADP (1 μM, 2 μM) -, Kollagen (1 μg/ml, 2 μg/ml) -, Adrenalin (5 μM) -, Ristocetin (1,2 mg/ml) - induzierte Aggregation	–
Malondialdehydproduktion	–
Lösliche Thrombozytenaggregate (quantitativ)	–

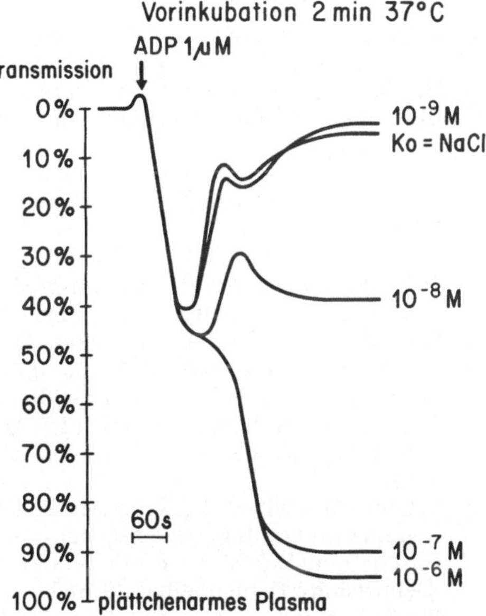

Abb. 5. In-vitro-Veränderungen der ADP-induzierten Thrombozytenaggregation bei der Abortinduktion mit dem Prostaglandin-E_2-Derivat Sulproston in verschiedenen Konzentrationen. Repräsentative Aggregationskurven mit Sulproston in den angegebenen Endkonzentrationen, gemittelt aus drei unterschiedlichen plättchenreichen Plasmen

Dosierung von 8 μg/min keine Veränderungen der Plättchenaggregation zu erwarten, eine Plasmakonzentration von 3 ng/ml vorausgesetzt.

Zusammenfassung und Schlußfolgerungen

Die Differenzierung des Blutgerinnungs- und Fibrinolysesystems bei der Abortinduktion mit dem Prostaglandin-E_2-Derivat Sulproston ergibt 9–11 h nach Infusionsbeginn einen signifikanten Aktivitätsabfall der Faktoren II, VII, VIII und X sowie des α_1-Antitrypsingehaltes. Die Reaktionszeit im Thrombelastogramm ist verkürzt. Diese

Veränderungen liegen sämtlich im Rahmen des physiologischen Normbereiches der einzelnen Parameter und sind als Ausdruck einer begrenzten Umsatzsteigerung zu deuten. Die übrigen Gerinnungs- und Fibrinolysefaktoren bleiben in ihrer Aktivität unverändert. Eine leichte Zunahme der mit dem Staphylokokken-Clumpingtest erfaßten niedermolekularen Fibrin-Fibrinogen-Derivate spricht für den Ablauf unterschwelliger fibrinolytischer oder fibrinogenolytischer Reaktionen.

Bei der Infusion von 8 μg Sulproston/min über 3 h ergibt sich keine klinisch relevante Beeinflussung der Thrombozytenfunktion.

Eine Gefährdung der Patientin durch eine erhöhte Gerinnungs- oder Blutungsneigung während und nach der Abortinduktion mit diesem Prostaglandin-E_2-Derivat ist somit aus unseren Befunden nicht abzuleiten.

Literatur

1. Born GVR (1962) Aggregation of platelet by adenosin-diphosphate (ADP) and its reversal. Nature 194:927
2. Briel RC, Kunz S, Kidness E (1978) Beeinflussung der Hämostase bei missed abortion durch Prostaglandin E_2. Geburtshilfe Frauenheilkd 38:862
3. Hawiger J, Niewiarowski S, Gurewich V, Thomas DP (1970) Measurement of fibrinogen and fibrin degradation products in serum by staphylococcal clumping test. J Lab Clin Med 75:1, 93
4. Jenkins CSP, Meyer D, Dreyfus MD, Larrieu M-J (1974) Willebrand factor and ristocetin. I. Mechanism of ristocetin induced platelet aggregation. Br J Haematol 28:561
5. Meyer D, Jenkins CSP, Dreyfus MD, Fressinaud E, Larrieu M-J (1975) Willebrand factor and ristocetin. II. Relationship between willebrand factor, willebrand antigen, and factor VIII activity. Br J Haematol 28:579
6. Schander K, Budde U, Bellmann O (1979) Untersuchungen zum Verhalten der plasmatischen Gerinnung und der Thrombozytenfunktion bei der Abortinduktion mit dem Prostaglandin E_2-Derivat Sulproston. Arch Gynecol 228:635
7. Schander K, Wahl W, Rehm A (1979) Untersuchungen zur Gerinnungs- und Fibrinolyseaktivität des Blutes in den einzelnen Phasen der Geburt. Fortschr Med 97:1696
8. Schmidt-Gollwitzer K, Schüssler B, Elger W, Schmidt-Gollwitzer M (1979) Neue therapeutische Möglichkeiten bei der Beendigung intakter und gestörter Schwangerschaften: Erfahrungen mit dem Prostaglandin E_2-Derivat Sulproston (SHB 286). Geburtshilfe Frauenheilkd 39:667
9. Wu KK, Hoak JC (1974) A new method for the quantitativ detection of platelet aggregates in patients with arterial insufficiency. Lancet 19:924

Intramural-zervikale Applikation von Sulproston zur Cervixerweichung am nichtschwangeren Uterus

B. SCHÜSSLER*

Natürliche und synthetische Prostaglandine sind in der Lage, am schwangeren, wie auch am nichtschwangeren Uterus Kontraktionen des Myometrium auszulösen (1, 3). Darüberhinaus kommen besonders den Prostaglandinen der E-Reihe noch eine direkte cervixerweichende Bedeutung zu (2).

Zahradnik et al. konnten 1979 zeigen, daß Sulproston in der Lage ist, nach intramuskulärer Anwendung auch an der nichtschwangeren Cervix eine Dilatation des Zervikalkanals auszulösen (4). Eine zunehmende Restriktion der systemischen Anwendung auch gut verträglicher Prostaglandinanaloga haben uns veranlaßt, die Wirksamkeit von Sulproston in lokaler Applikation am nichtschwangeren Uterus zu überprüfen.

Patientengut und Methode

Insgesamt wurden 32 nichtschwangere Patientinnen in die Studie aufgenommen (Tabelle 1).

Die Applikation von Sulproston erfolgte etwa 2 cm tief intramural-zervikal bei 6 und 12 Uhr nach vorheriger Aspiration zum Ausschluß einer versehentlichen intravasalen Applikation. 9 Patientinnen wurden in 10 Anwendungen mit 2×15 μg Sulproston und 23 Patientinnen in insgesamt 27 Anwendungen mit 2×50 μg Sulproston behandelt. Im Anschluß erfolgte eine Kreislaufüberwachung für 2 h. Vor der Medikamentengabe wurde nach sorgfältiger Desinfektion die Durchgängigkeit des Zervikalkanals mittels Hegarstiften bestimmt.

Als Therapieerfolg wurde eine widerstandslose Erweiterung des Zervikalkanals 12–14 h nach Sulprostonapplikation um mindestens 2 mm und gleichzeitig eine leichte Dilatation bis mindestens Hegar 8 angesehen. Die Reproduzierbarkeit des prätherapeutisch und intraoperativ posttherapeutisch erhobenen Durchgängigkeitsgrades wurde an 5 nicht behandelten Patientinnen vor Beginn der Studie überprüft.

---

* Universitäts-Frauenklinik, D-6650 Homburg (Saar)

Tabelle 1. Patientengut und Indikationsstellung zur intramural-zervikalen Applikation von Sulproston am nichtschwangeren Uterus

Gesamtkollektiv	32
Altersdurchschnitt	52,6 Jahre (minimum 26 Jahre, maximum 88 Jahre)
Postmenopause	15 Patientinnen
Indikation zur Sulprostonbehandlung	
Diagnostische Abrasio	17
Radiumstifteinlage	6
Hysteroskopie	3
Wissenschaftliches Vorhaben	9
Nebenerkrankungen	
Hypertonus	5
Diabetes mellitus	1
Zustand nach Myokardinfarkt	2

Ergebnisse

In der Gruppe der mit 2x15 µg Sulproston behandelten Patientinnen fand sich in 4 von 10 Anwendungen kein Therapieerfolg. Die übrigen wiesen einen Zuwachs der Cervixdilatation zwischen Hegar 2 und Hegar 6 auf.

Wegen der hohen Versagerquote erhöhten wir die applizierte Dosis auf 2x50 µg. Hierbei zeigte sich bei 4 Patientinnen ebenfalls kein repräsentativer Erfolg, allerdings bezogen auf 27 Anwendungen. Bei den übrigen 23 Patientinnen lag die durchschnittliche Erweiterung bei 2,76 mm, maximal war in einem Fall eine Erweiterung um 6,5 Hegar eingetreten. Insgesamt imponierte die Cervix palpatorisch von weicherer Konsistenz.

Unterbauchschmerzen als Ausdruck uteriner Kontraktionen fanden sich bei 16 Patientinnen. Sie dauerten im Mittel 105 min an, mit frühestem Beginn unmittelbar nach der Injektion, spätestens aber 30 min post injectionem. Nur 1 Patientin empfand dieses Ziehen im Unterleib stärker als den normalen Periodenschmerz.

Ernsthafte Nebenwirkungen traten im Gesamtkollektiv keine auf. 2 Patientinnen beurteilten die intrazervikale Injektion als schmerzhaft. Übelkeit wurde zweimal registriert. Erbrechen oder Kreislaufreaktionen waren nicht nachweisbar. Analgetika- oder Antiemetikagabe war nicht notwendig. Bei einer Patientin aus der Gruppe der zur Hysterektomie vorgesehenen Frauen stellten sich etwa 1 h nach der Sulprostongabe heftige rechtsseitige Unterbauchschmerzen ein, die auf Analgetikagabe nur bedingt ansprachen und – langsam abklingend – über 12 h anhielten. Bei der Laparotomie kam ein rupturierter und blutig imbibierter Ovarialtumor rechts mit einer Ausdehnung von 1,5x2x1 cm zur Darstellung, der sich histologisch als Corpus luteum erwies. In wieweit die Ruptur mit der Sulprostongabe in Zusammenhang zu bringen ist, bleibt unklar.

Versageranalyse

Weder die Versager in der mit 2x15 μg behandelten Patientengruppe noch die aus der Gruppe mit 2x50 μg unterschieden sich hinsichtlich Gravidität, Parität oder Prä- und Postmenopause. Auch eine sichere Zuordnung zur Dauer der Unterbauchschmerzen war nicht möglich. Wurde die Gabe von 2x50 μg nach größeren zeitlichen Abständen wiederholt, so war einmal nach zuvor guter Muttermunderöffnung eine solche nicht nachweisbar, in einem zweiten Fall lagen die Verhältnisse umgekehrt. Bei beiden Patientinnen war eine Radiumstifteinlage bei Korpus- bzw. Cervixkarzinom vorgesehen. Bei einer Patientin wurde die Sulprostonapplikation nach 24 h wiederholt. Der Dilatationseffekt trat erst nach der zweiten Gabe ein.

Diskussion

Unsere Untersuchung konnte zeigen, daß Sulproston bei lokaler Applikation auch am nichtschwangeren Uterus eine Cervixerweichung bzw. eine Dilatation des Zervikalkanals bewirken kann, die klinisch anwendbar ist. Allerdings limitieren die bei knapp 15% liegende Versagerquote sowie die Nebenwirkungen das Indikationsspektrum. Nach unserer Meinung sollte die Anwendung selektiv erfolgen, z. B. bei Patientinnen in schlechtem Allgemeinzustand, denen eine Narkose zur Radiumstifteinlage oder zur diagnostischen Abrasio schlecht zugemutet werden kann.

Ein primäres Versagen ist nicht als endgültiges Ergebnis zu werten. Gegebenenfalls ist auch von einer Wiederholung der Behandlung ein Erfolg zu erwarten.

Inwieweit die intrazervikale Applikation gegenüber der systemischen Vorteile besitzt, läßt sich erst nach Bestimmung der Sulprostonserumspiegel beantworten.

Literatur

1. Karim SM (1975) Prostaglandins and reproduction. MTP Press, Edinburgh
2. Najak Z, Hillier K, Karim SMM (1970) The action of prostaglandins on the human isolated non-pregnant cervix. J Obstet Gynaecol Br Commonw 77:701–705
3. Schüßler B, Schmidt-Gollwitzer K, Schmidt-Gollwitzer M (1980) Vergleich zweier intramuskulär anwendbarer Prostaglandinanaloga zur Aborteinleitung im 1. Schwangerschaftstrimenon. Gynaekol Rundsch 20:102–109
4. Zahradnik HP, Beyer J, Schillfahrt R, Wimhöfer G, Petersen EE, Offermann I, Breckwoldt M (1979) Sind Hegar-Stifte entbehrlich? Geburtshilfe Frauenheilkd 39:43–45

Abortinduktion mit Prostaglandinen

M. SCHMIDT-GOLLWITZER und K. SCHMIDT-GOLLWITZER*

Prostaglandine (PG) sind in allen Gestationsstadien geeignet, die Uterusmuskulatur zu stimulieren. Diese Wirkung kann therapeutisch zur Geburtseinleitung und zur vorzeitigen Beendigung intakter und gestörter Schwangerschaften genutzt werden (1). Das Risiko systemischer Komplikationen (Bronchospasmus, Herz-Kreislauf-Versagen, Krampfanfälle) sowie die hohe Rate an Nebenwirkungen, besonders von seiten des Gastrointestinaltrakts, schränkte das Spektrum der möglichen Anwendungen der PG der ersten Generation ein. Diese Prostaglandine wurden bisher bevorzugt nur jenseits der 12. Schwangerschaftswoche (SSW) angewendet, da der mit ihnen durchgeführte Schwangerschaftsabbruch weniger komplikationsträchtig als allein operative Methoden ist (2, 3). In den letzten Jahren wurden Prostaglandinderivate entwickelt, deren substanzbezogenes Risiko im Vergleich zu den natürlichen Prostaglandinen deutlich geringer ist (4–6). Im vorliegenden Beitrag wird daher einer kritischen Bestandsaufnahme der derzeitigen Möglichkeiten zur medikamentösen Induktion eines Aborts Priorität eingeräumt.

Substanzen für die Abortinduktion

Bei der medikamentösen Abortinduktion kamen bzw. kommen die in Tabelle 1 aufgeführten Substanzen zum Einsatz. Die Nutzen-Risiko-Analyse ihrer Anwendung hängt von der Substanz, der Applikation, der Art des operativen Eingriffs, dem Alter der Schwangerschaft und dem evtl. vorhandenen Grundleiden der Patientin ab. Tabelle 2 faßt die therapeutische Problematik zusammen. So berichten Cates u. Grimes, daß im Jahre 1977 in den USA bei 1,3 Millionen durchgeführten Schwangerschaftsabbrüchen bei 160000 Frauen ein oder mehrere behandlungsbedürftige Komplikationen aufgetreten sind (7). Davon waren $^{1}/_{10}$ schwere Komplikationen. Im Gegensatz zu den in den letzten bundesdeutschen Statistiken aufgeführten niedrigen Komplikationsraten werden aus mehreren Kliniken ähnlich hohe Zahlen wie aus den USA genannt (8–10). Eine Verbesserung der Methoden des Schwangerschaftsabbruchs ist daher notwendig, wobei eine Methodik wünschenswert wäre, die einen kompletten spontanen Abort mit Uteruskontraktionen, natürlicher Dilatation der Cervix und der Expulsion von Fet und Plazenta nachahmt.

---

* Universitäts-Frauenklinik, Klinikum Charlottenburg, D-1000 Berlin 19

Tabelle 1. Substanzen für den medikamentös induzierten Schwangerschaftsabbruch

Lösungen	Seifenlösungen Formalin Hypertone Zuckerlösungen	Obsolet
	NaCl-Lösung 20% Hypertone Harnstofflösungen Rivanol 0,1%	Hohes Komplikationsrisiko
Prostaglandine 1. Generation	$PGF_{2\alpha}$ PGE_2	Kurze HWZ, hohes substanzspezifisches Risiko
Derivate 2. Generation	15-methyl $PGF_{2\alpha}$ (Tromethaminsalz) 15-methyl $PGF_{2\alpha}$-methylester 16,16-dimethyl PGE_2	Längere HWZ
3. Generation	16,16-dimethyl-trans Δ^2-PGE_1-methylester (ONO 802) 16-phenoxy-w-tetranor PGE_2-methylsulfonylamid (Sulproston) 9-deoxo-16,16-dimethyl-9-methylen PGE_2 (Upjohn 46785)	Geringes substanzspezifisches Risiko

Tabelle 2. Therapeutische Problematik beim Schwangerschaftsabbruch

Patientin	– Grunderkrankungen – Schwangerschaftsalter
Methodik	– Operatives Risiko – Medikament. Risiko – Kombination beider
Daraus resultierend	
– Akute – Frühe – Späte	Komplikationen
– Potentielle	Spätfolgen

Der Wirkungsmechanismus der in der Tabelle 1 aufgeführten Substanzen beruht auf der Induktion von Kontraktionen der Uterusmuskulatur. Entweder wird durch physikalische Lösungen eine reaktive Freisetzung endogener PG verursacht, oder pharmakologische Dosen der PG werden exogen zugeführt.

Die intra- bzw. extraamniale Applikation von Seifenlösungen, Formalin und hypertonen Zuckerlösungen ist wegen der konkreten lebensgefährlichen Risiken für die Patientin grundsätzlich abzulehnen. Auch die häufig noch angewendeten Methoden der intraamnialen Applikation von hypertonen Kochsalz- bzw. Harnstofflösungen kann heute – trotz der Wirtschaftlichkeit dieser Substanzen – wegen der Risiken und der unzumutbar langen Abortinduktionszeiten nicht mehr zugestimmt werden (11). So kann es bei Verwendung hypertoner Kochsalzlösungen zu Myometriumnekrosen, hämolytischen Krisen und Hypernatriämie sowie bei irrtümlich intravenösem Einstrom zu Herz- und Kreislaufreaktionen kommen. Nur die extraamniale Instillation von 50 ml 0,1% Rivanollösung dürfte in der Hand des Erfahrenen, wie von Hensel et al. gezeigt, noch eine gewisse Berechtigung haben (12).

Prostaglandine

Bei der Verwendung pharmakologischer Dosen der PG ergeben sich die in Tabelle 3 aufgeführten substanzspezifischen Risiken und Nebenwirkungen. Nicht zuletzt unter dem Eindruck der Klagen von Patientinnen über die unerwünschten Wirkungen der PG, die ein schweres Krankheitsgefühl hervorrufen können, hat das Bundesgesundheits-

Tabelle 3. Substanzspezifische Risiken und Nebenwirkungen der Prostaglandine

Risiken	– Herz- u. Kreislaufüberlastung – Schock – Bronchospasmus
Nebenwirkungen	– Uterine Kontraktionsschmerzen – Gastrointestinale Symptomatik – Herz-Kreislauf-Symptomatik – Lungensymptomatik – Schweres Krankheitsgefühl – Psychische Störungen (Erlebnis der Fehlgeburt)

Tabelle 4. Im Handel befindliche Prostaglandine und ihre Indikationsgebiete

Substanzen	Zugelassene Anwendung	Applikation
Minprostin $F_{2\alpha}^{R}$	– Atonische Nachblutung	i. v.
	– Vorbeugung Uterusatonie	intracavitär
Minprostin E_2^R	– II. Trimester Abortinduktion	i. v.
	– IUFT	E. A.
	– Blasenmole	
Nalador[R] (Sulproston)	– II. Trimester Abortinduktion	i. v.
	– Intrauteriner Fruchttod	i. m.
	– Blasenmole	
	– I. Trimester Abortinduktion >10 SSW	E. A.
	– Softening >8 SSW	Intrazervikal

amt im September 1980 in einer öffentlichen Anhörung eine kritische Bestandsaufnahme und Nutzen-Risiko-Analyse durchgeführt. Die daraus resultierenden Ergebnisse und die Konsequenzen für die tagtägliche Praxis eines jeden mit der Problematik befaßten Gynäkologen sollen daher ausführlich dargestellt werden.

Tabelle 4 faßt den aktuellen Stand der für die klinische Anwendung zugelassenen PG mit Indikation und Applikation zusammen (s. a. Tabelle 1). Ergänzend sei darauf hingewiesen, daß das Präparat Minprostin E2 auch für die Geburtseinleitung mittels intravenöser Dauerinfusion zugelassen ist. Die Anwendung dieser zugelassenen PG soll nur durch erfahrene Fachärzte in entsprechend ausgerüsteten Kliniken mit intensivmedizinischen Einrichtungen erfolgen. Diese Einschränkung ist insbesondere für die PG der ersten Generation wichtig, da bei ihnen der Bereich zwischen therapeutischer und toxischer Dosis äußerst klein ist. Für Sulproston (Nalador) hingegen ist das substanzspezifische Risiko aufgrund der Uteroselektivität und der erhöhten abortiven Potenz wesentlich geringer (4–6).

Obwohl diese Auflagen zunächst recht restriktiv erscheinen, sind sie doch für die nächste Zeit gerechtfertigt, da die allgemeine Erfahrung mit PG in den gynäkologischen Kliniken noch gering ist. So wurden z. B. in der Bundesrepublik bei Abruptiones im Jahre 1979 nur bei 3,5% der Patientinnen PG eingesetzt (8).

Für die Anwendung von PG haben sich, nicht zuletzt durch die Entwicklung der PG der dritten Generation, grundlegende Veränderungen ergeben. So konnte in den vergangenen 5 Jahren von verschiedenen Kliniken mit einem großen Patientengut gezeigt werden, daß das PGE-Derivat Nalador systemisch angewendet werden kann (9, 13–15). Damit entfällt die Notwendigkeit, die intra- oder extraamniale Applikation mit ihren konkreten Gefahren verwenden zu müssen. Der Einsatz von Nalador kann allein nach den klinischen Erfordernissen ausgerichtet werden.

Im 2. Schwangerschaftstrimenon

Aufgrund des bereits erwähnten pharmakologischen Fortschritts sollte zur Abortinduktion die in den vergangenen Jahren vielfach geübte intraaminale Instillation nicht mehr durchgeführt werden, zumal die notwendigen hohen Substratkonzentrationen bei versehentlichem Einstrom in das Gefäßsystem Komplikationen mit möglicher Todesfolge auslösen können. Die zugelassene Methodik der extraamnialen Instillation von Minprostin E2 ist aus dem gleichen Grund und wegen des zusätzlich höheren Infektionsrisikos unseres Erachtens auch nicht mehr zu empfehlen. Es kommt hinzu, daß Cates u. Grimes für diese Methoden im Bereich der 13.–17. SSW im Vergleich zur Dilatation und Evakuation ein höheres Morbiditäts- und Mortalitätsrisiko festgestellt haben (7).

Eigene Untersuchungen haben gezeigt, daß durch die intravenöse Applikation von Sulproston (Nalador) sowohl bei gestörten als auch intakten Schwangerschaften die therapeutisch induzierte Aborteinleitung ähnlich einer Geburtseinleitung mit einer hohen Erfolgsrate durchgeführt werden kann (Abb. 1). Besonders bei Krankheitsbildern wie intrauteriner Fruchttod, Abortus febrilis und Blasenmole mit dem erhöhten Gefährdungsrisiko für die Schwangere führt dieses PG zu keiner Komplikationssteigerung. Vielmehr kann die gestörte Schwangerschaft sicher, rasch und schonend beendet werden. Die mittleren Abortinduktionszeiten liegen hierbei unter 10 h. Im Vergleich zu

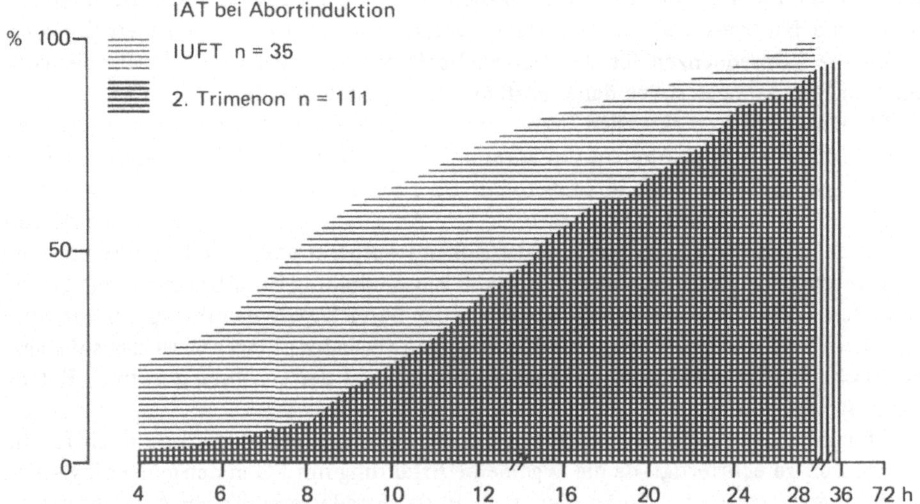

Abb. 1. Kumulative Frequenz der Induktionsabortzeiten bei der Beendigung intakter und gestörter Schwangerschaften im 2. Trimenon (*IUFT* Intrauteriner Fruchttod)

dem ebenfalls zugelassenen Minprostin E2, bei dem Infusionskonzentrationen von 5–10 μg/min notwendig sind, ist bei Nalador eine Infusionsrate von 1–2 μg/min bei einer Gesamtmenge von etwa 1000 μg ausreichend. Folgendes Schema hat sich bewährt: 500 μg Nalador werden in 500 ml Lävulose aufgelöst, der Tropf läuft über 5 h. Insgesamt wird bei der ersten Infusionsserie 2mal ein Tropf gegeben. Die erste Infusionsserie ist damit auf 10 h begrenzt. Bei intrauterinem Fruchttod bzw. septischem Abort kommt es bei über 70% der Patientinnen innerhalb der ersten 10 h zum Abort, während bei therapeutischen Aborteinleitungen intakter Schwangerschaften, vor allem bei Nulliparae mit längeren Abortinduktionszeiten von durchschnittlich 18 h zu rechnen ist. Bei ca. 30% der Patientinnen muß eine zweie Infusionsserie, meist mit doppelter Dosierung, angeschlossen werden.

Die Erfolgsrate bei der therapeutisch induzierten Aborteinleitung bezüglich der Ausstoßung des Feten liegt bei 98%, wobei bei den gestörten Schwangerschaften der Abort in fast 80% und bei den intakten in 92% der Fälle komplett war. Die Überwachung sollte im 2. Trimenon entsprechend der bei einer Geburtseinleitung erfolgen. Es ist besonders zu beachten, daß keine kontinuierliche Eröffnung der Cervix erfolgt, d. h. die Beurteilung der Cervixveränderungen kein zuverlässiges Kriterium für das Fortschreiten des Aborts ist.

An unerwünschten Wirkungen treten vor allem Übelkeit (ca 25%) und, meist als Einzelepisoden, Erbrechen (ca. 15%) auf. Ein Drittel der Patientinnen benötigte wegen der kontraktionsbedingten Schmerzen ein Analgetikum. Sonstige prostaglandintypische Nebenwirkungen wie Diarrhö, Blutdruckalteration, Temperaturanstieg, Frösteln, Atembeschwerden und Schmerzen im Infusionsarm waren selten und bedurften keiner spezifischen Therapie. Im Vergleich zu den bisher klinisch verwendeten PG ist das Ausmaß und die Schwere der Nebenwirkungen bei Nalador deutlich verringert (1, 2,

6, 16). Eine Prämedikation mit Analgetika und Antiemetika ist daher nicht notwendig. Über die Hälfte unserer Patientinnen hatte keinerlei Nebenwirkungen und bedurfte daher keiner Begleitmedikation.

Lebensgefährliche Komplikationen, wie sie besonders für die intraamniale Applikation von $PGF_{2\alpha}$ bekannt sind, haben wir nicht gesehen (7, 16, 17). Anhand unserer Statistik zeichnet sich ab, daß die Inzidenz von Komplikationen bei der Beendigung intakter und gestörter Schwangerschaften mit der intravenösen Abortinduktion durch Nalador deutlich gesenkt werden kann (Tabelle 5). Zur Sicherung dieser Aussage müssen jedoch noch größere Fallzahlen abgewartet werden. Wir halten dieses Verfahren mit dem neuen PGE-Derivat heute bereits für die Methode der Wahl. Auch die intramuskuläre Applikation von Nalador, wie von Karim u. Ratnam berichtet, bringt ähnliche Ergebnisse (18). Wegen der Gefahr der Überstimulierung der Muskulatur des Corpus uteri bei der Bolusgabe (kurzfristig hohe Serumspiegel von Nalador) und damit dem erhöhten Risiko einer Cervixruptur ziehen wir im 2. und 3. Trimenon die steuerbare kontinuierliche Infusion vor.

Tabelle 5. Komplikationen beim Schwangerschaftsabbruch mit Nalador

	Missed abortion n=28	Infans mortuus n=35	Abortus febrilis n=13	Vorzeitiger Blasensprung n=18	Intakte Grav. n=158[a]	Gesamt n=252	
Mortalität	0	0	0	0	0	0	
Prostaglandin spez. Kompl.	0	0	0	0	0	0	
Narkosezwischenfälle	0	0	0	0	0	0	
Frustrane Einleitung	–	1	–	–	1	2	0,8%
Verstärkter Blutverlust	3	–	–	–	8	11	4,4%
Bluttransfusion	1	–	–	–	0	1	0,4%
Fieber post abortum	1	1	–	–	4	6	2,4%
Läsion des Uterus	–	1 Cervixriß (Hämatom)	–	1 Cervixriß	1 Cervixriß	3	1,2%
Operative Beendigung der Abortinduktion	–	1 Vaginale Hysterotomie	–	–	1 Sectio parva abd.	2	0,8%

[a] Inklusive unterschiedliche Dosierungsschemata

Im 1. Schwangerschaftstrimenon

Die bevorzugte Methode des Schwangerschaftsabbruchs im 1. Trimenon ist derzeit die Vakuumaspiration, meist in Kombination mit einer mechanischen Dilatation. Obwohl dieses Verfahren im Vergleich zur klassischen Ausräumung mit der Abortzange und Kürette gewisse Vorteile hat, zeigen große Statistiken aus den USA, daß die Inzidenz von Komplikationen, vor allem Blutung, Perforation und Infektion, in Abhängigkeit von der Schwangerschaftswoche zwischen 6,5% und 9,2% liegt (7). Als besonders kritisch muß zudem, wie in Deutschland Untersuchungen von Bräutigam und in Kalifornien von Harlap et al. gezeigt haben, die notwendige präoperative Dilatation des Cervikalkanals gelten. So steigt das Risiko eines Spätaborts bzw. einer Frühgeburt in der der Abruptio folgenden Schwangerschaft um das Dreieinhalbfache, falls eine mechanische Dilatation über Hegar 10 notwendig wurde (10, 19).

Obwohl PG auch in diesem Schwangerschaftsstadium eine Risikominderung des operativen Eingriffes bringen können, konnten sie sich bisher wegen der substanzspezifischen systemischen Wirkungen nicht durchsetzen.

Bygdemann hat in einer großen Vergleichsstudie, die er seit 1972 durchführt, festgestellt, daß das Morbiditätsrisiko des Schwangerschaftsabbruchs durch die präoperative Verwendung von PG erheblich gesenkt werden kann (20). Auch nach unseren Erfahrungen ergeben sich folgende Vorteile: Es kommt zur Cervixerweichung und Dilatation, damit ist die Gefahr der Cervixverletzung vermindert. Bei nahezu jeder Schwangerschaft wird ein Abortgeschehen hervorgerufen, wobei die Fruchtanlage entweder ausgestoßen bzw. im Cavum uteri abgelöst wird. Damit wird der nachfolgende operative Eingriff komplikationsärmer. Der Uterus ist während der Kürettage gut tonisiert, somit ist die Blutungs- und Perforationsgefahr geringer. Eigene Untersuchungen, bei denen Nalador intramuskulär appliziert wurde, bestätigen diese Ergebnisse [Tabelle 6, (21)]. Allerdings ist bei einem Drittel der Patientinnen mit unerwünschten

Tabelle 6. Komplikationen und Nebenwirkungen beim Schwangerschaftsabbruch im 1. Trimenon durch intramuskuläre Applikation (n=180)

Komplikationen		Nebenwirkungen			
Früh		Übelkeit	1 Episode	24	(13,3%)
Prostaglandin-abhängige			2 Episoden	5	(2,8%)
systemische Komplikationen	0		3 Episoden	2	(1,7%)
Cervixruptur	0	Erbrechen	1 Episode	18	(10,0%)
Uterusperforation	1 (0,55%)		2 Episoden	4	(2,2%)
Blutverlust >500 ml	1 (0,55%)		3 Episoden	2	(1,2%)
Endometritis	1 (0,55%)	Sonstige prostaglandin-abhängige Nebenwirkungen (nicht behandlungsbedürftig)		19	(10,6%)
Spät					
Aszendierende		*Medikation*			
Genitalinfektion	2 (1,1%)	Analgetika		51	(31,7%)
Cervixinsuffizienz	?	Antiemetika		2	(1,1%)
Psychische Alteration	?	Analg. + Antiem.		16	(8,9%)

Wirkungen, vor allem starken uterinen Schmerzen zu rechnen. Damit und nicht zuletzt wegen des „bewußt erlebten Abortgeschehens" ist die Akzeptanz auch bei diesem neuen Präparat noch deutlich gemindert, obwohl dies durch eine entsprechende psychische Führung und Aufklärung der Patientinnen weitgehend ausgeglichen werden kann.

Dies hat in der Öffentlichkeit zu einer sehr kontroversen Beurteilung des therapeutischen Fortschritts geführt und das Bundesgesundheitsamt veranlaßt, die Zulassung der PG der ersten Generation für das 1. Trimenon zurückzuziehen und allein der Anwendung der nebenwirkungsärmsten Substanz, des Nalador, mit Auflagen zuzustimmen. Wie aus der Tabelle 4 ersichtlich, können derzeit nur lokale Applikationsformen, wie die extraamniale und die von Wiechell propagierte intramurale zervikale Instillation, angewendet werden (22). Die hierbei getroffene Unterscheidung zwischen „cervix-softening" und Abortinduktion ist unseres Erachtens bei Berücksichtigung des Pathomechanismus der Abortinduktion durch PG willkürlich. Der Vorteil der Anwendung von PG im 1. Trimenon wird – trotz geringerer Dosen im Vergleich zur systemischen Applikation – durch das erhöhte Infektionsrisiko bei lokaler Instillation wieder aufgehoben. In anderen europäischen Ländern, z. B. Holland, Schweiz und Österreich, ist die intramuskuläre Applikation aufgrund des geringen Substanzrisikos und der Senkung der Morbidität bei der Abruptio ab der 9. SSW entweder bereits zugelassen oder im Zulassungsprozeß (23). Die vor allem in Deutschland propagierte intrazervikale Instillation von Prostaglandinen der ersten Generation wurde bei der Expertenanhörung kontrovers beurteilt (24, 25). Die weitere Anwendung derartiger Verfahren sollte nur unter kontrollierten Studienbedingungen erfolgen.

Bezüglich der in der Tabelle 1 aufgeführten weiteren PG der dritten Generation liegen derzeit noch keine ausreichenden klinischen Erfahrungen vor. Eine Aussage über ihre Vor- und Nachteile im Vergleich zu Nalador kann daher noch nicht erfolgen. Trotz aller pharmakologischen Fortschritte auf dem Gebiet der PG-Analoga wäre die Entwicklung noch uteroselektiverer und nebenwirkungsärmerer Substanzen wünschenswert.

Schlußbemerkung

Gerade die öffentliche Diskussion der letzten 2–3 Jahre über den Einsatz von Prostaglandinen verdeutlicht das tagtägliche Dilemma für den in diesem Bereich tätig werdenden Arzt. Einerseits ist er entsprechend den ärztlich-ethischen Normen verpflichtet, bei der Abruptio das Risiko für die Patientin hinsichtlich des Eingriffs und hinsichtlich späterer gewünschter Schwangerschaften möglichst klein zu halten, d. h. den therapeutischen Fortschritt zu nutzen. Andererseits wird er von Frauen häufig mit der Forderung konfrontiert, den Eingriff allein nach deren Vorstellungen ohne Berücksichtigung medizinischer Gegebenheiten durchzuführen. Bei einer Komplikation wird der Arzt aber dann juristischerseits voll zur Verantwortung gezogen. Dieser Sachverhalt wird derzeit noch dadurch verstärkt, daß bei der Notlagenindikation ein definierter Krankheitsbegriff vom Bundesgesundheitsministerium verneint wird. Es handelt sich demnach um einen Eingriff bei einer Gesunden mit all den daraus resultierenden Konsequenzen. Dieser Gesichtspunkt sollte den Ärzten derzeit bei der Durchführung des Schwangerschaftsabbruchs bei sog. sozialmedizinischer Indikation und bei der Anwendung von Medikamenten zu denken geben.

Literatur

1. Karim SMM (1975) Prostaglandins and reproduction. MTP Press LtD., Lancaster
2. Brenner WE (1975) The current status of prostaglandins as abortifacients. Am J Obstet Gynecol 123:306
3. Bygdeman M (1978) Comparison of prostaglandin and hypertonic saline for termination of pregnancy. Obstet Gynecol 52:4
4. Hess H-J, Bindra SJ, Constantine JW, Elger W, Loge O, Schillinger E, Losert W (1977) Pharmacology of 16-phenoxy-w-tetranor PGE2-methylsulfonamide, a tissueselective antifertility prostaglandin. IRCS Med Sci 5:68
5. Schmidt-Gollwitzer M, Schmidt-Gollwitzer K, Schüßler B, Koch R, Nevinny-Stickel J (1977) Erste Erfahrungen mit einem neuen Prostaglandin E2-Derivat. Geburtshilfe Frauenheilkd 37:1030
6. Lichtenegger W (1977) Abortinduktion mit Prostaglandin F2alpha und einem neuen E2-Derivat. Wien Med Wochenschr 127:536
7. Cates W Jr, Grimes DA (1981) Morbidity and mortality of abortion in the United States. In: Hodgen JE (ed) Abortion and sterilization. Academic Press, London, p 155
8. Statistisches Bundesamt Wiesbaden (1979) Schwangerschaftsabbrüche. Gesundheitswesen Reihe 3. Kohlhammer, Mainz
9. Haensel W, Barthel W, Stockhammer P, Schlüter K (1981) Schwangerschaftsabbruch in Deutschland weiterhin problematisch – ist Sulproston eine Lösung ? – Frauenarzt 22:113
10. Bräutigam HH (1980) Zur Frage der Spätkomplikationen des legalen Schwangerschaftsabbruches in der Bundesrepublik. 43. Tagung der Deutschen Gesellschaft für Gynäkologie und Geburtshilfe, Hamburg
11. Beller FK, Rosenberg M, Kolker M, Douglas G (1972) Consumptive coagulopathy associated with intra-amniotic infusion of hypertonic salt. Am J Obstet Gynecol 112:534
12. Haensel W, Dengler H-M, Stockhammer P (1977) Vorzüge der transzervikalen extraamnialen Rivanolinstillation bei der Interruptio. Geburtshilfe Frauenheilkd 37:1050
13. Schmidt-Gollwitzer K, Schüßler B, Elger W, Schmidt-Gollwitzer M (1979) Neue therapeutische Möglichkeiten bei der Beendigung intakter und gestörter Schwangerschaften: Erfahrungen mit dem Prostaglandin E2-Derivat Sulproston. Geburtshilfe Frauenheilkd 39:667
14. Heinzl S, Winkler C (1981) Aborteinleitungen im zweiten und dritten Trimenon mit Sulproston. Geburtshilfe Frauenheilkd 41:231
15. Karim SMM (1979) Prostaglandins in obstetrics and gynecology. In: Friebel K, Schneider A, Würfel H (eds) International Sulprostone Symposium. Medico-Scientific Series of Schering AG, Berlin, p 7
16. Schmidt-Gollwitzer K, Schüßler B, Elger W, Schmidt-Gollwitzer M (1980) Improvement in artificial second-trimester abortion with a new tissue-selective prostaglandin E2-derivative. Am J Obstet Gynecol 137:867
17. Haller U, Kubli F (1978) Klinische Nebenwirkungen der Prostaglandine bei Abortinduktion. Gynäkologe 11:39
18. Karim SMM, Ratnam SS (1978) Termination of second trimester pregnancy with intramuscular administration of 16-phenoxy-w-tetranor PGE2-methylsulfonamide (SHB 286). Obstet Gynecol 6:146

19. Harlap S, Shiono PH, Ramcharan S, Berendes M, Pellegrin F (1979) A prospective study of spontaneous fetal losses after induced abortion. N Engl J Med 301:677
20. Bygdeman M: Persönliche Mitteilung
21. Schmidt-Gollwitzer K, Hoebich D, Hardt W, Schüßler B, Schmidt-Gollwitzer M (1981) Induction of abortion with sulprostone, a uteroselective prostaglandin E2 derivative: intramuscular route of application. Int J Fertil 26:86
22. Wiechell H (1979) Ambulanter Schwangerschaftsabbruch durch einzeitige intramurale Applikation des Prostaglandin-Derivates SHB 286 (Sulproston). Geburtshilfe Frauenheilkd 39:401
23. Haspels AA: Persönliche Mitteilung
24. Kühnle H, Grande P, Kuhn W (1977) Vermeidung dilatationsbedingter Komplikationen beim Schwangerschaftsabbruch durch intrazervikale Applikation eines prostaglandinhaltigen Gel. Geburtshilfe Frauenheilkd 37:675
25. Lippert TH (1979) The use of prostaglandin gel in obstetrics and gynecology. Arch Gynäkol 227:171

Intrazervikale Prostaglandin-$F_{2\alpha}$-Applikation zum Schwangerschaftsabbruch

P. BERLE und D. HÖLZEL*

Alle unsere Bemühungen zur Suche nach neuen Möglichkeiten zur medikamentösen und instrumentellen Beendigung einer intakten oder gestörten Schwangerschaft dienen dem Ziel, den Eingriff mit möglichst geringstem Aufwand und ohne Nebenwirkungen auszuführen, wobei ein Minimum an Früh- und Spätkomplikationen erreicht werden sollte.

Die intrazervikale Applikation einer gelartigen Prostaglandinzubereitung zeigt unter Berücksichtigung dieser Voraussetzungen einen neuen Weg, wobei nach meiner Auffassung nicht die Spontanausstoßung des Schwangerschaftsproduktes unbedingt erwünscht ist, sondern die schonende Eröffnung des Zervikalkanals oder die mit dem Begriff des „Priming" verbundene Aufweichung der Cervix angestrebt werden sollte. Die Wunschvorstellung war dabei, durch eine geeignete Dosierung eine kontrollierte und schmerzfreie Eröffnung des Zervikalkanals zu erreichen, um somit gezielt zu einem festzusetzenden Zeitpunkt die Abruptio instrumentell beenden zu können. Die intrazervikale Applikation sollte ein Minimum an systemischer und ein Maximum an lokaler Wirkung erreichen. Um es vorweg zu nehmen, diese Wunschvorstellung konnte die intrazervikale Applikation von $PGF_{2\alpha}$ nicht voll erfüllen. Mit einer Erhöhung der Dosierung stieg gleichzeitig die Frequenz der schmerzhaften, unkoordinierten Wehentätigkeit und der damit verbundenen Spontanausstoßungsrate mit stärkeren Blutungen an, eine Reduzierung der Dosierung hatte jedoch eine Erhöhung der Versagerquote zur Folge, so daß intrazervikale Applikationen wiederholt werden mußten.

Unsere vor Jahren begonnene prospektive Untersuchungsreihe der intrazervikalen Applikationen von $PGF_{2\alpha}$ sollte uns zuverlässige Daten über *eine* Methode bringen, wobei das besondere Augenmerk auf der Effizienz, den unerwünschten Begleitwirkungen (Nebenwirkungen) und den Frühkomplikationen liegen sollte.

Auch wenn es keine Zweifel über die Wirkung von $PGF_{2\alpha}$ intrazervikal appliziert auf die Cervix gibt, über die Vorstellungen eines Wirkungsmechanismus haben wir in diesen Tagen einiges gehört. Wir haben 60 Patientinnen einer Doppelblindstudie unterworfen und dabei die Wirkung des Medikamentes bei dieser Applikationsform nachweisen können. Die beiden Gruppen ohne und mit $PGF_{2\alpha}$ wurden in Form von matched pairs gegenübergestellt, wobei sich beide Gruppen in bezug auf Lebensalter, Gestationswoche, Parität und Einwirkungszeit nicht voneinander unterschieden, so daß die Vergleichbarkeit statistisch gesichert war. Bei Applikation von 3 ml dieses Gels konnten wir bei Zusatz von 3 mg $PGF_{2\alpha}$ bei 16 von 30 Frauen eine stärkere Blutung, bei 18

* Frauenklinik des Städtischen Krankenhauses, D-6200 Wiesbaden

Tabelle 1. Effizienz des intrazervikal applizierten Prostaglandin-$F_{2\alpha}$-Gels in der Doppelblindstudie

	Prostaglandin-$F_{2\alpha}$-Gel	Placebogel
Blutung ex utero	16	2
Kontraktionen	18	2
Spontanausstoßung	7	0

Frauen Kontraktionen und bei 7 Frauen Spontanausstoßungen beobachten, während der Placeboeffekt praktisch zu vernachlässigen war (Tabelle 1).

Die weit verbreitete Diskussion über Früh- und Spätkomplikationen und die Unmöglichkeit, die hierüber in der Literatur vorhandenen Daten zu vergleichen, veranlaßte uns vor Jahren prospektiv der Frage der Frühkomplikationen nachzugehen. Wir haben aus diesem Grunde sämtliche relevanten Daten während des stationären Aufenthaltes praktisch täglich schriftlich fixiert, so daß wir heute zuverlässige Zahlen zur Verfügung haben. Einschränkend muß allerdings gesagt werden, daß während der Studie das Vorgehen geringfügig geändert wurde, was ich im einzelnen aber darlegen werde. Insgesamt haben wir inzwischen 1 000 Abortinduktionen analysiert und dabei folgende Ergebnisse erhalten:

Die Effizienz der Methode liegt bei 90%, d. h. die Versagerquote bei 10%, wenn wir den Erfolg sehr weit fassen und nur die Fälle als Versager ansehen, bei denen die Cervix noch geschlossen ist. Dieser Wert ist mit der Frequenz von 12%, die Kühnle et al. (1) als Versager angegeben haben, zu vergleichen. Wenn allerdings nur die für Hegar 12 offenen und die leicht dilatierbaren Cervixes als Erfolg angesehen werden, dann liegt unsere Versagerquote bei 34,7% und wäre mit der, die Neeb (3) publiziert hat, zu vergleichen (Tabelle 2). Aufgrund der Ergebnisse der Doppelblindstudie, bei der die schwer dilatierbaren Cervices in der Placebogruppe zahlenmäßig höher lagen als in der Prostaglandingruppe (Tabelle 3), kann vermutet werden, daß diese sog. schwer dilatierbaren Cervices nicht als Erfolg des Prostaglandins angesehen werden können, so daß korrekterweise tatsächlich von einer Versagerquote von etwa 35% auszugehen ist (Tabelle 4).

Die Ausstoßungsrate, als weiteres Kriterium der Effizienz in Relation zur Schwangerschaftswoche gesetzt (Tabelle 5), beträgt bis zur 10. Woche und ab der 11. Woche im Mittel 39%. Blutungen und Kontraktionen liegen jedoch bis zur 10. Woche um 17% bzw. um 16% höher als nach der 10. Woche. Da andererseits der Primingeffekt in

Tabelle 2. Effizienz der intracervikalen Applikation von Prostaglandin-$F_{2\alpha}$ bei 1 000 Abruptiones

	Fallzahl	Priming	Spontanausstoßung	Versager
Kühnle et al. (1977)	160	59,3%	32 %	8,7%
Neeb (1980)	503	66 %	16,5%	27,5%
Hölzel u. Berle (1979/81)	1 000	54,3%	35,7%	10 %

Tabelle 3. „Priming effect" des Prostaglandin-$F_{2\alpha}$-Gels in der Doppelblindstudie nach einer mittleren Einwirkungszeit von 18,3 h

Dilatation bis Hegar 14	Anzahl der Patientinnen Prostaglandin-$F_{2\alpha}$-Gel	Placebogel
Nicht erforderlich	8	0
Leicht möglich	9	6
Mittelschwer möglich	8	15
Schwer möglich	5	9

Tabelle 4. Effizienz der intrazervikalen Prostaglandin-$F_{2\alpha}$-Applikation in %

„Priming"	65,3	(90%)
Kontraktionen	65,6	
Blutungen	63,7	
Spontanausstoßung	32,3	
Versagerquote	34,7	(10%)

Tabelle 5. Effizienz der intrazervikalen Prostaglandin-$F_{2\alpha}$-Applikation in Abhängigkeit von der Gestationswoche

SSW	Gesamtzahl	Ausstoßungsrate %		Blutungen %		Kontraktionen %	
6	6	33,3	MW	30	MW	80	MW
7	14	50	39,3	71,4	67,1	78,6	76,5
8	50	42		85,7		83,7	
9	132	38,6		78,8		75	
10	268	32,8		69,8		65,3	
11	221	40,7	MW	70,6	MW	68,8	MW
12	208	31,7	37,8	60,1	59,8	60,1	60,9
13	56	41		51,3		57,7	
14	20	38,1		57,1		57,1	

beiden Gruppen nicht voneinander unterschieden ist, scheint die Prostaglandin-$F_{2\alpha}$-Wirkung in den ersten Schwangerschaftswochen offenbar mit mehr unangenehmen Begleitumständen verbunden zu sein. Wir halten auch aus diesen Gründen die $PGF_{2\alpha}$-Applikation bis zur 10. Woche nicht mehr für vertretbar und plädieren in diesen frühen Schwangerschaftswochen für ein einzeitiges Vorgehen.

Die Effizienz hängt nicht nur von der Dosierung, sondern auch von der Applikationsart ab. Bei Applikation des Prostaglandin-$F_{2\alpha}$ mittels Olive, wie wir es bei den ersten 300 Abruptiones gehandhabt haben, erhalten wir mit 23% eine wesentlich niedrigere Ausstoßungsrate als bei den letzten 700 Patientinnen nach Applikation mittels eines 2–3 cm langen sterilen Schlauches. Bei dieser Applikationsart finden wir eine Ausstoßungsrate von 40%, die wohl darauf zurückzuführen ist, daß ein Teil des Prostaglandin-$F_{2\alpha}$ retroamnial gelangte. Diese größere Effizienz mußte allerdings mit mehr Kontraktionen, d. h. Schmerzen und Blutungen erkauft werden (Tabelle 6).

Die unerwünschten Begleitwirkungen des $PGF_{2\alpha}$ von 0,6% bei Applikation mittels Olive sind praktisch zu vernachlässigen, während nach Einbringen des Medikamentes mittels Schlauch eine Nebenwirkungsrate von insgesamt 19,3% hingenommen werden mußte (Tabelle 7). Vermutlich ist auch dies ein Hinweis für eine retroamniale Applikation. Ernsthafte Nebenwirkungen haben wir in keinem Fall beobachtet.

Tabelle 6. Effizienz der intrazervikalen Prostaglandin-$F_{2\alpha}$-Applikation in Abhängigkeit von der Applikationsart in %

	Applikation mittels Olive (3 mg $PGF_{2\alpha}$) 300 Patientinnen	Applikation mittels Schlauch (3 mg $PGF_{2\alpha}$) 700 Patientinnen
„Priming"	57,3 (86,7)	73,3 (93,3)
Kontraktionen	63	68,1
Blutungen	52,7	74,7
Spontanausstoßung	23,7	40,9
Versagerquote	42,7 (13,3)	26,7 (6,7)

Tabelle 7. Nebenwirkungen der intrazervikalen Prostaglandin-$F_{2\alpha}$-Applikation in Abhängigkeit von der Applikationsart

	Applikation mittels Olive 300 Patientinnen	Applikation mittels Schlauch 700 Patientinnen
Übelkeit und/oder Erbrechen	1	135
Diarrhoe	–	2
Schüttelfrost mit Temperaturerhöhung	1	–
Insgesamt	0,66%	19,3%

Tabelle 8. Nebenwirkungen nach Applikation von Prostaglandin-$F_{2\alpha}$-Gel bei 1000 Patientinnen

Symptome	Anzahl der Patientinnen
Übelkeit und/oder Erbrechen	136 (13,6%)
Diarrhoe	2 (0,2%)
Schüttelfrost mit Temperaturerhöhung	2 (0,2%)
Insgesamt	140 (14,0%)

Tabelle 9. Komplikationsrate nach Abruptio graviditatis bei 1 000 Patientinnen

Diagnose	Anzahl der Patientinnen	Mittlere Aufenthaltsdauer in Tagen
Adnexitis/Endometritis mit Temperaturerhöhung über 38 °C	11 (1,1%)	8,9 (3–20)
Adnexitis/Endometritis ohne Temperaturerhöhung über 38 °C	32 (3,2%)	10,4 (5–22)
Fieber 38 °C und höher	22 (2,2%)	4,0 (2– 7)
Unvollständige Ausräumung	9 (0,9%)	8,8 (7–12)
Cervixriß	5 (0,5%)	6,0 (2–10)
Perforation	2 (0,2%)	18,0 (10 und 26)
Sehr starke Blutung	2 (0,2%)	4,0 (4)
Davon Mehrfachkomplikationen	3	
Zusammen	80 (8,0%)	8,4 (2–26)

Tabelle 10. Technik bei 1 000 Abruptiones (Angaben in %)

300 Patientinnen	Metallcurette	94
3 mg $PGF_{2\alpha}$, Olive	Saugcurette	6
Einwirkungszeit 18 h		
300 Patientinnen	Metallcurette	93,3
3 mg $PGF_{2\alpha}$, Schlauch	Saugcurette	6,7
Einwirkungszeit 14 h		
400 Patientinnen	Metallcurette	5
3 mg $PGF_{2\alpha}$, Schlauch	Saugcurette	95
Einwirkungszeit 14 h		

Bei 1000 Abortinduktionen haben wir an Nebenwirkungen insgesamt 14% (Tabelle 8).

Nach der Besprechung der Effizienz und der Nebenwirkungen möchte ich auf die Frühkomplikationsrate als drittes Kriterium unserer Untersuchungsreihe eingehen. Bei Berücksichtigung aller Abortinduktionen lagen die Frühkomplikationen bei 8% (Tabelle 9). Hierin sind enthalten Andexbefunde ohne Erhöhung der Temperaturen sowie Temperaturerhöhungen ohne Tastbefund. Hierin sind aber auch kurzfristige eintägige Temperaturerhöhungen berücksichtigt, die zu keiner Verlängerung des Krankenhausaufenthaltes geführt haben.

Die ersten 300 Abruptiones in der prospektiven Studie wurden mittels intrazervikaler Applikation durch eine Olive eingeleitet und mittels Metallcurette beendet (Tabelle 10).

Diese 300 Abruptiones waren mit einer Frühkomplikationsrate von 10% belastet, so daß wir aus diesem Grunde die Einwirkungszeit (intrazervikale Applikation bis zur Curettage) des Prostaglandin-$F_{2\alpha}$ von 18 auf 14 h reduziert und die Applikation des $PGF_{2\alpha}$ insofern geändert haben, als wir die Substanz mittels eines Schlauches in die Cervix instillierten. Hierdurch konnte die Frühkomplikationsrate jedoch nicht reduziert werden, d. h. die Frühkomplikationsrate lag nach 600 Abruptiones bei 9,6%.

Erst durch Anwendung der Saugcurette nach einer 14stündigen Einwirkungszeit bei den letzten 400 Patientinnen gelang es, die Frühkomplikationen auf 5% zu reduzieren. Aus diesen Zahlen könnte der Eindruck entstehen, daß die medikamentöse Vorbehandlung gar keinen Effekt auf die Komplikationsrate besitzt. Dieser Schluß ist allerdings nicht erlaubt, da Vergleiche zwischen der Anwendung mittels Saugcurette ohne und mit vorheriger $PGF_{2\alpha}$-Applikation in unserer Untersuchungsreihe fehlen. Auch in der Literatur gibt es hierfür keine Zahlen. Bei einem Vergleich mit den in der Literatur nach Anwendung der Saugcurette erhaltenen Frühkomplikationen (2) liegt die Frühkomplikationsrate von 5% in unserem Untersuchungsgut der letzten 400 Eingriffe deutlich niedriger als jene 7 bis 8%, die nur mittels Saugcurette erhalten wurden.

Wenn wir die Frühkomplikationen unabhängig vom technischen Vorgehen nach der Gestationswoche analysieren (Tabelle 11), dann liegt bis zur 10. Woche die Komplikationsrate mit 6,6% wesentlich niedriger als nach der 10. Woche, da wir hier eine Komplikationsrate von 9,6% erreichen. Die höhere Komplikationsrate ist aber nicht durch eine höhere Perforationsrate bedingt, wie man dies vermuten könnte (Tabelle 12). Ein Prozentsatz von 0,4% bis zur 10. Woche und ein Prozentsatz von 0,5% nach der 10. Woche fällt bei einer Gesamtkomplikationsrate von 8% nicht ins Gewicht. Die mit 3% höhere Frühkomplikationsrate nach der 10. Woche ist in unserem Krankengut somit nur durch die höhere Frequenz an Temperaturerhöhungen und entzündlichen Adnexbefunden verursacht. Da die Effizienz in diesen beiden Gruppen – Priming und Spontanausstoßungen – zudem nicht differiert, dürfte auch die Ursache für die höhere Komplikationsrate nicht zervikal liegen, sondern eher in der größeren Wundfläche im Korpusbereich in den späten Schwangerschaftswochen.

Geringfügige Modifikationen im technischen Vorgehen einer Abruptio können eine deutliche Senkung der Frühkomplikationen nach sich ziehen. Die höhere Ausstoßungsrate bei Einbringen des Medikamentes in die höheren Partien der Cervix senkt noch erhöht die Komplikationsrate. Es scheint aus diesem Grunde zur Senkung der Früh-

Tabelle 11. Frühkomplikationsrate bei 1000 Abruptiones in Abhängigkeit vom Gestationsalter

Abruptio	Patientinnen	Frühkomplikationen %
≦10. Woche	468	6,6
≧11. Woche	532	9,6

Tabelle 12. Frühkomplikationen (Cervixrisse, unvollständige Curettage)

	Cervisrisse	Unvollständige Currettage
≦10. Woche	0,4% (2)	1 % (5)
≧11. Woche	0,5% (3)	0,7% (4)

komplikationsrate nicht erforderlich zu sein, eine möglichst hohe Ausstoßungsrate zu erreichen. Ob eine Verkürzung der Einwirkungszeit auf weniger als 12 h, was aus organisatorischen Gründen schwierig ist, die Frühkomplikationen noch weiter zu reduzieren vermag, muß bezweifelt werden. Eine Einwirkungszeit von 8 h erbrachte nach Neeb (3) keine besseren Ergebnisse. Zudem bringt die kürzere Einwirkungszeit mit sich, daß Prostaglandine mitten in der Nacht appliziert werden müssen, oder bei morgendlicher Applikation die Curettage abends erfolgen müßte. Hier sind nach meiner Auffassung der intrazervikalen Applikation schon aus organisatorischen Gründen Grenzen gesetzt, will man nicht den Bereitschaftsdienst unnötig hoch strapazieren.

Bei Würdigung aller Vor- und Nachteile stellt die intrazervikale $PGF_{2\alpha}$-Applikation einen gangbaren Weg dar, die Frühkomplikationen zu reduzieren. Wenn ich jedoch auf mein eingangs geäußertes Postulat zurückkomme, dann erscheint diese Methode nicht das Optimum zu sein. Zu hoch sind die Nebenwirkungen oder die für die Patientin als sehr unangenehm empfundenen Kontraktionen. Es scheint mir deswegen notwendig zu sein, nach weiteren Substanzen zu suchen. Die medikamentöse Dilatation der Cervix hat jedoch gegenüber der instrumentellen deutliche Vorteile.

Literatur

1. Kühnle HP, Grande P, Kuhn W (1977) Vermeidung dilatationsbedingter Komplikationen beim Schwangerschaftsabbruch durch intracervikale Applikation eines prostaglandininhaltigen Gels. Geburtshilfe Frauenheilkd 37:675
2. Lunow E, Isbruch E, Hamann B (1971) Gynäkologische Frühkomplikationen als Folge legaler Schwangerschaftsunterbrechungen. Zentralbl Gynaekol 93:49
3. Neeb U (1980) Wirksamkeit und Nebenwirkungen der intrazervikalen Prostaglandin-F_2-Alpha-Gel-Applikation im 1. Trimenon. Geburtshilfe Frauenheilkd 40:901

Medikamentös induzierter Frühabort: Zyklus post abortum

K. SCHMIDT-GOLLWITZER*

Einleitung

Obwohl die Beendigung einer sehr frühen Schwangerschaft bevorzugt durch chirurgische Verfahren durchgeführt wird, wären Methoden ohne intrauterinen Eingriff wünschenswert. Eine nichtchirurgische Methode muß effektiv und sicher sein und sollte ambulant durchführbar sein. Prostaglandine (PG) induzieren in jedem Graviditätsstadium einen Abort (8). Die Verwendung pharmakologischer Dosen der natürlichen PG und ihrer bis dato klinisch geprüften Analoga ist auch bei lokalen Applikationsformen mit einer extrem hohen Inzidenz an unerwünschten PG-bedingten Wirkungen belastet (4, 17, 18). Zudem ist z. B. die extraovuläre Injektion technisch schwierig, und es kann häufiger zu einer intrauterinen Infektion kommen (10). Deshalb wird derzeit der medikamentös induzierte Frühabort als Therapiemöglichkeit nicht akzeptiert.

Im Gegensatz zu den bisher bekannten synthetischen PG-Analoga der E- und F-Reihe hat sich das PGE_2-Derivat Sulproston (Nalador) bei der Abortinduktion als effektiv in Verbindung mit einer signifikant geringen Inzidenz an systemischen Wirkungen erwiesen (13, 14). Für den durch extraamniale Instillation von Sulproston ausgelösten Frühabort wurde eine Erfolgsrate von über 95% gefunden (9). Wir prüften die systemische Anwendung der intramuskulären Applikation von Sulproston zur Induktion des Frühabortes bezüglich ihrer Effektivität, Sicherheit und Akzeptanz. Des weiteren wurde der Einfluß dieser Therapie auf die endokrinen Parameter sowie die reproduktive Funktion post abortum untersucht.

Patientinnen und Methoden

Folgende Voraussetzungen für die Aufnahme in die Studie mußten erfüllt sein: Nachweis der Schwangerschaft (HCG-β im Serum), Amenorrhoe von maximal 49 Tagen, gesetzliche Voraussetzung für einen Schwangerschaftsabbruch und keine schwere Grunderkrankung der Patientin. 126 Frauen (Alter 19–44 Jahre) erklärten sich schriftlich bereit, an dieser Studie teilzunehmen. Die letzte Menstruation lag 38,5±5,5 Tage zurück. Für die Auswertung wurden 3 Gruppen gebildet: I 29.–35. (n=39), II 36.–42.

---

* Universitäts-Frauenklinik, Klinikum Charlottenburg, D-1000 Berlin 19

(n=53) und III 43.–49 Tag post menstruationem (n=34). Zum Vergleich wurden 23 Frauen (35.-49. Tag post menstruationem), bei denen eine Saugcurettage durchgeführt wurde, herangezogen.

Die Patientinnen erhielten intramuskulär 1000 μg Sulproston und zwar jeweils 500 μg im Abstand von 2 h. Diese Dosis und das Zeitintervall wurden aufgrund unserer pharmakokinetischen Untersuchungen gewählt (11). Die Frauen blieben durchschnittlich 6 h in klinischer Beobachtung. Die klinischen Kriterien für eine erfolgreiche Abortinduktion waren Blutungsstärke und Dauer, Tastbefund, Ultraschallbefund und Abfall des HCG-β im Urin und Blut. Falls der Verdacht bestand, daß die Abortauslösung frustran war, wurde innerhalb einer Woche eine 2. Injektionsserie durchgeführt.

Während der Abortinduktion wurde bei 7 Frauen in kurzfristigen Abständen zur radioimmunologischen Bestimmung der Sulprostonspiegel und der hormonellen Parameter Blut entnommen (15). Alle Patientinnen wurden bis zur nächsten Menstruation kontrolliert. Bei 56 Patientinnen, die regelmäßig in dreitägigen Intervallen kamen, konnten die Sexualsteroide und HCG bestimmt werden.

Ergebnisse

Erfolg

Die Tabelle 1 faßt die Ergebnisse der Abortinduktion mit Sulproston zusammen. Bei 119 von 126 Patientinnen (94%) kam es nach den genannten klinischen Kriterien zu einem kompletten Abort. Sechs Patientinnen erhielten wegen keiner oder ungenügender Reaktion auf Sulproston eine 2. Injektionsserie, wobei bei einer Patientin die 2. Behandlung wiederum erfolglos war. Bei insgesamt 8 Frauen wurde aus klinischer Indikation eine Curettage durchgeführt. Die histologische Diagnose bestätigte in 5 Fällen den Verdacht auf einen inkompletten Abort bzw. in 2 Fällen das Fortbestehen der Schwangerschaft. Nur einmal war die Ursache der anhaltenden Blutung eine Endometritis. Alle Patientinnen, bei denen die Behandlung erfolglos blieb, befanden sich bereits in der 6.–7. SSW (Tabelle 2).

Tabelle 1. Erfolgsquote des medikamentös induzierten Frühaborts

Tage nach der letzten Menstruation	Anzahl	Kompletter Abort	Versager: Inkompletter Abort	Versager: Intakte Gravidität
29–35	39	39	0	–
36–42	53	51	1	1
43–49	34	29	4	1
Gesamt	126	119	5	2
		(~94%)	(6%)	

Tabelle 2. Klinische und histologische Befunde bei frustraner Abortinduktion mit Sulproston

Nr.	Tage nach der letzten Menstruation	Dosis Sulproston [μg]	Indikation	HCG	Eingriff (Tage post inject)	Diagnose
3	46	2X500	Starke Blutung	↓	10. Tag	Leukozytäre Infiltration der Dezidua; Kompletter Abort
4	43	2X500	Echolot: Eihöhle?	→	10. Tag	Inkompletter Abort
17	42	4X500	Keine Blutung	↑	4. Tag	Intakte Gravidität
32	49	2X500	Dauerblutung	↓	21. Tag	Inkompletter Abort
38	43	2X500	Echolot: Eihöhle? schwache Blutung	↓	15. Tag	Inkompletter Abort
40	49	2X500	Blutung	→	17. Tag	Inkompletter Abort
41S	36	2X500	Schwache Blutung	↓	19. Tag	Inkompletter Abort
42S	46	2X500	Schwache Blutung Echolot: intakte Gravidität	↑	15. Tag	Intakte Gravidität

Klinischer Verlauf

Innerhalb von 12 h nach der ersten Injektion trat bei 122 Patientinnen eine Blutung auf. 2 Frauen bluteten erst nach der 2. Behandlungsserie. Bei 91,3% der Frauen war innerhalb von 2 Wochen die Blutung beendet. 7 Patientinnen (8,7%) bluteten länger, wobei in 4 Fällen ein inkompletter Abort vorlag.

Prätherapeutisch konnte in der Gruppe I und II (29.–42. Tag post menstruationem) bei 41 Patientinnen die Schwangerschaft nicht mittels des immunologischen Testes im Urin nachgewiesen werden, sondern nur mit der Bestimmung von HCG-β im Serum. Die Beurteilung des Erfolges der Abortinduktion war daher nur durch die radioimmunologischen Nachweise von HCG-β im Urin bzw. Serum möglich. Spätestens nach 2 Wochen war in keiner Gruppe bei erfolgreicher Abortinduktion ein HCG-Wert über 1 IU/ml im Urin nachweisbar. Dementsprechend waren auch die routinemäßig durchgeführten immunologischen Teste negativ. Bei Frauen mit dem klinischen Verdacht

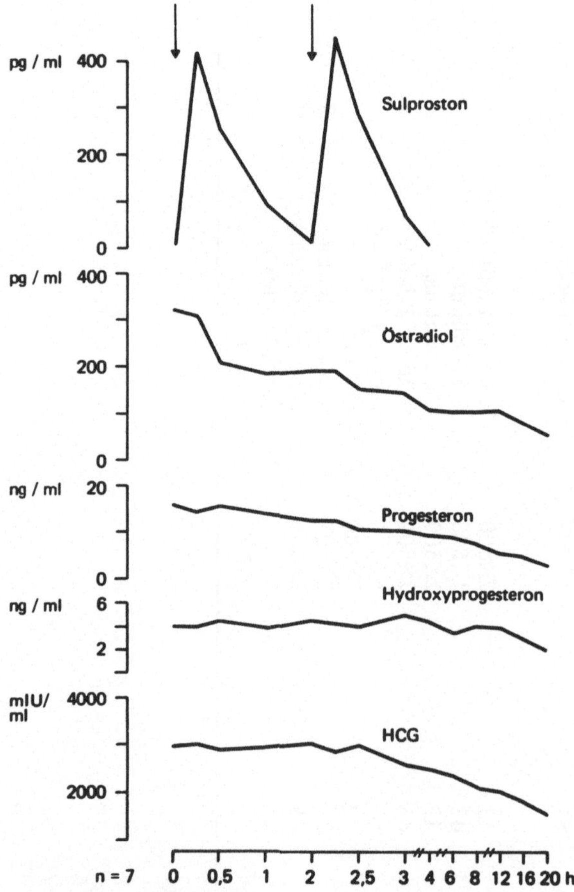

Abb. 1. Serumspiegel von Sulproston, Sexualsteroide und HCG bei durch Sulproston induziertem Frühabort

einer weiterbestehenden Schwangerschaft bzw. einer Retention von plazentaren Anteilen war HCG stets noch im Urin nachweisbar.

Serumspiegel von Sulproston und Hormonen

Die Abb. 1 zeigt den Verlauf der Serumspiegel von Sulproston, Östradiol, Progesteron, 17-Hydroxyprogesteron und HCG-β über 20 h bei 7 Patientinnen. Die Serumkonzentration von Sulproston erreichte innerhalb 15 min nach der intramuskulären Injektion von 500 μg das Maximum. 2 h danach war Sulproston im Serum nicht mehr nachweisbar. Die Halbwertzeit der Substanz beträgt ca. 30 min.

Von den hormonellen Parametern wurde die Östradiolproduktion am frühesten und am stärksten beeinflußt. Die Serumkonzentrationen von 17-Hydroxyprogesteron blieben über 16 h post injectionem nahezu konstant.

Die Elimination von HCG aus dem Serum dauerte in Abhängigkeit vom Schwangerschaftsalter zwischen 15 und 25 Tagen (Abb. 2). Im Vergleich hierzu fand sich bei Patientinnen nach der Saugcurettage ein ähnliches Eliminationsprofil (Abb. 3).

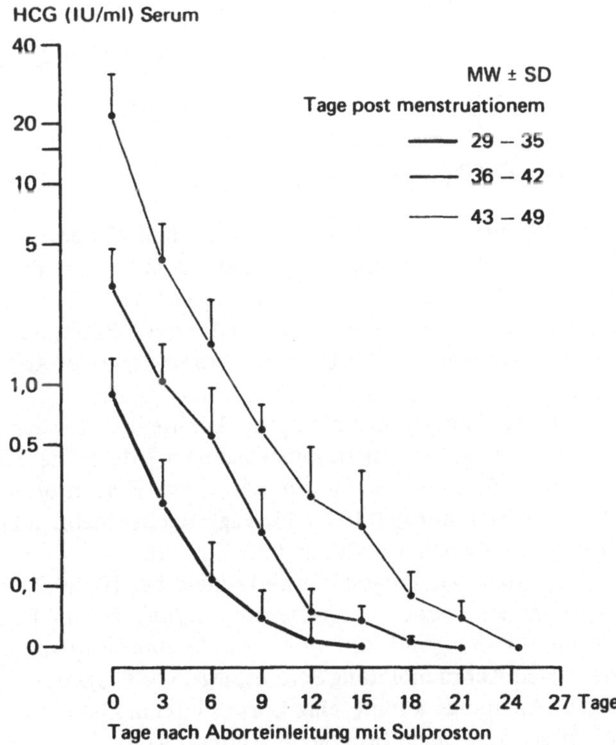

Abb. 2. Elimination von HCG aus dem Serum nach erfolgreicher Abortinduktion mit Sulproston (n=56)

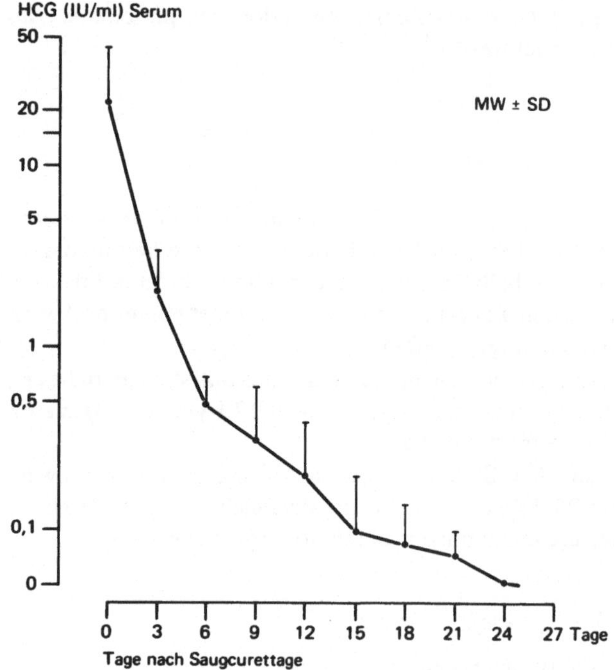

Abb. 3. Elimination von HCG aus dem Serum nach erfolgreicher Saugcurettage (n=23)

Zyklus post abortum

Bei 79 Frauen (56 der Gruppe I bis III und 23 der mit Saugcurettage) konnte anhand der engmaschigen Bestimmungen der Sexualsteroide die Restitution der reproduktiven Funktion beurteilt werden. Zwischen den einzelnen Gruppen fand sich kein signifikanter Unterschied bezüglich der endokrinen Situation. In der Abb. 4 ist beispielhaft für alle Gruppen der Verlauf der Serumspiegel von Östradiol und Progesteron dargestellt.

Ein eindeutiger Östradiolpeak konnte bei 15 der 79 Frauen nicht festgestellt werden. Bei diesen Patientinnen nahmen jedoch die Serumspiegel von Östradiol bis zur ersten Blutung post abortum zu. Diese Frauen bluteten entweder sehr früh (21.–25. Tag) oder sehr spät (37.–45. Tag). Bei der Mehrzahl der Patientinnen trat die Menstruation zwischen dem 28. und 36. Tag auf.

Aufgrund der Progesteronwerte kann bei 10 der 79 Patientinnen eine Anovulation angenommen werden (Progesteron 1 ng/ml). Bei 17 Frauen sprachen die Werte (Progesteron 1–3 ng/ml) für eine Corpus-luteum-Insuffizienz. 52 Patientinnen hatten vor der ersten Abbruchblutung Serumspiegel von Progesteron, die zwischen 3 und 12 ng/ml lagen. Allerdings konnte eine Corpus-luteum-Phase von mindestens 10 Tagen nur bei 40 dieser 52 Frauen festgestellt werden. Anhand der Östradiolmaxima und des ersten Anstiegs von Progesteron kam es meist zwischen dem 16. und 22. Tag post abortum zur Ovulation (Abb. 4).

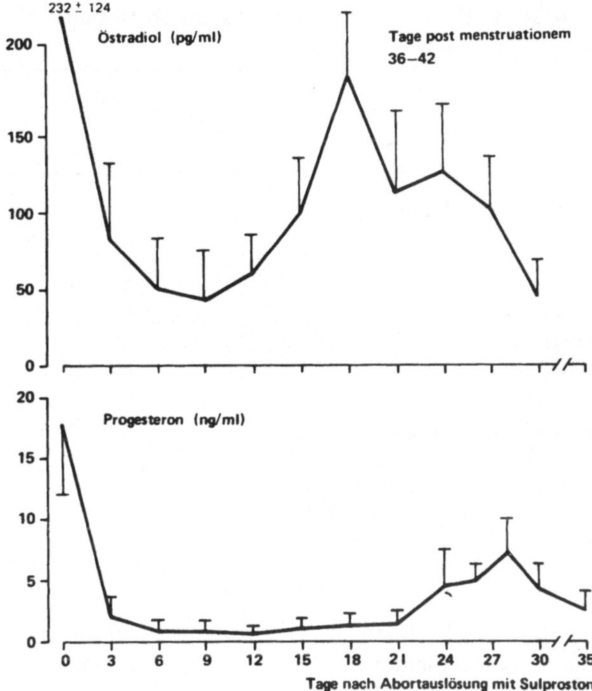

Abb. 4. Serumspiegel von Östradiol und Progesteron post abortum (Gruppe II, n=20)

Sicherheit und Akzeptanz

Keine der Patientinnen mußte wegen PG-spezifischer unerwünschter Wirkungen bzw. Komplikationen stationär aufgenommen werden. Die Beschwerden während der Behandlung sind in der Tabelle 3 aufgeführt. Diese unerwünschten Nebenwirkungen wurden von der Mehrzahl der Frauen als tolerabel bezeichnet. Etwa ein Drittel der Patientinnen benötigte eine Begleitmedikation (Tabelle 3).

Nach Abschluß der Studie wurden alle Patientinnen über dieses Verfahren bezüglich der Praktikabilität und Akzeptabilität befragt. Die ambulante Behandlung wurde von nahezu allen Patientinnen als sehr vorteilhaft angesehen. Als belastend wurden jedoch die häufigen Kontrollen, die im Rahmen der Studie notwendig waren, angegeben. Nur 15 Frauen würden nach dieser Erfahrung anderen Methoden der Abruptio den Vorzug geben, vor allem wegen des bewußt erlebten Abortgeschehens.

Diskussion

Eine Vielzahl klinischer Studien, bei denen Prostaglandine zur Induktion des Frühabortes eingesetzt wurden, zeigten wegen der geringen Effektivität und der hohen Rate an Nebenwirkungen im Vergleich zu den chirurgischen Methoden keinen Vorteil (4,

Tabelle 3. Unerwünschte Wirkungen und Begleitmedikation bei durch Sulproston induziertem Frühabort

n=126		1 Episode (%)	2 und mehr Episoden (%)
Unterbauchschmerzen			
– mäßig	38	30,2	
– stark	4	3,4	
Übelkeit	23	18,2	5 (4)
Erbrechen	8	6,3	6 (4,8)
Diarrhö	3	2,4	
RR ↓	6	4,8	
Sonstige N	6	4,8	
Bedarf an Analgetika		21,4% (einmalig) 2,4% (mehrmalig)	
Bedarf an Antiemetika		11,1%	
Bedarf an Kreislaufmedikation		1,6%	

8, 10, 17, 18). Auch die Anwendung der bisher bekannten PG-Analoga veränderten die Situation nicht wesentlich (1, 6). Das synthetische PGE_2-Derivat Sulproston (Nalador) hat in diesem Bereich einen Fortschritt gebracht, da die Substanz eine gesteigerte abortive Potenz mit einer gleichzeitigen Verminderung der PG-typischen systemischen Wirkungen aufweist (9, 11, 13–15).

Die Ergebnisse dieser Studie zeigen, daß die intramuskuläre Anwendung von Sulproston zur therapeutischen Beendigung der Frühschwangerschaft (ohne zusätzlichen instrumentellen Eingriff) effektiv und die Erfolgsrate mit denen der Saugcurettage vergleichbar ist. So werden bei letzterer Methode in diesem Zeitraum mißlungene Eingriffe in der Größenordnung von 4–6% angegeben (2). Bezüglich der Erfolgsrate und Akzeptanz der Induktion des Frühabortes wurden unsere Ergebnisse in jünster Zeit von Csapo et al. und Bygdeman et al. bestätigt (3, 5).

Trotz der Effektivität wird jedoch in allen Studien deutlich, daß bei der intramuskulären Anwendung von Sulproston die immer noch vorhandenen unerwünschten systemischen Wirkungen nicht zu vernachlässigen sind und damit die Akzeptanz vermindert wird. Aufgrund unserer Messungen der Serumspiegel mit kurzfristigen Konzentrationsmaxima wäre an eine Änderung der Galenik mit verzögerter Freisetzung der Wirksubstanz zu denken (6).

Der Wirkungsmechanismus von Sulproston beim Frühabort, also zu einer Zeit, in der das Corpus luteum graviditatis für die Aufrechterhaltung der Schwangerschaft noch essentiell ist, dürfte primär durch die Stimulation der Uterusmuskulatur erklärt sein (7). Der Abfall der Serumspiegel von Östradiol und Progesteron führt sekundär zur Schädigung der Fruchtanlage und damit zur Verminderung der HCG-Produktion. Für diesen Ablauf spricht, daß das allein im Corpus luteum synthetisierte 17-Hydroxyprogesteron während der Behandlung nahezu unverändert bleibt. Ähnliche Ergebnisse liegen auch zum Wirkungsmechanismus der Prostaglandine der F-Reihe beim Menschen vor (12, 16).

Anhand der vorliegenden Untersuchungen der endokrinen Situation post abortum muß darauf hingewiesen werden, daß bei etwa der Hälfte der Patientinnen sowohl nach dem medikamentös induzierten als auch dem instrumentell durchgeführten Schwangerschaftsabbruch mit einer Ovulation und nachfolgend ausreichender Corpus-luteum-Funktion und damit mit der Möglichkeit der Konzeption zu rechnen ist.

Literatur

1. Brenner PF, Ballard C, Mishell DR Jr (1977) Termination of early gestation with a vaginal polysiloxane device impregnated with (15S)-15-methyl prostaglandin $F_{2\alpha}$ methyl ester. Prostaglandins 14:771
2. Burnhill MS (1979) Reducing the morbidity of vacuum aspiration abortion. In: Zatuchni GI, Sciarra JJ, Speidel JJ (eds) Pregnancy termination. Harper and Row, Hagerstown, p 136
3. Bygdeman M, Bremme K, Christensen N, Lundström V, Green K (1980) A comparison of two stable prostaglandin E_2 analogues for termination of early pregnancy and for cervical dilatation. Contraception 22:469
4. Csapo AI (1974) Prostaglandin impact for mentrual induction. Population Reports, Series GG 4:33
5. Csapo AI, Peskin EG, Sauvage JP, Pulkkinen MO, Lampe L, Godeny S, Laajoki V, Kwikowki A (1980) Menstrual induction in preference to abortion. Lancet I, 8159:90
6. Duenholter JH, Santos Ramos R, Milevich L, MacDonald PC (1978) Interruption of early pregnancy with a silastic device containing (15S)-15-methyl-prostaglandin $F_{2\alpha}$ methyl ester: Efficacy and mode of action. Contraception 17:51
7. Froewis J (1963) Wann erfolgt die ausreichende Umschaltung der schwangerschaftserhaltenden Hormonproduktion des Corpus luteum gravidatitis auf die Plazenta. Wien Klin Wochenschr 75:368
8. Karim SMM (1975) Prostaglandins and reproduction. MTP Press Ltd., Lancaster
9. Karim SMM, Rao B, Ratnam SS, Prasad RNV, Wong YM, Ilancheran A (1977) Termination of early pregnancy (menstrual induction) with 16-phenoxy-w-tetranor PGE_2 methylsulfonamide. Contraception 16:377
10. Lichtman AS, Brenner PF, Mishell DR Jr (1974) Intrauterine administration of prostaglandin $F_{2\alpha}$ as an outpatient procedure for the termination of early pregnancy. Contraception 9:403
11. Schmidt-Gollwitzer K (in Vorbereitung) Habilitationsschrift. Freie Universität Berlin
12. Schmidt-Gollwitzer M, Leyendecker G (1977) The effect of $PGF_{2\alpha}$ on endocrine parameters in early pregnancy. Arch Gynaekol 222:149
13. Schmidt-Gollwitzer K, Schüssler B, Elger W, Schmidt-Gollwitzer M (1979) Neue therapeutische Möglichkeiten bei der Beendigung intakter und gestörter Schwangerschaften: Erfahrungen mit dem Prostaglandin E_2-Derivat Sulproston (SHB 286). Geburtshilfe Frauenheilkd 39:667
14. Schmidt-Gollwitzer K, Höbich D, Hardt W, Schüssler B, Schmidt-Gollwitzer M (1981) Induction of abortion with sulprostone, a uteroselective prostaglandin E_2 derivative: Intramuscular route of application. Int J Fertil 26:86
15. Schmidt-Gollwitzer K, Nieueweboer B, Husen B, Schmidt-Gollwitzer M (1981) Serum concentrations of the PGE_2 derivative sulprostone and its influence on hormonal parameters in abortion. Acta Endocrinol [Suppl] (Kbh) 240, 96:119

16. Speroff L, Caldwell BV, Brock WA, Anderson GG, Hobbins JC (1972) Hormone levels during prostaglandin $F_{2\alpha}$ infusions for therapeutic abortion. J Clin Endocrinol Metab 34:531
17. Takaki N, Tredway D, Toomer P, Murray W, Danne T (1976) Therapeutic abortion of early human gestation with intramuscular 15-methyl-prostaglandin $F_{2\alpha}$. Contraception 13:319
18. Tredway DR, Mishell DR Jr (1973) Therapeutic abortion of early human gestation with vaginal suppositories of prostaglandin $F_{2\alpha}$. Am J Obstet Gynecol 11:795

Intramurale Prostaglandinapplikation bei 328 Fällen von ambulantem Schwangerschaftsabbruch im 1. Trimenon

H. WIECHELL*

Nach den Erhebungen des Statistischen Bundesamtes werden rund $^1/_5$ aller in der BRD gemeldeten Schwangerschaftsabbrüche ambulant durchgeführt. Die bekannten Risiken des Eingriffs erfordern gerade auch in diesem Bereich der Patientenversorgung ein Höchstmaß an Sicherheit gegenüber Früh- und Spätkomplikationen, wie sie nur die PG-Anwendung bietet.

Die Entwicklung der intramuralen Applikation diente dem Ziel, durch Minimaldosierung die Risiken der PG-Anwendung zu vermeiden und damit die Vorteile der PG-Anwendung – speziell des Sulprostons – auch für die ambulante Patientin nutzbar zu machen. Eingehende Aufklärung vorausgesetzt, toleriert diese das wie folgt beschriebene Vorgehen ohne weiteres:

Nach Klärung der Lage des Uterus durch Palpationskontrolle wird unter Spiegeleinstellung die Portio mit einer Kugelzange gefaßt und der Uterus durch leichten Zug an der Zange gestreckt (Abb. 1). Nach Desinfektion der Portio wird sodann mit ei-

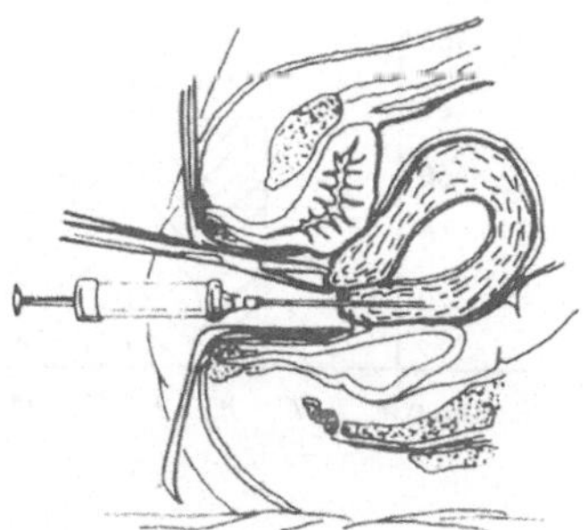

Abb. 1. Intramurale Applikation von Sulproston

ner handelsüblichen 40 mm langen Kanüle jeweils bei 6 h und 12 h eingegangen und die Spitze durch den bindegewebigen Kern der Cervix hindurch bis in das untere Uterinsegment eingeführt. Wie bei jeder intramuskulären Injektion ist ein kurzer, ruckartiger Einstich am wenigsten schmerzhaft. Hierbei sollte bis an den Konus vorgeschoben werden, um zu gewährleisten, daß der Wirkstoff etwa 4 cm tief appliziert wird, da eine nicht ausreichend tiefe Injektion den Erfolg vermindert. Eine zufällige intravasale Applikation muß durch vorherigen Aspirationsversuch ausgeschlossen werden.

* Kleine Burgstraße 11, D-2400 Lübeck

Sodann wird jeweils 1 ml Sulprostonlösung (enthaltend 12,5 μg/ml, d. h. Gesamtdosis 25 μg) in die Uterusvorder- und -hinterwand infiltriert, wobei der feste Stempeldruck die richtige Lage der Kanülenspitze anzeigt. Beim Herausziehen der Kanüle sollte etwa auf halber Länge einige Sekunden verweilt werden, um ein Ausfließen der Wirkstofflösung durch den Injektionskanal zu vermeiden.

Im Zeitraum 1977–1980 wurden nach diesem Verfahren 328 Patientinnen für den ambulanten Schwangerschaftsabbruch vorbehandelt. Das Schwangerschaftsalter betrug durchschnittlich 9,3 Wochen p. m.; die Verteilung über die 7.–13. Woche p. m. wird aus Abb. 2 ersichtlich. Von Bedeutung ist der hohe Anteil an jungen Erstgraviden, für die eine schonende Methode der Cervixerweiterung zur Vermeidung von isthmozervikalen Insuffizienzen bei späteren Wunschschwangerschaften besonders dringlich erscheint. Dieser Anteil der bis 25jährigen betrug 44,2%, im gesamten Patientinnengut, das 14- bis 44jährige umfaßt, sogar 54,9%.

Die einmalige intramurale Sulproston-Dosis von 25 μg löste unmittelbar nach der Injektion einsetzende Kontraktionen aus, die durchschnittlich 6,7 h anhielten und sich wie in Abb. 3 angegeben über einen Bereich von 2–15 h verteilten. Bei den Fällen, in denen es zur Ausstoßung des Embryo kam (48,7%), betrug die durchschnittliche Dauer der Kontraktionen 7,1 h. Die obligate Saugcurettage sollte demnach frühestens 7 h nach der Injektion durchgeführt werden. Da die Injektion abends erfolgte und die Nachräumung am folgenden Morgen durchgeführt wurde, lagen hierzwischen ca. 15 h.

Die Stärke der Kontraktionen und der Blutungen ist wesentlich für die Akzeptanz des Verfahrens bei den Patientinnen und einer kritischen Gruppe in der Öffentlichkeit.

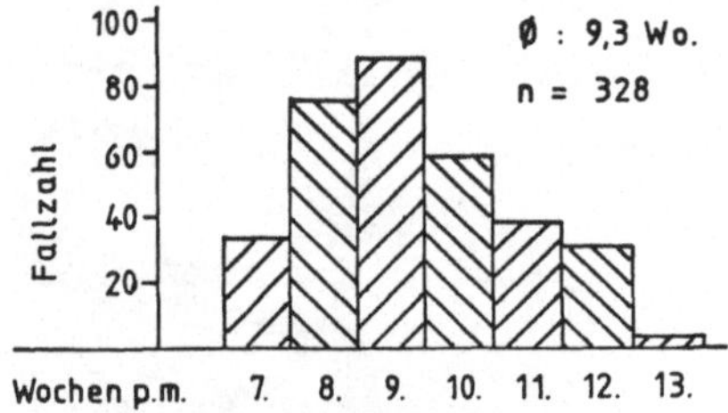

Abb. 2. Fallzahl in Abhängigkeit vom Schwangerschaftsalter

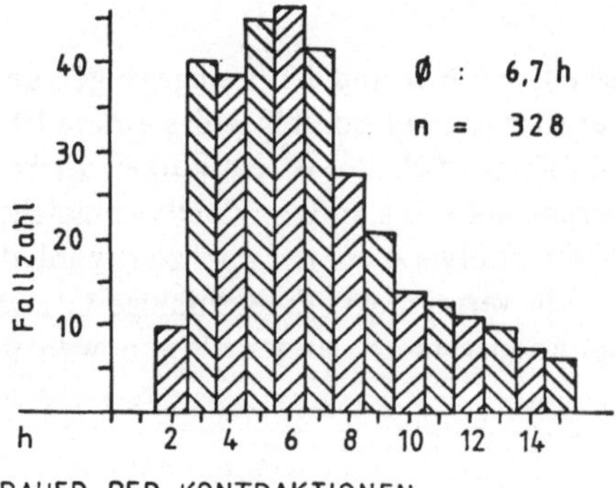

Abb. 3. Fallzahl in Abhängigkeit von der Dauer der Kontraktionen

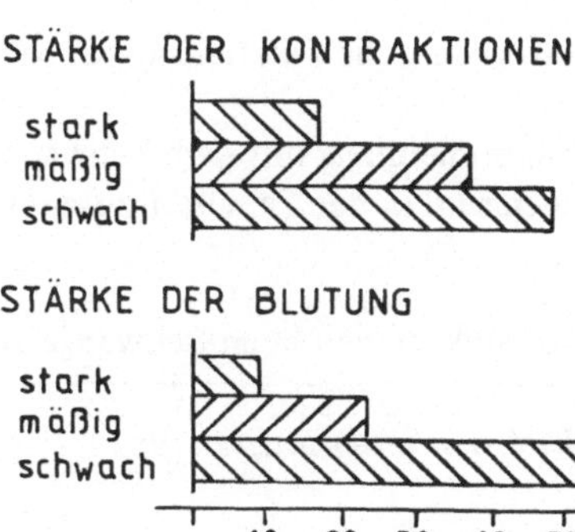

Abb. 4. Stärke der Kontraktionen und Stärke der Blutung in Abhängigkeit von der Fallzahl (subjektive Beurteilung durch die Patientin)

Die Patientinnen selbst ordneten diese Kriterien einer Einteilung „ stark – mäßig – schwach" zu, wobei sich die in Abb. 4 dargestellte Verteilung ergab: Weniger als $^1/_5$ klagte über starke Kontraktionsbeschwerden, die übrige Mehrzahl über mäßige, Dysmenorrhoen vergleichbare oder nur leichte Beschwerden, die in keiner Relation zur erreichten Cervixerweiterung standen. Die Blutungen wurden von nur knapp jeder zehnten Patientin als stark im Vergleich zur Mensesblutung bezeichnet, wiederum ohne ersichtlichen Zusammenhang damit, ob es zur Ausstoßung gekommen war oder nicht. Die Blutungen waren nie so stark, daß Kreislaufreaktionen auftraten oder vorzeitig eingegriffen werden mußte. Nur einmal kam es 2 h nach typischer Curettage zu einer stärkeren Nachblutung, die jedoch mit herkömmlichen Kontraktionsmitteln beherrscht werden konnte.

Das Ziel der Prostaglandinanwendung, die schonende und ausreichende Cervixerweiterung, ist durch die intramurale Applikation der angeführten Minimaldosis von Sulproston gut erreichbar, wie aus dem Diagramm (Abb. 5) ersichtlich: Die durchschnittliche, bei der Curettage vorgefundene freie Cervixdurchgängigkeit betrug Hegar 10,3. Sämtliche Eingriffe konnten somit ohne Komplikationen in Form von Uterusverletzungen, also ohne Perforation oder Cervixrisse, durchgeführt werden. Erwies sich gelegentlich die Cervixdurchgängigkeit als nicht ausreichend, d. h. bei Werten un-

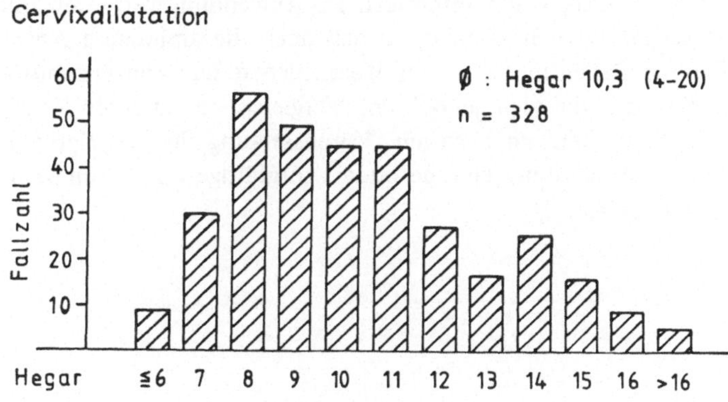

Abb. 5. Fallzahl in Abhängigkeit von der Cervixdilatation

ter Hegar 8, so gelang die Dilatierung bei bemerkenswert weicher Cervix ohne Schwierigkeiten.

Die im Zusammenhang mit dem Schwangerschaftsabbruch insgesamt beobachteten Komplikationen sind in der Tabelle 1 zusammengestellt:

Tabelle 1. Komplikationen beim Schwangerschaftsabbruch

Frühkomplikationen unter Sulproston	
Erbrechen	20=6,1%
Kollaps	4=1,2%
Intestinale Spasmen	1=0,3%
Versager	1=0,3%
Spätkomplikationen nach Abruptio	
Endometritis	7=2,1%
Endometritis und Adnexitis	2=0,6%
Nachblutung	1=0,3%
Thrombophlebitis	1=0,3%

Von diesen kann am ehesten das Erbrechen der PG-Anwendung angelastet werden, wenn man es nicht in gleicher Weise wie die seltenen Fälle von kurzzeitigem Kollaps kurz nach Injektion als Folge der Vagusreizung durch Manipulation am Uterus auffassen will. Lokale Reizerscheinungen am Ort der Infiltration, insbesondere Parametritisfälle, kamen bei der routinemäßigen Nachkontrolle nie zur Beobachtung. Inwieweit eine akzidentelle intravasale Injektion dieser minimalen Gesamtdosis dennoch systemische Auswirkungen haben könnte, wurde im Selbstversuch in der Kardiologischen Abteilung der Medizinischen Hochschule Lübeck erprobt: Von der Vielzahl der dort unter i. v. Bolusinjektion überwachten Parameter veränderte sich nur ein einziger, unwesentlicher, und dieser auch nur geringfügig: Die Atemfrequenz erhöhte sich von 12/min auf 18/min.

Zusammenfassend darf hervorgehoben werden, daß die intramurale Applikation von 25 μg Sulproston ein Höchstmaß an Sicherheit gegenüber Früh- und Spätkomplikationen beim Schwangerschaftsabbruch im ersten Trimenon gewährleistet, während die Risiken der bisherigen PG-Anwendungsverfahren mit höheren Dosierungen umgangen werden können, so daß auch die ambulante Anwendung vertretbar wird. Für die Patientin treten im Wesentlichen nur kontraktionsbedingte Unannehmlichkeiten auf, die sich jedoch im Vergleich mit anderen Anwendungsverfahren in erträglichem Rahmen bewegen. Voraussetzung für die relativ gute Akzeptanz des Vorgehens ist allerdings eine besonders sorgfältige und einfühlsame Führung der Patientin durch den Arzt.

Lokale und systemische Applikation von Sulproston zur präoperativen Cervixdilatation bei der Abruptio im 1. Trimenon

B.O. SCHULZ, U. GETHMANN und F. LEHMANN*

Nach Abschluß der klinischen Prüfung von Sulproston (Nalador) bestätigt auch die praktische Erfahrung, daß es sich um ein sehr uterusspezifisches Präparat handelt: Bei effektiver Abortinduktion wird eine geringere Nebenwirkungsrate als mit nativen Prostaglandinen beobachtet (1–3).

Die Frauenklinik der Medizinischen Hochschule Lübeck war in den Jahren 1979/80 an der klinischen Prüfung beteiligt. Die Ergebnisse der einmaligen intramuskulären Anwendung von Sulproston zur präoperativen Cervixdilatation beim Schwangerschaftsabbruch im ersten Trimenon werden dargestellt (Tabelle 1).

8–10 h nach Sulprostonapplikation wird der Muttermund beurteilt und die endgültige Gebärmutterentleerung vorgenommen. Der Grad der Cervixerweiterung wird nach dem stärksten widerstandslos einführbaren Hegarstift bestimmt.

Wir bilden drei Gruppen, nämlich:

1. Hegarstifte 6 sind einführbar, d. h. Therapieversager.
2. Hegarstifte der Größe 6–10 sind ohne Widerstand einlegbar und eine evtl. notwendige Dilatation ist problemlos durchführbar.
3. Hegarstifte 10 sind ohne Widerstand leicht einlegbar, oder das Schwangerschaftsprodukt ist bereits ausgestoßen.

Tabelle 1. Interruptio (n=310). 500 μg Sulproston; 8–10 h vor Vakuumaspiration

SSW \ Hegar Nr.	<6	6–10 + mühelos weiter dilatiert	>10 + spontan ausgestoßen
7–9 (n=156)	9	86	61
10–13 (n=154)	4[a]	67	83

[a] weitere Sulprostongaben

* Klinik für Frauenheilkunde und Geburtshilfe I und II, Medizinische Hochschule, Ratzeburger Allee 160, D-2400 Lübeck 1

Tabelle 2. Vergleich Nulliparae/Multiparae

	SSW \ Hegar Nr.	<6	6–10	>10
Nulliparae	7– 9 (n=61)	9	40	12
	10–13 (n=73)	3	43	27
Multiparae	7– 9 (n=95)	0	46	49
	10–13 (n=81)	1	24	56

Tabelle 3. Nebenwirkungen (einmalige i. m. Applikation von 500 μg Sulproston) (n=339)

Wehenartige Gebärmutterschmerzen (Schmerzmittel notwendig)	61	(18%)
Blutungen (< 50 ml– 100 ml)	26	(7%)
(>100 ml–<200 ml)	8	(2%)
Übelkeit	43	(13%)
Erbrechen	15	(4%)
Durchfall (> 1 Stuhlgang)	1	
Kopfschmerzen	4	
Cervixriß	0	
Perforation	0	

In den Gruppen 2 und 3 ist der gewünschte präoperative Prostaglandineffekt auf den Muttermund erreicht. Von 13 (4,2%) Sulprostonversagern waren 9 Frühgraviditäten der 7.–9. Schwangerschaftswoche zuzurechnen. In diesen Fällen wurden mechanische Cervixdilatationen durchgeführt. Bei den anderen Sulprostonversagern wurden die i. m. Gaben von Sulproston in Einzelfällen bis zu 6 mal wiederholt.

12 Therapieversager traten bei Nulliparae auf (Tabelle 2), nur einer bei Multiparae. Beim Vergleich von Gruppe 2 und 3 wird deutlich, daß der dilatierende Effekt bei Multiparae größer war. Hier kam es in ungefähr 20% der Fälle zur vollständigen Ausstoßung des Schwangerschaftsproduktes. Tabelle 3 zeigt die festgestellten Nebenwirkungen.

Vor dem Eingriff wurden die Patientinnen auf zu erwartende Schmerzen hingewiesen. Es wurde ihnen überlassen, die zu Verfügung stehenden Analgetika abzufordern. Von fast jeder 5. Patientin wurden Schmerzmittel (Fortral) verlangt. Blutungen über 200 ml, Perforationen oder eine Dyspnoe wurden *nicht* beobachtet. Die Akzeptanz dieser Vorgehensweise war gut.

Bei missed abortion (Tabelle 4) wurden bisher keine Therapieversager registriert. Wegen sehr guten Ansprechens auf das Sulproston wurde hier die Gebärmutterentlee-

Tabelle 4. Abruptio bei missed abortion (n=29). 500 μg Sulproston; 4–6 h vor Vakuumaspiration

Hegar Nr. / SSW	<6	6–10 + mühelos weiter dilatiert	>10 + spontan ausgestoßen
14–26	0	13	16

Tabelle 5. Interruptio (n=20) im 1. Trimenon. 25 μg Sulproston i. m. c.; 8–10 h vor Vakuumaspiration

Hegar Nr.	Zahl	
<6	5	(4 Nulliparae) [a]
6–10	12	
>10	3	

7 Patientinnen starke Schmerzen bei Applikation
[a] 1 mal Cervixriß
1 mal Perforation

rung schon nach 4–6 h durchgeführt. 10 Patientinnen stießen präoperativ die Fruchtanlage vollständig aus.

Zusammenfassend läßt sich sagen, daß die einmalige i. m. Gabe von 500 μg Sulproston 8–10 h vor einer Vakuumaspiration oder Kürettage eine einfache, schonende, risikoarme und die Patientin wenig belastende Interruptio im ersten Trimenon ermöglicht.

Nach der BGA-Zulassung von Sulproston Anfang 1981 wurde die eben beschriebene Vorgehensweise bei der Interruptio im ersten Trimenon aufgegeben und Sulproston intramuskulär-intrazervikal (i. m. c.) eingesetzt. In der Tabelle 5 sind die ersten Beobachtungen zusammengefaßt.

Schon die im OP durchgeführte Applikation wurde von 7 Patientinnen (!) stark schmerzhaft empfunden – vielleicht weil in dieser Situation viele verunsichernde Faktoren zusammenspielten. Der Effekt ist, auch wenn die geringe Zahl der Anwendungen berücksichtigt wird, in der Tendenz schon jetzt deutlich schlechter als bei der i. m. Applikation. Perforationen und Cervixrisse wurden bei der i. m. Applikation überhaupt nicht beobachtet!

Aufgrund dieser eigenen Erfahrungen und der z. Z. bestehenden Einschränkung bei der Applikation von Sulproston fällt es schwer, Sulproston weiterhin zur präoperativen Cervixdilatation im ersten Trimenon intramuskulär-intrazervikal (i. m. c.) einzusetzen. Die Zahl der einzeitig durchgeführten, rein mechanischen Schwangerschaftsabbrüche im ersten Trimenon steigt wieder.

Unter Berücksichtigung der täglichen klinischen Routine, die bedingt, daß Schwangerschaftsabbrüche in der Regel von Assistenzärzten in der Facharztausbildung durchgeführt werden, muß mit einem Anstieg der Komplikationsrate (Früh- und Spätkomplikationen) gerechnet werden – sei es durch eine *ungenügende* oder durch eine *nicht* durchgeführte präoperative Cervixdilatation.

Nach den befriedigenden Ergebnissen mit Sulproston i. m. muß jetzt eine gleich effektive Alternative gefunden werden.

Die i. m. c.-Gabe wird es wohl nicht sein können.

Literatur

1. Gethmann U, et al. (1978) IRCS Med Sci 6:423
2. Hess HJ, et al. (1979) IRCS Med Sci 5:68
3. Schmidt-Gollwitzer K, et al. (1979) Geburtshilfe Frauenheilkd 39:667

Ergebnisse bei der Abortinduktion mit Sulproston (Interruptio und missed abortion)

J. ENDL, J. SCHMIDT, A. SCHRÖCK, S. TATSCHL, C. HELLMICH, A. HORVAT und K. BAUMGARTEN*

Seit Frühjahr 1977 steht uns das synthetische Prostaglandin-E_2-Derivat Sulproston der Schering AG im Rahmen einer Multicenterstudie zur Verfügung. Das Präparat kam zur Anwendung bei medizinischer Indikation zur Interruptio sowie bei gestörter Gravidität einschließlich Molenschwangerschaft, Fehlbildungen und Chromosomenanomalien im zweiten Schwangerschaftsdrittel. Die Wirksamkeit und die Nebeneffekte wurden entsprechend den Prüfbogen der Schering AG studiert; bei jedem Fall wurde über einen transzervikalen Katheter tokometriert und die Herzaktion der Mutter registriert.

Material und Methode

Von Mai 1977 bis März 1981 wurden 58 Frauen im zweiten Trimenon behandelt. 5 Fälle wurden für diese Auswertung ausgeschieden, da eine individuelle Dosierung oder Aufzeichnungslücken die Gegenüberstellung erschweren würden. Eine medizinische Indikation war in 21 Fällen gegeben, in 32 Fällen lag eine gestörte Schwangerschaft vor (inkludiert eine Mole, eine Anenzephalie und eine Trisomie 18). In 22 Fällen war die Schwangerschaft bis einschließlich 16 Wochen alt, 31 Gravide befanden sich z. Z. der Einleitung in der 17.–28. SSW.

Drei Applikationsarten kamen zur Anwendung (Abb. 1): Über eine Zeitspanne von 24 h wurden vaginale Blutung, Unterbauchschmerzen und andere im Prüfbogen registrierte Nebenerscheinungen aufgezeichnet. Stündlich wurden Blutdruck, Puls und Temperatur gemessen. Mit Hilfe eines Kardiotokographen erfolgte kontinuierlich die

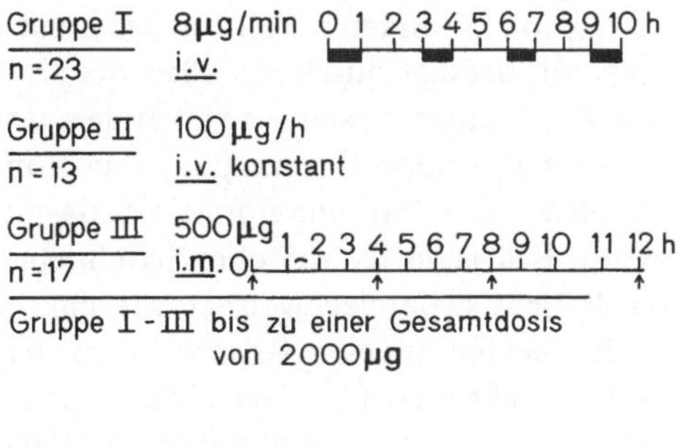

Gruppe I, n = 23: 8 µg/min i.v. (0 1 2 3 4 5 6 7 8 9 10 h)
Gruppe II, n = 13: 100 µg/h i.v. konstant
Gruppe III, n = 17: 500 µg i.m. (0 1 2 3 4 5 6 7 8 9 10 11 12 h)
Gruppe I - III bis zu einer Gesamtdosis von 2000 µg

Abb. 1. Art der Applikation von Sulproston

* Gynäkologisch-geburtshilfliche Abteilung, Wilhelminenspital, A-1171 Wien

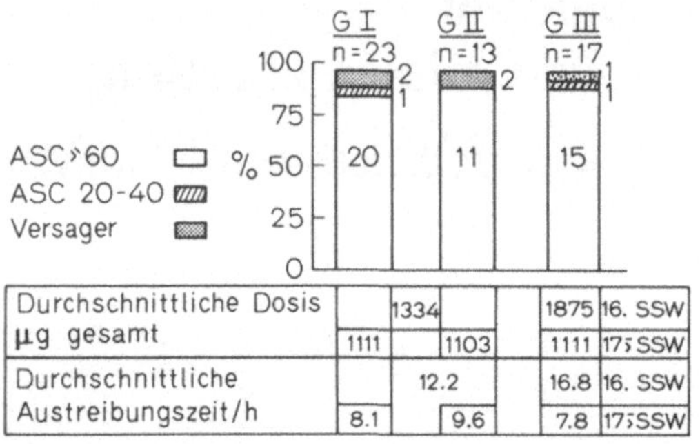

Abb. 2. Erfolgsrate der Abortinduktion mit Sulproston (bis 24 h)

intrauterine Registrierung der Wehentätigkeit sowie eine sonographische Aufzeichnung der mütterlichen Herzaktion. Prämedikationen wurden nie verabreicht. Analgetika, Sedativa, Antiemetika etc. wurden nach Notwendigkeit oder auf Wunsch der Patientin gegeben. Die Erfolgsrate wurde entsprechend dem abortion score nach Csapo (Csapo >60, 40–20 oder Versager) mit einem Limit von 24 h ermittelt.

Ergebnisse (s. Abb. 2)

In der Gruppe I fanden wir 3 Versager, zwei davon konnten jedoch nicht der Methode angelastet werden, da in einem Fall einer 16 Wochen dauernden Amenorrhoe mit einer gestörten Gravidität im Ultraschall nur Echokomplexe und kein Fet nachweisbar war. Bei einem zweiten Fall war nach 24 h eine Cervixdilatation von Hegar 20 erreicht worden, jedoch mußte hier bei beginnender Blutung ein Curettement vorgenommen werden. Auch hier handelte es sich um eine gestörte Gravidität ohne Feten bzw. dieser mag vor der Behandlung auswärts abgegangen sein. Der letzte Fall betraf einen Anenzephalus in der 23. SSW, wo erst am 4. Tag nach dem Behandlungsbeginn mit Sulproston – wobei die Gesamtdosis von 2000 μg nicht überschritten wurde – eine gedeckte Uterusruptur diagnostiziert und die Uterusexstirpation per laparotomiam vorgenommen werden mußte. Bei den zwei Versagern der Gruppe II muß wiederum ein Fall ausgeschieden werden, da nach einer erreichten Dilatation des Cervixkanals bis Hegar 10 die angeschlossene operative Entleerung des Uterus ebenfalls keinen Feten ergab. Im anderen Fall trat während der Behandlung eine vehemente Genitalblutung auf, bedingt durch eine Placenta praevia, die sonographisch nicht erkannt worden war. Die Blutung zwang zur vorzeitigen instrumentellen Entleerung des Uterus.

In der Gruppe II versagte Sulproston bei einer beabsichtigten Interruptio in der 16. SSW, sie betraf eine normale Schwangerschaft mit psychiatrischer Indikation. Der zweite Fall gehörte, wie oben beschrieben, in jene Gruppe, bei der ein Fet im Ultraschall nicht sicher nachweisbar war und somit eine echte Indikation für Sulproston wie in den beiden anderen Gruppen nicht bestand. Diese für die Sulproston-Studie nicht einzuschließenden Fälle verteilten sich in den drei Gruppen dermaßen, daß ein statistisch signifikanter Unterschied der Versagerquote, auch bei Berücksichtigung dieser Fehlindikationen, nicht gegeben ist. Unterteilt man in den drei verschiedenen Therapieformen das Schwangerschaftsalter in 2 Gruppen: eine bis zur 16. SSW und eine ab der 17. SSW, so ergibt sich deutlich die Erfordernis einer höheren Gesamtdosierung und das Vorliegen einer längeren Austreibungszeit in der Gruppe der Schwangerschaften unter 16 Wochen. Vergleicht man die erforderliche Gesamtdosis bzw. die beobachtete Behandlungsdauer in den Gruppen intravenöse gegen intramuskuläre Applikationsform, so ergibt sich für keine der Gruppen der Schwangerschaftsdauer ein statistisch signifikanter Unterschied.

Nebenwirkungen

Bis auf eine Patientin klagten alle über Unterbauchschmerzen, 9 davon fanden sie als leicht und erträglich. In 51 Fällen wurde der Wunsch nach Schmerzlinderung geäußert. 43 Frauen kamen mit Alodan- und/oder Valium-Injektionen aus, 8 Frauen erhielten eine Epiduralanästhesie. Leichte vaginale Blutungen wurden von uns in 38 Fällen registriert, 5mal wurde die Blutung als stark beschrieben.

Allgemeine Müdigkeit war die am häufigsten beobachtete subjektive Nebenerscheinung. Alle 20 Frauen dieser Gruppe erhielten allerdings Analgetika oder Sedativa.

In 12 Fällen wurde Übelkeit registriert, die 10mal zu vorübergehendem Erbrechen führte. Durchfall, Dyspnoe oder Schock ist in diesem Kollektiv niemals beobachtet worden.

Die statistische Prüfung auf Unterschiede in der Häufigkeit des Auftretens von Nebenerscheinungen bei intravenöser Applikation versus intramuskulärer Applikation ergab weder für Fälle bis einschließlich der 16. SSW noch für die Gruppe darüber signifikante Differenzen. In den i. v. Gruppen ist Gruppe I mit Übelkeit und Erbrechen belastet. Als Temperatur„anstieg" wurde eine Zunahme um mehr als 0,3 °C gewertet. Die Hälfte der Behandelten zeigten während der gesamten Behandlungszeit keine Temperaturänderung. In 35% konnte der oben definierte Anstieg bis zum Behandlungsende beobachtet werden, in den restlichen 15% war wohl ein Temperaturanstieg, aber wieder eine Rückkehr zur Ausgangstemperatur bei Behandlungsende oder der 24 h-Grenze registrierbar. Dies gilt sowohl für die i. v. Gruppen als auch für die i. m. Applikation. Ein Temperaturanstieg über 38 °C war niemals aufgetreten. Die Blutdruck- und Pulsregistrierungen ergaben in keiner Gruppe eine signifikante Änderung vom Anfang bis zum Ende der Behandlung bzw. der 24 h-Grenze. Der vorhin bereits erwähnte Fall der stillen Uterusruptur scheint in der Registrierung „ bis 24 h" auf. Die Diagnose der Ruptur wurde am 4. Tag post medicationem mit Sulproston gestellt.

Diskussion

Die Gesamterfolgsrate (ASC 60) von 86,8% ist hoch und befriedigend. In der Gruppe der Teilerfolge bzw. Versager liegen 4 Graviditäten, bei denen am Ende der Behandlung kein Fet nachgewiesen werden konnte. Schließt man diese Fälle aus der Statistik aus, so liegt die Erfolgsquote noch wesentlich höher. Die Applikation von etwa 8 μg/min, die wir am Anfang unserer Untersuchungsreihe anwendeten, ist unverhältnismäßig hoch. Dennoch konnten wir einen exzessiv hohen Basaltonus, wie er von anderen Untersuchern bei dieser Dosierung beschrieben wurde, bei der diskontinuierlichen i. v. Applikation der Gruppe I nicht beobachten. Allerdings ist gerade diese Gruppe durch eine Uterusruptur belastet. Nebeneffekte sind häufiger. Wenn keine Motorspritzen oder Infusomaten zur Verfügung stehen oder die Patientin die kontinuierliche Infusion als unangenehm empfindet, ist die i. m. Applikation von Sulproston für eine Schwangerschaftsbeendigung auch im zweiten Trimenon effektiv. Gerade die Möglichkeit der i. m. Applikation von Sulproston ist einer der Vorteile gegenüber natürlichen Prostaglandinen, wenn auch im Vergleich zur niedrigdosierten i. v. Gruppe (II) eine höhere Zahl von Nebenwirkungen in Kauf zu nehmen ist.

Sulproston zum cervical priming beim Schwangerschaftsabbruch im 1. Trimenon

S. HEINZL, Ch. WINKLER und F. ALLEMANN*

Die Absaugcurettage gilt beim Schwangerschaftsabbruch im ersten Trimenon als Mittel der Wahl. Aber auch bei dieser Methode muß, wie Bräutigam in Hamburg berichtete, mit einer nicht geringen Zahl an Früh- und Spätkomplikationen gerechnet werden (1). Diese Komplikationen werden in einem erheblichen Maße der mechanischen Dilatation, wie sie vor der Absaugcurettage nötig ist, angelastet (7). Die mechanische Dilatation kann nun durch eine chemische mittels Applikation von Prostaglandin ersetzt werden (3, 6). Die Prostaglandine können dazu sowhl lokal oder parenteral verabreicht werden. Die gute Wirksamkeit von Prostaglandin-$F_{2\alpha}$-Gel intrazervikal haben wir bereits nebst anderen in einer prospektiven, randomisierten und kontrollierten Studie nachgewiesen (2, 4, 8).

Da wir mit dem neuen Prostaglandin-E_2-Derivat Sulproston gute Erfolge bei Aborteinleitungen im zweiten Trimenon verzeichneten, lag es nahe, diese Substanz auch zum cervical priming beim Schwangerschaftsabbruch im 1. Trimenon einzusetzen (5).

An der Universitäts-Frauenklinik Basel werden seit über einem Jahr bei allen Erstschwangeren, bei welchen ein Schwangerschaftsabbruch durchgeführt werden soll, am Vorabend ein cervical priming mit Sulproston intramuskulär durchgeführt. Bisher wurde dieses Vorgehen bei 236 Frauen gewählt. Die Indikation war in 212 Fällen oder 89,8% eine legale Interruptio. Bei 24 Frauen oder in 10,2% lag eine gestörte Schwangerschaft vor. Das Alter der Patientinnen lag zwischen 16 und 42 Jahren. Bei allen Frauen handelte es sich um die erste Schwangerschaft. Die Schwangerschaftsdauer lag zwischen der 7. und 14. Woche. Bei 13 Frauen dauerte die Schwangerschaft über 12 Wochen. Bei diesen handelte es sich ausschließlich um abgestorbene Früchte, wobei die Fruchtgröße laut Ultraschall kleiner als 12 Wochen war.

Bei allen Patientinnen wurde der Eingriff stationär durchgeführt. Nach genauer Erklärung des Vorgehens wurde allen Patientinnen am Vorabend gegen 18 Uhr 500 μg Sulproston i. m. verabreicht. Gleichzeitig erhielten die Patientinnen ein Analgetikasuppositorium, um etwaigen Schmerzen vorzubeugen. Während 4 h nach der Prostaglandinapplikation wurden die Kreislaufparameter überwacht. Am nächsten Tag wurde dann intraoperativ geprüft, für welchen Hegarstift der Zervikalkanal gerade noch durchgängig war, wobei eine Dilatation über Hegar 8, entsprechend der Saugcurette, die wir verwendeten, als Erfolg betrachtet wurde. Eine Dilatation zwischen Hegar 6 und 8 wurde als Teilerfolg eingestuft. Eine Dilatation unter Hegar 6 wurde als Versager gewertet.

---

* Universitäts-Frauenklinik, CH-4031 Basel

Resultat

Von diesen 236 Frauen konnten 203 in die Auswertung einbezogen werden (Tabelle 1). 33 Fälle mußten meist wegen Dokumentationsfehler ausgeschlossen werden. Von diesen 203 Frauen kam es bei 67 oder 33% zu einem Abort. Bei 96 oder 47,3% war der Zervikalkanal mehr als Hegar 8 geöffnet. Bei 18 Frauen oder 8,9% war eine Erweiterung zwischen Hegar 6 und 8 festzustellen. Kein Erfolg konnte bei 22 Frauen oder in 10,8% erzielt werden.

Gesamthaft ergibt dies eine Erfolgsrate von 80,3%. Bei jenen Frauen, bei welchen noch eine Dilatation nötig war, konnte diese gegen einen viel geringeren Widerstand durchgeführt werden.

Nebenerscheinungen traten bei 72 Frauen oder 30,5% aller Patientinnen auf (Tabelle 2). Die häufigste und unangenehmste Nebenerscheinung war das Auftreten von stärkeren Unterbauchschmerzen. In den meisten Fällen konnten sie jedoch mit einer weiteren Analgetikagabe auf ein erträgliches Maß reduziert werden. Häufig erbrachen auch die Patientinnen. Auch hier konnten mit der Antiemetikagabe die Beschwerden deutlich gebessert werden. Über Durchfall klagten 4 Patientinnen, 3 Frauen mußten wegen einer starken vaginalen Blutung notfallmäßig curettiert werden. Postoperativ mußten 2 Patientinnen wegen unvollständiger Entleerung des Uterus nachcurettiert werden, einmal kam es zu einer Endometritis post abortum. Spätkomplikationen sind uns bis jetzt keine bekannt geworden.

Aufgrund unserer gesammelten Erfahrungen glauben wir, daß die intramuskuläre Applikation von Sulproston eine gute Methode ist, um eine Cervixdilatation zu erreichen. Wir glauben, daß die Anwendung bei Erstschwangeren sinnvoll ist, da bei diesen

Tabelle 1. Erfolgsbeurteilung nach cervical priming mit Sulproston i. m.

	n	%
Dilatation unter Hegar 6	22	10,8
Dilatation Hegar 6–8	18	8,9
Dilatation über Hegar 8	96	47,3
Abortus completus bzw. incompletus	67	33,0
Gesamtzahl Patientinnen	203	100,0

Tabelle 2. Nebenerscheinungen nach cervical priming mit Sulproston i. m.

	n	%
Schmerzen	63	26,7
Erbrechen	37	15,7
Durchfall	4	1,7
Blutung >500 ml	3	1,3
Gesamtzahl Patientinnen	72	30,5

Frauen am ehesten mit traumatischen Schädigungen gerechnet werden muß. Gegenüber den anderen Verfahren ist diese Methode recht einfach und zeigt relativ wenig Nebenerscheinungen.

Abschließend möchten wir das cervical priming mit Sulproston i. m. empfehlen, weil wir glauben, daß auf diese Weise eine schonende Schwangerschaftsbeendigung möglich und die Gefahr einer Komplikation bei einer anschließenden gewünschten Schwangerschaft geringer ist.

Zusammenfassung

Durch die mechanische Dilatation der Cervix beim Schwangerschaftsabbruch sind Verletzungen der Cervix, welche zu Komplikationen bei einer nachfolgenden Schwangerschaft und Geburt führen können, möglich. Um dies zu vermeiden, wird an der Universitäts-Frauenklinik in Basel bei allen Erstschwangeren, bei welchen ein Schwangerschaftsabbruch im ersten Trimenon vorgenommen werden soll, ein cervical priming mit Sulproston (PGE_2-Derivat) durchgeführt.

Wir berichten nun im Rahmen dieser Arbeit über unsere Erfahrungen mit Sulproston zum cervical priming. Wir haben bisher 236 Frauen mit Sulproston präoperativ behandelt. Es wurde am Vorabend jeweils 500 μg der Wirksubstanz intramuskulär verabreicht. Bei 80,3% kam es entweder zum Abort oder zu einer ausreichenden Dilatation der Cervix. Gar kein Erfolg war in 10,8% festzustellen. Nebenerscheinungen traten in 30,5% auf. Gröbere Komplikationen waren nicht zu verzeichnen.

Literatur

1. Bräutigam HH (1980) Spätkomplikationen des legalen Schwangerschaftsabbruchs. Referat: 43. Tagung der Deutschen Gesellschaft für Gynäkologie am 3.10.1980 in Hamburg
2. Gstöttner H, Richter H, Rothe K (1979) Priming mittels Prostaglandin $F_{2\alpha}$ intrazervikal vor Interruptiones. Zentralbl Gynaekol 101:404
3. Heinl S (1978) Anwendung von Prostaglandinen in Geburtshilfe und Gynäkologie. Schweiz Med Wochenschr 108:635
4. Heinzl S, Andor J (1981) Preoperative administration of prostaglandin to avoid dilatation induced damage in first trimester pregnancy terminations. Gynecol Obstet Invest 12:29
5. Heinzl S, Winkler C (1981) Aborteinleitung im zweiten und dritten Trimenon mit Sulproston. Geburtshilfe Frauenheilkd 41:231
6. Karim SMM (1975) Prostaglandins and reproduction. MTP Press, Lancaster
7. Kirchhoff H (1974) Verlauf von Schwangerschaft und Geburt nach vorausgegangenem Schwangerschaftsabbruch. Z Geburtshilfe Perinatol 178:407
8. Kühnle H, Grande P, Kuhn W (1977) Vermeidung dilatationsbedingter Komplikationen beim Schwangerschaftsabbruch durch intrazervikale Applikation eines prostaglandinhaltigen Gels. Geburtshilfe Frauenheilkd 37:675

Abortinduktion und „Priming" mit Prostaglandin-$F_{2\alpha}$ und Prostaglandin-E_2

W. SCHMIDT, F. KUBLI, G. WIDMAIER, S. DITZ und H. RÜTTGERS*

Der Einsatz der Prostaglandine bei der Abortinduktion im 2. und 3. Trimenon der Schwangerschaft und zum sog. „Priming" im 1. Schwangerschaftsdrittel ist heute unbestritten (3, 5, 6). Im folgenden wird über unsere Erfahrungen und unsere Ergebnisse bei der Abortinduktion und beim sog. „Priming" mit den Prostaglandinderivaten $PGF_{2\alpha}$ und PGE_2 berichtet.

Patientengut und Methodik

Von 1977–1981 wurden in 115 Fällen drei verschiedene Applikationsformen und zwei verschiedene Prostaglandinwirksubstanzen verglichen (Tabelle 1). Hierbei handelt es sich um die intraamniale Applikation von $PGF_{2\alpha}$ mit einem Periduralverweilkatheter in 26 Fällen, um die retroamniale Applikation von $PGF_{2\alpha}$ über einen Ballonkatheter in 25 Fällen, die intrazervikale $PGF_{2\alpha}$-Applikation in 45 Fällen und um die intrazervikale PGE_2-Applikation in 19 Fällen. In ca. 50% aller Fälle erfolgte der Schwangerschaftsabbruch aus genetischer (fetaler) Indikation, die restlichen Indikationsstellungen waren: die medizinische Indikation, ein „missed abortion", ein intrauteriner Fruchttod etc. (Tabelle 2). In der Tabelle 3 ist die mittlere Gesamtdosis entsprechend der Applikationsform und der Wirksubstanz, die mittlere Anzahl der Einzelapplikationen und zuletzt das mittlere Induktions-Abortintervall aufgeführt. Hierbei wird das kürzeste Induktions-Abortintervall für die intrazervikale PGE_2-Applikation

Tabelle 1. Abortinduktion im 2. und 3. Trimester der Schwangerschaft

Behandelte Patientinnen	n=115
Applikationsart	
Intraamnial ($PGF_{2\alpha}$)	n= 26
Retroamnial ($PGF_{2\alpha}$)	n= 25
Intrazervikal ($PGF_{2\alpha}$)	n= 45
Intrazervikal (PGE_2)	n= 19

* Universitäts-Frauenklinik, Voßstraße 9, D-6900 Heidelberg

Tabelle 2. Indikationen zum Schwangerschaftsabbruch (UFK Heidelberg 1977–1981)

	Intraamnial ($PGF_{2\alpha}$) (40 mg/20 h)	Retroamnial ($PGF_{2\alpha}$) (0,5 mg/2–4 h)	Intrazervikal ($PGF_{2\alpha}$) (5 mg/4–6 h)	Intrazervikal (PGE_2) (0,5 mg/4 h)
Intrauteriner Fruchttod, missed abortion vorzeitiger Blasensprung	n= 5 (19%)	n=13 (52%)	n=16 (35%)	n= 6 (32%)
Medizinische Indikation	n= 3 (12%)	n= 4 (16%)	n= 6 (13%)	n= 2 (11%)
Fetale Indikation	n=18 (69%)	n= 8 (32%)	n=23 (51%)	n=11 (58%)

Tabelle 3. Mittlere Gesamtdosis und Induktions-Abortintervall in Abhängigkeit von Applikationsform bzw. Wirksubstanz

	$\bar{x}$mg	$\bar{x}$Einzelapplikation	$\bar{x}$h
Intraamnial ($PGF_{2\alpha}$)	56,5 mg	1,5	24,5 h
Retroamnial ($PGF_{2\alpha}$)	5,1 mg	9,3	20,0 h
Intrazervikal ($PGF_{2\alpha}$)	22,6 mg	4,4	21,8 h
Intrazervikal (PGE_2)	2,6 mg	5,0	18,4 h
Exklusiv: Mißerfolge			

Tabelle 4. Induktions-Abortintervall und regelmäßige/unregelmäßige Applikationsweise

	Intraamnial ($PGF_{2\alpha}$)	Retroamnial $PGF_{2\alpha}$)	Intrazervikal ($PGF_{2\alpha}$)	Intrazervikal (PGE_2)
Regelmäßig appliziert n=88 (100%) [Mißerfolge n=4 (5%)]	24,5 h n=24 (n=2)	19,4 h n=20 (n=1)	16,9 h n=27 (n=1)	14,6 h n=13 (n=0)
Unregelmäßig appliziert n=27 (100%) [Mißerfolge n=6 (22%)]	–	26,0 h n=2 (n=2)	31,2 h n=14 (n=3)	28,2 h n=5 (n=1)
Mißerfolge n=10 (9%)				

mit durchschnittlich 18,4 h verzeichnet. Die Abhängigkeit eines kurzen Induktions-Abortintervalles von der regelmäßigen bzw. der unregelmäßigen Applikationsweise demonstriert die Tabelle 4. So ist bei intrazervikaler und regelmäßiger Applikation von PGE_2-Gel ein mittleres Induktions-Abortintervall von 14,6 h gegenüber einem Induktions-Abortintervall von 28,2 h bei unregelmäßiger Applikation derselben Wirksubstanz zu verzeichen. Parallel zum Anstieg des Induktions-Abortintervalles bei jeder Applikationsform steigt der Anteil der Mißerfolge bei unregelmäßiger Applikation auf 22% gegenüber einer Mißerfolgsrate bei regelmäßiger Applikation von nur 5% (Tabelle 4).

Nebenwirkungen und Komplikationen in Abhängigkeit von der Applikationsform sowie der Wirksubstanz sind in der Tabelle 5 zusammengefaßt. Eine relativ nebenwirkungsarme Applikationsform stellt die intrazervikale PG-Gelapplikation dar, wobei in ca. 50% keine nennenswerten Nebenwirkungen registriert werden. Die schwersten und komplikationsträchtigsten Nebenwirkungen werden bei der intraamnialen $PGF_{2\alpha}$-Applikation registriert.

Ein sog. „Priming" im ersten Trimester der Schwangerschaft wurde bei 75 Patientinnen mit $PGF_{2\alpha}$-Gel (64 Patientinnen) und PGE_2-Gel (11 Patientinnen) durchge-

Tabelle 5. Nebenwirkungen und Komplikationen in Abhängigkeit von Applikationsform bzw. Wirksubstanz. (Mehrfachnennung möglich)

	Intraamnial $PGF_{2\alpha}$; n=26	Retroamnial $PGF_{2\alpha}$; n=25	Intrazervikal $PGF_{2\alpha}$; n=45	Intrazervikal PGE_2; n=19
Übelkeit, Erbrechen	n= 5 (19%)	n= 3 (12%)	n= 4 (9%)	n=2 (11%)
Durchfall	n= 1 (4%)	n= 0	n= 1 (2%)	n=0
Starke Schmerzen	n= 5 (19%)	n=10 (40%)	n=14 (56%)	n=7 (37%)
Fieber (37,5 °C)	n= 7 (27%)	n= 5 (20%)	n= 2 (5%)	n=1 (6%)
Kollaps	n= 2 (8%)	n= 0	n= 0	n=0
Bronchospasmus	n= 1 (4%)	n= 0	n= 0	n=0
Andere (z. B. starke Wehen, Blutungen)	n=11 (42%)	n= 6 (24%)	n=11 (24%)	n=3 (16%)
Keine Nebenwirkungen	n= 6 (23%)	n= 9 (36%)	n=25 (56%)	n=9 (47%)

Tabelle 6. Erfolgsbeurteilung nach „Priming"

	$PGF_{2\alpha}$	PGE
Cervixdilatation $>$Hegar 8	n=44 (69%)	n=6 (55%)
Kompletter bzw. inkompletter Abort	n=10 (16%)	n=3 (27%)
Mißerfolge (Cervixdilatation $<$Hegar 8)	n=10 (16%)	n=2 (18%)

führt. Die Erfolgsbeurteilung nach dem sog. „Priming" entsprechend der Wirksubstanz ist in der Tabelle 6 aufgeführt. Eine Cervixdilatation $\geqslant 8$ wird in 55–69% aller Fälle, abhängig von der Wirksubstanz, erreicht. In 27% und 16% kommt es nach dem „Priming" zu einem kompletten bzw. inkompletten Abort. Die Mißerfolgsrate nach „Priming" mit $PGF_{2\alpha}$ sowie mit PGE_2 liegt nach unserer Untersuchung bei 16% und 18% aller Fälle.

Diskussion

Die Prostaglandinapplikation ist heute als die Behandlungsmethode bei der Abortinduktion anzusehen, allerdings verbunden mit einem beträchtlichen Teil von Nebenwirkungen oder auch z. T. mit lebensbedrohlichen Komplikationen (2). Nach Haller soll die Rate lebensbedrohlicher Komplikationen bei 0,8% aller mit Prostaglandin induzierten Aborte liegen. Nach Prostaglandin-induzierten Aborten wurden ebenso mütterliche Todesfälle registriert (1). Die Rate der aufgetretenen Nebenwirkungen ist sowohl wie das Induktions-Abortintervall von der Applikationsform und von dem verwendeten Prostaglandinderivat abhängig. Nach unseren eigenen Untersuchungsergebnissen werden zwar relativ häufig Nebenwirkungen auch bei den Prostaglandin-Gelapplikationen intrazervikal beobachtet, doch sind diese Nebenwirkungen im Vergleich zur intraamnialen Applikation klinisch nicht relevant. Von zentraler Bedeutung ist nach unserer Meinung die regelmäßige Applikation der Prostaglandinderivate in den entsprechenden Zeitabständen. So liegt das durchschnittliche Abort-Induktionsintervall bei regelmäßiger PGE_2-Gelapplikation bei 14,6 h im Vergleich zu einem Abort-Induktionsintervall von 28,2 h bei unregelmäßiger Applikation derselben Wirksubstanz.

Mit Hilfe der einmaligen intrazervikalen Gabe von Prostaglandin-Gel ($PGF_{2\alpha}$ oder PGE_2) wird in ca. 60–70% der Fälle eine ausreichende Erweichung und Dilatation des Cervixkanals vor der Vakuumcurettage erreicht. In einem nicht unbeträchtlichen Teil der Fälle (ca. 20%) kommt es zu einem kompletten bzw. inkompletten Abort nach der einmaligen Prostaglandingabe. Diese Untersuchungsergebnisse sind mit denen anderer Autoren (6) vergleichbar. Durch die Prostaglandinapplikation kann somit ein Großteil der dilatationsbedingten Cervixläsionen bei der Abruptio vermieden werden.

Nach unserer Meinung sollte aufgrund der relativ starken Nebenwirkungen und der hohen Frequenz von Nebenwirkungen auf die intraamniale und auf die retroamniale Applikation von Prostaglandinen derzeit verzichtet werden. Nebenwirkungsärmer und effektiver erscheint die Applikation von Prostaglandinderivaten in Gelform intrazervikal, wobei auf eine regelmäßige Applikation in kurzen Zeitabständen geachtet werden sollte.

Literatur

1. Cates W, Grimes A, Haber RJ, Tyler CW (1977) Abortion deaths associated with the use of Prostaglandin F_{2a}. Am J Obstet Gynecol 127:219
2. Haller U, Kubli F (1978) Klinische Nebenwirkungen und Komplikationen der Prostaglandine bei Abortinduktion. Gynaekologe 11:39–44
3. Karim SM, Sharma SD (1972) Termination of second trimester pregnancy with 15-Methyl-analogues of Prostaglandin-E_2 and F_{2a}. J Obstet Gynaecol Br Common 79:737
4. Lippert T, Modly T (1973) Induction of abortion by the extraamniotic administration of prostaglandin-gels. J Obstet Gynaecol Br Common 80:1025
5. Steiner H, Zahradnik HP, Breckwoldt M, Hillemanns HG (1979) Neue Aspekte der Schwangerschaftsunterbrechung mit Prostaglandinen der zweiten Generation. Geburtshilfe Frauenheilkd 39:464–469
6. Wingerup L, Ulmsten U, Andersson KE (1979) Ripening of the cervix by application of PG-E_2 Gel before termination of pregnancy with dilatation and evacuation. Acta Obstet Gynecol Scand [Suppl] 84:15–18

Vorbereitung der Cervix zum Schwangerschaftsabbruch im 1. Trimenon durch intramurale Gabe von Sulproston (Nalador)

Ch. HANDROCK*

Die bisherige klassische Methode des Schwangerschaftsabbruches mit Hegar-Dilatation und instrumenteller Curettage konnte die schonende Eröffnung des Gebärmutterhalskanales nur unbefriedigend bewirken. Die Ablösung des Eies und die Ausräumung der Frucht durch die instrumentelle Curettage waren häufig von beträchtlichen Blutungen begleitet. Wir haben deshalb eine Beseitigung dieser Risiken durch intramurale Gabe von Sulproston/Nalador versucht.

Methodik

Vorgehen nach Wiechell – 25 μg Sulproston werden jeweils zur Hälfte in das Bindegewebe der vorderen und hinteren Muttermundlippe injiziert. Der Wirkstoff ist in 0,5 ml physiologischer Kochsalzlösung gelöst. Die Applikation erfolgt am Vorabend des Schwangerschaftsabbruches. Angestrebt wird die Eröffnung des Gebärmutterhalskanales bis zur freien Durchgängigkeit für mindestens Hegar 8; eine weitere mühelose Dehnbarkeit des Kanales bis zur Durchgängigkeit für die jeweils erforderliche Saugcurette sollte gegeben sein.

Beobachtungszeit

164 Patientinnen, bei denen in der Zeit vom 1.1. bis 15.8.1980 ein gesetzmäßiger Schwangerschaftsabbruch im 1. Trimenon vorgenommen wurde. Als Kontrollgruppe diente eine gleiche Anzahl unausgewählter Schwangerschaftsabbrüche aus dem Jahr 1979.

Ergebnisse

Nebenwirkungen

Keine Nebenwirkungen auf das Herz-Kreislauf-System; kein Bronchospasmus; Durchfälle wurden nur bei 1 Patientin beobachtet; bei 2 Patientinnen traten leichte Kopfschmerzen ein. 70% der Patientinnen beobachteten leichte ziehende Schmerzen im

* Frauenklinik Neukölln, D-1000 Berlin 44

Unterbauch über 2–4 h nach Injektion von Sulproston. Eine Therapie war nicht erforderlich. Bei weiteren 10% traten stärkere Krampfschmerzen auf, die mit Baralgin-Supp. behandelt werden konnten.

Auflockerung des Gebärmutterhalses und Erweiterung des Gebärmutterhalskanales

Bei 164 Patientinnen mit Schwangerschaften bis zum Ende der 14. Woche beurteilte der Operateur nach am Vorabend erfolgter intramuraler Sulprostongabe die Durchgängigkeit des Gebärmutterhalskanales für Hegarstifte:
86 Patientinnen, 52,4%, für Hegar 8 oder mehr durchgängig,
39 Patientinnen, 23,8%, für Hegar 7 durchgängig,
39 Patientinnen, 23,8%, für Hegar 6 oder weniger durchgängig.

Außerdem wurde bei diesen Patientinnen festgestellt, daß infolge der Auflockerung des Bindegewebes des Gebärmutterhalses eine weitere Dilatation des Gebärmutterhalskanales mühelos durchführbar war.

Zustand des Gebärmutterhalses bzw. des Gebärmutterhalskanales bei einer Vergleichsgruppe ohne Sulprostongabe:
54 Patientinnen, 26,8%, für Hegar 7–10 durchgängig,
120 Patientinnen, 73,2%, für Hegar 6 oder weniger durchgängig.

Die weitere Aufdehnung gestaltete sich wegen des straffen Bindegewebes des Gebärmutterhalses stets schwierig (Tabelle 1).

Blutverluste im Verlauf des Schwangerschaftsabbruches

Nach intramuraler Gabe von Sulproston kam es im Zeitraum zwischen Applikation und Schwangerschaftsabbruch bei 7 von 164 Patientinnen (4%) zu stärkeren Blutungen. Bei 4 Patientinnen ging diese Blutung mit Ausstoßung der Frucht einher. Bei 3 Patientinnen war die Blutung stärker als die Regel, aber nicht bedrohlich. Die Blutung während des Schwangerschaftsabbruches fand sich nach Sulprostongabe so vermindert, daß bei 90% der Patientinnen auf Uterotonika verzichtet werden konnte. Lediglich einmal wurde eine sehr starke Blutung (ca. 1000 ml) beobachtet, was auf die besondere Schwierigkeit des Eingriffes (14. Woche, Fetus mit 7,5 cm Scheitel-Steiß-Länge) zurückgeführt wird. Der am Verbrauch an Vorlagen gemessene postoperative Blutverlust ist in den ersten 4–6 h nach dem Schwangerschaftsabbruch etwas stärker als ohne Sulproston.

Beim Vergleichskollektiv des Jahres 1979 ohne Gabe von Sulproston war der Blutverlust bei jedem Schwangerschaftsabbruch so groß, daß zur Blutstillung Uterotonika verwendet werden mußten.

Tabelle 1. Weite des Gebärmutterhalskanales vor Beginn des Schwangerschaftsabbruches bei Patientinnen mit und ohne intramuraler Injektion von Sulproston/Nalador

	SSW⩽8,0 n=22 USL 7–9 cm n=14				8,1–9,0 n=39 10 cm n=28				9,1–10,0 n=54 11+12 cm n=64				10,1–12,0 n=34 13+14 cm n=35				⩾12,1 n=15 ⩾15 cm n=23			
Hegar	3+4	5+6	7+8	⩾9	3+4	5+6	7+8	⩾9	3+4	5+6	7+8	⩾9	3+4	5+6	7+8	⩾9	3+4	5+6	7+8	⩾9
% mit Sulproston	9,1	40,9	40,9	9,1	0	23,1	51,3	15,6	1,8	20,4	42,6	35,2	0	17,6	50	32,4	0	6,7	40	53,3
% ohne Sulproston	57,1	42,9	0	0	28,6	64,3	7,1	0	12,5	62,5	23,4	1,6	17,1	40,0	37,1	5,8	4,3	47,8	43,6	4,3

Ergebnisse der Weheninduktion bei intrauterinem Fruchttod mit Sulproston i.v.

A. SCHRÖCK, J. ENDL, J. SCHMIDT, S. TATSCHL, C. HELLMICH, A. HORVAT und K. BAUMGARTEN*

Die rasche Beendigung der Schwangerschaft im 3. Trimenon bei intrauterinem Fruchttod oder bei schweren, nichtlebensfähigen Mißbildungen, ist erst durch den Einsatz von Prostaglandinen möglich geworden (1, 3). Es gelang auch, die Gefährdung der Mutter bei intrauterinem Fruchttod zu vermindern und die psychische Belastung zu verkürzen. Sulproston, ein synthetisches, uterusselektives Prostaglandin, ist durch seine gegenüber natürlichen Prostaglandinen ca. 30mal bessere Wirksamkeit und Verträglichkeit überlegen (2, 4–6). An der gynäkologisch-geburtshilflichen Abteilung des Wilhelminenspitals wurde Sulproston seit April 1977 zur Weheninduktion bei Schwangerschaftsbeendigung im 3. Trimenon angewandt. Die Patientinnen wurden nach Sicherung der Diagnose durch Ultraschall bzw. Amniofetographie wie üblich zur Geburt vorbereitet. Bei allen Patientinnen wurde der intrauterine Druck teils durch extraamniale bzw. intraamniale Applikation eines Zwillingskatheters der Stärke 0,9 mm oder der üblichen Sonicaid-Intrauterinkatheter gemessen. Einmal wurde wegen einer Placenta praevia partialis lediglich eine externe Tokographie durchgeführt. Zusammen mit der Tokographie wurde, ähnlich der fetalen Kardiographie, die Pulsfrequenz der Mutter kontinuierlich registriert. Stündlich wurden Blutdruck, Pulsfrequenz und Temperatur bestimmt. Unterbauchschmerzen, vaginale Blutungen, Fruchtwasserabgang sowie das Vorhandensein typischer Nebenerscheinungen wurden im Untersuchungsprotokoll vermerkt. Vor, nach und, soweit möglich, auch während der Verabreichung von Sulproston wurden Erythro-, Leuko- und Thrombozyten gezählt, sowie Hämoglobin, Prothrombinzeit, Transaminasen, BUN, Na und K im Serum bestimmt. Ein Priming der Portio wurde nicht durchgeführt. Sulproston wurde immer i. v., anfangs in einer Dosis von 8 μg/min durch jeweils 1 h mit 3 h Pause, später je nach Wehenfrequenz in einer Dosis von 0,5–2,5 μg/min infundiert. Wir haben uns zu diesem feindosierten Verfahren entschlossen, nachdem die von Endl beschriebene Uterusruptur auftrat.

Seit Juli 1978 infundieren wir 1,6 μg/min entsprechend 100 μg/h kontinuierlich bis zum Abgang des Fetus bzw. einer Gesamtdosis von 2000 μg.

Wir haben insgesamt 21 Patientinnen im 3. Trimenon mit Sulproston behandelt. 2 Patientinnen mußten als Drop out eingestuft werden, da unsere Prostaglandinvorräte während der Behandlung zu Ende gingen. Eine Patientin muß als Versager gewertet werden, 18 Patientinnen wurden somit erfolgreich behandelt. Tabelle 1 zeigt

* Gynäkologisch-geburtshilfliche Abteilung, Wilhelminenspital, A-1171 Wien

Tabelle 1. Altersverteilung, Parität, Schwangerschaftsdauer und Indikationen

	n=18
Alter	
Unter 20	4
20–29	7
30–39	7
Parität	
1.	10
2.	7
3.	1
Dauer der Gravidität	
28–37 Wochen	11
38–40 Wochen	7
Indikation	
Fetus mortuus	16
Mißbildung	2

die Altersverteilung, Parität und Schwangerschaftsdauer sowie die Indikationen. Bei 7 Patientinnen bestand zusätzlich eine EPH-Gestose (1 mal ein Index nach Rippman von 2, 6 mal ein Index zwischen 3 und 7). Alle Patientinnen wurden analgetisch behandelt. Bei 9 Patientinnen wurde eine kontinuierliche Epiduralanästhesie, wie wir sie auch intra partum verwenden, angelegt. Die übrigen 9 erhielten je nach Bedarf 50 mg Pethidin+10 mg Valium i. m. alle 2 h.

Abbildung 1 schlüsselt die 18 erfolgreich durchgeführten Schwangerschaftsbeendigungen auf; dabei kam es nur einmal zum Überschreiten der 24 h-Grenze. 16 mal kam es zum kompletten Ausstoßen von Fetus und Plazenta, etwa entsprechend dem Abortion Score nach Csapo (3) von 100. Einmal wurde nur der Fetus ausgestoßen und

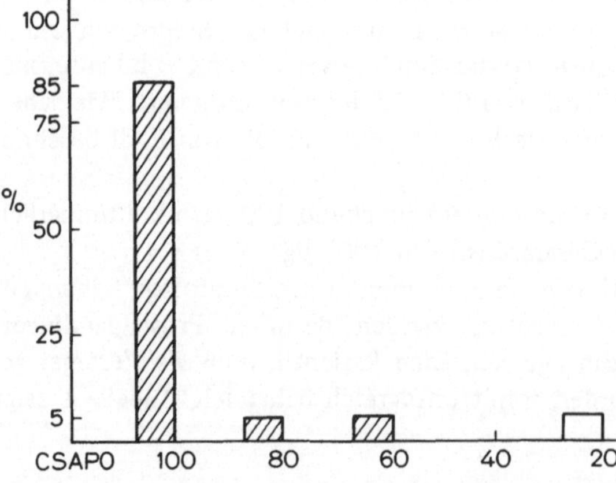

Abb. 1. Erfolgsrate der Weheninduktion mit Sulproston. Beurteilung durch abortion score nach Csapo

die Plazenta mußte manuell gelöst werden. Einmal war wegen der Residuen eine Nachcurettage erforderlich. Bei einer Patientin, einer 33jährigen Fünftgebärenden mit intrauterinem Fruchttod und Placenta praevia partialis in der 31. SSW, konnte nach 6stündiger Infusion, einer 10stündigen Ruhepause und einer neuerlichen 7stündigen Infusionstherapie mit Sulproston keine Erweiterung des MM erreicht werden. Da es nach dieser Zeit zu einer vorzeitigen Lösung der Plazenta mit massiver Blutung kam, wurde die Geburt durch Sectio caesarea beendet. (Bei diesem Fall wurde die externe Tokographie durchgeführt.)

Tabelle 2 zeigt die Behandlungsdauer als IAT und die angewandte Dosis. Die Behandlungsdauer lag zwischen 3,75 und 25,3 h, die mittlere IAT 9,8 h. Die angewandte Dosis lag zwischen 400 und 2000 μg, die mittlere Dosis betrug 918 μg. Ein statistisch signifikanter Unterschied zwischen variabler und kontinuierlicher Dosierung von 100 μg/h konnte nicht festgestellt werden. Statistisch signifikant ist der Unterschied der IAT bei Primi- und Multiparae.

Tabelle 2. „Induction-Abortion-Time" (IAT)

Dauer (IAT)	[h] Gesamt n=18
0–6	7
6,1–12	6
12,1–18	3
18,1–24	1
Über 24	1
Range	3,75–25,3
Mittlere IAT	9,8

Verabreichte Dosis

Dosis	[μg] Gesamt n=18
Bis 500	4
501–1000	7
1001–1500	5
Über 1501	2
Range	400–2000
Mittlere Dosis	918

Bei Primi- und Multiparae

IAT [h]	Primiparae n=10	Multiparae n=8
0–6	2	5
6,1–12	4	3
12,1–18	2	–
18,1–24	1	–
Über 24	1	–
Mittlere IAT	10,8	6,1

Tabelle 3. Nebenwirkungen

	n=14 (77%)
Oberbauchspasmen	3
Mittelbauchspasmen	3
Unterbauchkrämpfe	14
Übelkeit	6
Erbrechen	2
Frösteln	2
Benommenheit	4
Kopfschmerzen	2
Müdigkeit	8
Fieber (über 38)	3

Bei 14 Patientinnen traten Nebenwirkungen auf. Tabelle 3 zeigt die Häufigkeit der Nebenwirkungen. Schock, Dyspnoe, Zyanose, Diarrhoe, Krampfanfälle, Asthmaanfälle wurden niemals beobachtet. Der geringe Anstieg von Blutdruck- und Pulsfrequenz am Ende der Sulproston-Medikation war statistisch nicht signifikant. Der durchschnittliche Temperaturanstieg von 0,65 °C ist im T-Test (Paarvergleich) mit einem $p<0{,}01$ signifikant. Bei den registrierten intrauterinen Druckkurven konnte das von einigen Autoren beschriebene typische Bild der Prostaglandinwehen mit Erhöhung des Basaltonus, der Tachysystolie und einer Frequenz bis 10 beobachtet werden. Eine starke Erhöhung des Basaltonus über 50 mm Hg führt i. allg. zur Verminderung der Wehenamplitude. Auffallend ist, daß auch bei großer Uterusarbeit die Cervix lange Zeit unverändert bleibt, worauf dann ein überraschend schnelles Eröffnen des Muttermunds mit Ausstoßen der Frucht und der Plazenta erfolgt. Die Unterbrechung bzw. Beendigung der intravenösen Zufuhr von Sulproston führt nicht zum Sistieren der Kontraktionen. Dies ist offensichtlich ein Hinweis auf die lange Halbwertzeit. Die bei einer Patientin über Stunden auftretende synchrone Dezeleration der mütterlichen Herzfrequenz ohne subjektive Erscheinungen bedarf noch der Deutung.

Zusammenfassung

Bei 18 von 19 Patientinnen konnte durch i. v. Applikation von Sulproston auch ohne Priming im 3. Trimenon eine Schwangerschaftsbeendigung mit einem Abortion-Score nach Csapo (3) über 60 erreicht werden. Die mittlere IAT betrug 9,8 h, die mittlere angewandte Dosis 918 µg. Zwischen der IAT von Primi- und Multiparae besteht ein hochsignifikanter Unterschied, dies korreliert auch mit anderen Autoren (2, 5). Die aufgetretenen Nebenwirkungen waren unbedeutend und wurden von den Patientinnen gut toleriert. Die Analgesie durch Epiduralanästhesie ist sicher die wirkungsvollste, jedoch konnte bei 50% der Patientinnen auch mit den in der übrigen Geburtshilfe verwendeten analgetischen Medikamenten das Auslangen gefunden werden. Die kontinuierliche Applikation von 100 μg/h Sulproston mit der fortlaufenden intrauterinen Tokographie zur Erkennung einer drohenden Uterusruptur ist ein mit geringen Nebenwirkungen behaftetes Verfahren zur Beendigung der Schwangerschaft im 3. Trimenon.

Literatur

1. Baumgarten K (1978) Physiology of labour. International Sulprostone Symposium Vienna 1978, Scientific papers, 8. (Schering)
2. Brabec W, Dapunt O, Bichler A (1981) Unsere klinischen Erfahrungen mit Sulproston. Wien Klin Wochenschr 6:193–197
3. Csapo AJ (1972) On the mechanism of the abortifacient action of prostaglandin. In: Southern EM (ed) The prostaglandins, clinical applications in human reproduction. New York, pp 337–365
4. Gruber W (1978) Intravenous sulprostone for induction of fetal death in utero. International Sulprostone Symposium Vienna 1978, Scientific papers, 33
5. Heinzl S, Winkler CH (1981) Aborteinleitung im zweiten und dritten Trimenon mit Sulproston. Geburtshilfe Frauenheilkd 41:231
6. Karim SMM (1978) Prostaglandine in Gynäkologie und Geburtshilfe. Internationales Sulproston-Symposium, Wien 1978, 7–29

Vorteile des kombinierten Einsatzes von Minprostin und Sulproston bei der Abborteinleitung im 2. Trimenon und beim toten Kind

H. PONNATH, H. WEITZEL und D. BENTHIN*

Bei der Aborteinleitung im 2. Trimenon und bei der Geburtseinleitung beim toten Kind ist die Weheninduktion mit Prostaglandinen die Methode der Wahl. Die klassischen Methoden des Schwangerschaftsabbruchs sind mit hoher Morbidität und Mortalität belastet, so daß die Einführung der Prostaglandine von großem klinischem Vorteil war (3). Die Anwendung der natürlichen Prostaglandine war wegen der vielfältigen pharmakologischen Wirkungen und der notwendigen hohen Dosierung mit großen Nebenwirkungsraten verbunden (2). Mit der Einführung der Prostaglandinderivate, vor allem des Sulprostons, war eine akzeptable therapeutische Möglichkeit entwickelt worden, Schwangerschaften nach dem ersten Trimenon risikoarm zu beenden.

Vom 1.1.1979 bis zum 31.12.1980 wurden an der Frauenklinik der Medizinischen Hochschule Hannover 125 Patientinnen in der 13. bis 41. Schwangerschaftswoche mit Sulproston intravenös behandelt. Die Substanz wurde uns als Prüfpräparat von der Firma Schering AG, Berlin/Bergkamen, freundlicherweise zur Verfügung gestellt.

In 30 Fällen kam Sulproston in verschiedenen Dosierungen zum alleinigen Einsatz. Jede der drei Gruppen umfaßte 10 Patientinnen; in der ersten Gruppe wurden 2,08 μg/min über 4 h, in der zweiten Gruppe 4,17 μg/min über 2 h und in der dritten Gruppe 8,33 μg/min über 1 h intravenös infundiert. Eine Wiederholung in gleicher Dosierung wurde nach 8 h, falls erforderlich, vorgenommen.

In 95 Fällen wurden 4 mg Minprostin (Prostaglandin-$F_{2\alpha}$ der Firma Upjohn, Heppenheim) vor Gabe des Sulprostons intrazervikal über einen Katheter appliziert. Die cervixerweichende und cervixdilatierende Wirkung wurde durch vaginale Untersuchungen kontrolliert und bei einer Muttermundweite von 1–2 cm die Weheninduktion mit Sulproston begonnen. Die Dosierung war in allen Fällen gleich und betrug 4,17 μg/min über 2 h. Diese Dosis wurde nach 8 h wiederholt, falls kein ausreichender Effekt erreicht wurde (Tabelle 1).

Die Beurteilung der Abortinduktion erfolgte nach dem Abortion-Score nach Csapo (1); der Kreislauf der Frauen wurde überwacht, Nebenwirkungen wie Unterbauchschmerzen, Übelkeit und Erbrechen wurden notiert. Eine Prämedikation erfolgte in keinem Fall; Schmerzen wurden mit Analgetika, Übelkeit und Erbrechen mit Antiemetika therapiert. Das Patientengut in beiden Kollektiven unterschied sich weder im Durchschnittsalter noch im Schwangerschaftsalter und auch nicht im Verhältnis von Erst- zu Mehrgebärenden.

* Universitäts-Frauenklinik, Krankenhaus Oststadt, D-3000 Hannover

Tabelle 1. Dosierungsschema für die Abortinduktion mit Prostaglandinen

Gruppe A $PGF_{2\alpha}$- und PGE_2-Derivat (n=95)	Gruppe B PGE_2-Derivat (n=30)
4 mg $PGF_{2\alpha}$ (Minprostin) intracervical PGE_2-Derivat 500 μg in 2 h intravenös (=4,17 μg/min)	PGE_2-Derivat 3 Gruppen (je 10 Fälle) I. 500 μg/4 h (=2,08 μg/min) II. 500 μg/2 h (=4,17 μg/min) III. 500 μg/1 h (=8,33 μg/min)
Wiederholung nach 8 h, falls Effekt unzureichend oder Wehentätigkeit nachgelassen hat Gesamtverbrauch 650±110 μg	Wiederholung nach 8 h, falls Effekt unzureichend oder Wehentätigkeit nachgelassen hat Gesamtverbrauch I. 1 210±320 μg II. 1 120±290 μg III. 1 180±270 μg
(PGE_2-Derivat=Sulproston) ($PGF_{2\alpha}$=Miniprostin)	

Bei der alleinigen Anwendung von Sulproston ohne Cervixerweichung hatten wir in 6 Fällen, d. h. in 20%, keinen Erfolg. Nach einer Dosierung von 2 000 μg Sulproston und einer Abortinduktionszeit von 36 h war kein Effekt an der Cervix feststellbar. In 22 Fällen (73%) war der abortion score 60 und mehr.

Im Gegensatz dazu war bei der Cervixerweichung und anschließenden Weheninduktion mit Sulproston in allen Fällen die Aborteinleitung erfolgreich und ein abortion score von 60 und mehr erreicht worden (Tabelle 2).

Die Abortdauer war in der Gruppe bei alleiniger Sulprostonanwendung 13,4 h; in der anderen Gruppe 9,42 h.

Tabelle 2. Erfolgsbeurteilung der Abortinduktionen

$PGF_{2\alpha}$- und PGE_2-Derivat (n=95)		PGE_2-Derivat (n=30)
0	Versager	6 (20%)
9,42 h	PGE_2-Abortzeit	13,4 h (ohne Versager)
	Abortion-Score	
0	0–20	6 (20%)
0	40	2 (7%)
24 (25%)	60	8 (26%)
61 (64%)	80	13 (44%)
10 (11%)	100	1 (3%)

Versager: Verbrauch von 2000 μg PGE_2-Derivat ohne Veränderung an der Cervix nach 36 h

Tabelle 3. Analgetikaverbrauch und Häufigkeit von Nebenwirkungen bei der Aborteinleitung mit Prostaglandinen. Gruppe A: $PGF_{2\alpha}$- und PGE_2-Derivat (n=95), Gruppe B: PGE_2-Derivat (n=30)

	Gruppe A	Gruppe B
Analgetikaverbrauch	80±34 mg Dolantin (14 Patientinnen „ohne")	210±72 mg Dollantin (keine Patientin „ohne")
Unterbauchschmerzen	59 (62%)	27 (90%)
Übelkeit	42 (44%)	15 (50%)
Erbrechen	31 (33%)	12 (40%)
Temperaturerhöhung	21 (22%)	9 (30%)
Kreislaufsymptome	5 (5%)	3 (10%)
Diarrhö	1 (1%)	0
Blutverlust (über 500 ml)	1 (1%)	1 (3%)

Der Analgetikaverbrauch war in der Sulprostongruppe mit 210±71 mg Dolantin im Vergleich zur Minprostin-Sulproston-Gruppe mit 80±34 mg Dolantin relativ hoch, wobei in der ersten Gruppe keine Frau ohne Analgetikum auskam. Bei der Minprostin-Sulproston-Gruppe benötigten 14 Frauen kein Analgetikum (Tabelle 3).

Die Nebenwirkungen waren, abgesehen von den Unterbauchschmerzen, in beiden Kollektiven ähnlich; in je einem Fall mußte nach einer stärkeren Blutung transfundiert werden.

Die vor der Weheninduktion mit Sulproston durchgeführte Cervixerweichung mit Minprostin zeigt gegenüber der alleinigen Anwendung von Sulproston folgende Vorteile:

Die Zeitdauer der schmerzhaften Kontraktionen war kürzer, der Bedarf an Analgetika geringer.

Es kam in allen Fällen zu einer erfolgreichen Weheninduktion mit einem Abortion-Score von 60 und mehr.

Der Verbrauch an Sulproston war deutlich geringer, die Abortzeiten kürzer (9,4 h gegenüber 13,4 h).

Komplikationen nach der intrazervikalen Applikation von Minprostin wurden nicht registriert.

In unserer Klinik hat sich nach Ausschluß der relativen und absoluten Kontraindikationen folgendes Vorgehen bewährt: Nach einer ausreichenden Cervixdilatation mit Minprostin in einer Dosierung von 4 mg leiten wir die Weheninduktion mit intravenösem Sulproston ein.

Literatur

1. Csapo AI, et al. (1976) Termination of pregnancy with double prostaglandin impact. Am J Obstet Gynecol 124:1
2. Haller U, Kubli F (1978) Klinische Nebenwirkungen und Komplikationen der Prostaglandine bei Abortinduktion. Gynaekologe 11:39
3. Lehfeldt H (1975) Komplikationsraten und Organisation nach Legalisierung der Schwangerschaftsunterbrechungen im Staate New York. In: Beller FK, Böttcher H-D (Hrsg) Moderne Kontrazeption. Thieme, Stuttgart, S. 97

Prostaglandine beim intrauterinen Fruchttod

W. GRUBER*

Die Schwangerschaftsbeendigung nach intrauterinem Fruchttod ist eines der klassischen Indikationsgebiete für Prostaglandine (PG). Von den gebräuchlichen Applikationsarten scheidet die intraamniale Instillation wegen der beim abgestorbenen Feten unvorhersehbaren Permeabilität der Eihäute praktisch aus. Vermeidet man die extraamniale Injektion wegen des erhöhten Infektionsrisikos und die wenig vorteilhafte vaginale Applikation, so verbleiben hauptsächlich die intravenöse Infusion und, falls anwendbar, die wiederholte i. m. Injektion von PG.

Natürliche und synthetische PG sind intravenös anwendbar. Ein *Vergleich zwischen natürlichem PGE_2 und Sulproston i. v.* erwies, daß Sulproston einzelne Vorteile aufzuweisen hat. Beide PG wurden in einer Studie (1) nach der erzielten Uterusmotilität dosiert und waren, demonstriert an den kumulativen Expulsionsraten, gleich wirksam (Abb. 1).

Nebenwirkungen, die auf den thermogenetischen Effekt von PGE_2 zurückzuführen sind, wie Fieber und Schüttelfrost, traten nach Sulproston seltener auf. Die zur Schwangerschaftsbeendigung erforderliche Gesamtdosis von Sulproston betrug etwa ein Viertel der Dosis von PGE_2.

In dem Bestreben, die individuelle Dosierung des Wehenmittels nach der Uterusmotilität durch eine sicher wirksame standardisierte Infusionsdosis zu ersetzen, wurden verschiedene Schemata erprobt (3), wobei sich erwies, daß eine Gesamtdosis von 1500 μg Sulproston i. v. ausreicht, um Schwangerschaften im 2. und 3. Trimester zu beenden. Diese sicher wirksame Dosis kann während einer begrenzten Zeit infundiert werden, da die ausgelösten Kontraktionen nach Infusionsende andauern und letztlich die Ausstoßung des toten Feten bewirken.

In einer Studie wurde die Wirksamkeit der individuell nach der Wehentätigkeit gesteuerten Infusion mit der *Infusion von 1500 μg Sulproston während 3 h* (entsprechend 500 μg/h oder ca. 8 μg/min) verglichen.

Titriert man die Infusionsgeschwindigkeit nach der Uterusaktivität, so findet man im Vergleich zum fixen Schema etwa mit der halben durchschnittlichen Gesamtdosis das Auslangen, ohne daß die Ausstoßungszeiten signifikant unterschiedlich wären (Abb. 2). Die höhere Infusionsrate pro Minute und die größere Gesamtdosis von Sulproston bei der schematisierten Dosis bewirken jedoch häufigere Nebenwirkungen (40% Emesis gegenüber 20% bei einer individuellen Dosierung). Der Vorteil, bei dem

* II. Universitäts-Frauenklinik, A-1090 Wien

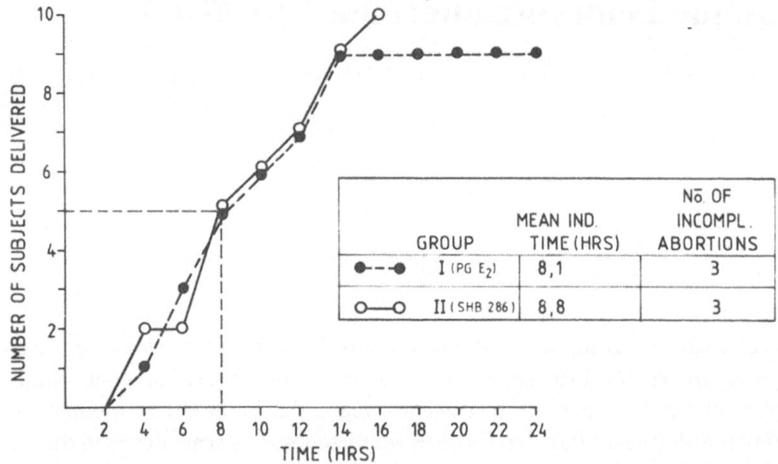

Abb. 1. Kumulative Expulsionsraten von 10 Patientinnen, die PGE_2 (Gruppe I), und 10 Patientinnen, die Sulproston (Gruppe II) i. v., titriert nach der Uterusmotilität, erhielten

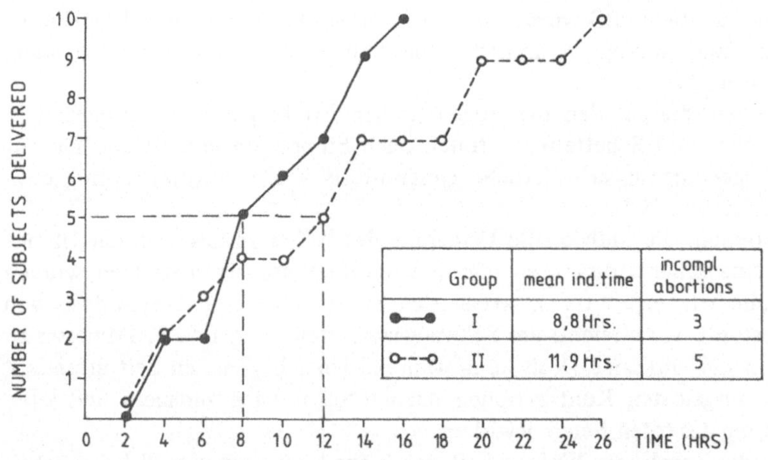

Abb. 2. Kumulative Expulsionsraten von 10 Patientinnen, die Sulproston i. v., titriert nach der erzielten Uterusmotilität, erhielten (Gruppe I), und von 10 Patientinnen, die 1 500 μg Sulproston während 3 h infundiert erhielten (Gruppe II)

fixen Infusionsschema auf die Registrierung des intrauterinen Druckes verzichten zu können, wird demnach durch vermehrte Nebenwirkungen erkauft.

Eine andere Möglichkeit, die intrauterine Druckmessung zu vermeiden, stellt *die wiederholte i. m. Injektion von Sulproston* dar. 500 μg alle 4 h injiziert, sind zur Schwangerschaftsbeendigung bei lebendem und abgestorbenen Feten im 2. und 3. Trimester ausreichend (2). Dieses Schema wurde in einer Vergleichsstudie gemeinsam mit

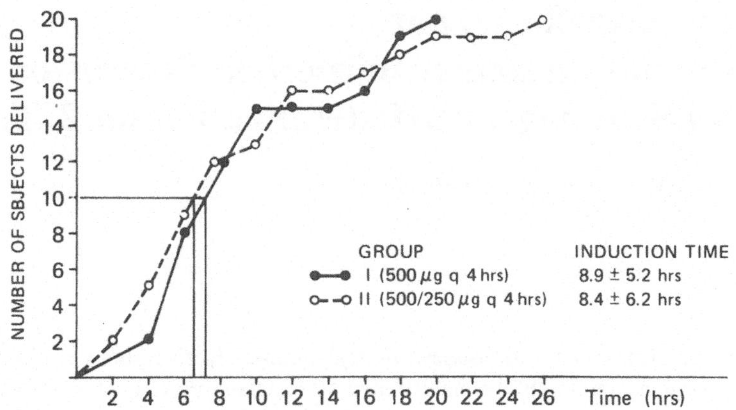

Abb. 3. Kumulative Expulsionsraten von 20 Schwangeren, die 500 µg Sulproston i. m. alle 4 h erhielten (Gruppe I), und von 20 Frauen, die initial 500 µg Sulproston i. m. erhielten, gefolgt von 250 µg alle 4 h (Gruppe II)

einem geringer dosierten Schema von initial 500 µg, gefolgt von 250 µg alle 4 h getestet, in der Hoffnung, die Nebenwirkungen verringern zu können (Abb. 3).

Die reduzierte Dosis erwies sich als ebenso wirksam wie die Gabe von 500 µg alle 4 h. Der durchschnittliche Gesamtverbrauch von Sulproston ließ sich signifikant von 1175 auf 825 µg senken, die erhoffte Verminderung der Nebenwirkungen trat jedoch nicht ein.

Die i. m. Injektion von Sulproston ist für die Patientinnen und das medizinische Personal die akzeptabelste Anwendungsform beim intrauterinen Fruchttod. Da die Wirksamkeit beider vorgestellter i. m. Schemata als erwiesen angesehen werden kann, ist in der klinischen Routine eine Registrierung des intrauterinen Druckes nicht erforderlich.

Die intramuskuläre Injektion von Sulproston hat sich daher an der II. Universitäts-Frauenklinik Wien als Standardmethode zur Schwangerschaftsbeendigung nach intrauterinem Fruchttod und missed abortion durchgesetzt.

Zukünftige Studien werden klären, ob die Injektionsintervalle ohne Einbuße an Wirksamkeit weiter verlängert werden können, um eventuell eine weitere Reduktion der Nebenwirkungen zu erzielen.

Literatur

1. Gruber WS, Baumgarten K (1980) Intravenous PGE_2 and 16-phenoxy PGE_2 methylsulfonylamide for induction of fetal death in utero. Am J Obstet Gynecol 137:8
2. Karim SMM, Ratnam SS (1978) Termination of second trimester pregnancy with intramuscular administration of 16-phenoxy-tetranor PGE_2 methylsulfonylamide (SHB 286). IRCS Med Sci 6:146
3. Schmidt-Gollwitzer M, Schüßler B, Schmidt-Gollwitzer K, Nevinny-Stickel J (1979) Empfehlungen für die Behandlung mit Sulproston zur Aborteinleitung. In: Medizinisch-Wissenschaftliche Abteilung der Schering AG Internationales Sulproston Symposium, Wien 1978. Schering, Berlin, S 125

Plasmahalbwertzeit von intramuskulär injiziertem Sulproston bei Schwangerschaftstermination im 2. Trimenon

R.C. BRIEL und T.H. LIPPERT*

Sulproston, ein synthetisches Prostaglandin-E_2-Derivat, hat zur Uterusmuskulatur eine höhere Affinität als die natürlichen Prostaglandine (2). Deshalb wurde von verschiedenen Untersuchern bei Sulprostongabe zur Weheninduktion im 2. und 3. Trimenon eine niedrige Nebenwirkungsrate beobachtet (3, 5). Das Ziel der vorliegenden Studie war es, Sulprostonspiegel im Plasma nach intramuskulärer Injektion bei abgestorbener Gravidität und therapeutischem Abort im 2. Trimenon zu bestimmen und die Sulprostonspiegel mit den subjektiven Nebenwirkungen, den Abortinduktionszeiten und der Thrombozytenfunktion zu vergleichen.

Vier Frauen zwischen 25 und 41 Jahren in der 16.–28. Schwangerschaftswoche erhielten jeweils 500 μg Sulproston intramuskulär in 6stündlichen Abständen. Bei dreien handelte es sich um eine abgestorbene Gravidität, bei einer Patientin um einen therapeutischen Abort (Pat. Nr. 1, vgl. Abb. 1). Die Sulprostonbestimmungen im Plasma erfolgten radioimmunologisch. Die ADP- und kollageninduzierte Thrombozytenaggregation wurde mit dem photometrischen Test nach Born, die spontane Thrombozytenaggregation nach Breddin untersucht.

Ergebnisse: Die mittlere Abortinduktionzeit betrug 16,5 h, sie schwankte zwischen 13 und 22 h. Bei zwei Patientinnen kam es nach 2maliger intramuskulärer Gabe von 500 μg zur Ausstoßung, bei den anderen beiden nach 3maliger Gabe von 500 μg.

In Abb. 1 ist das Verhalten der Plasmasulprostonspiegel bei den vier Patientinnen nach 2 Sulprostoninjektionen dargestellt. Die höchsten Werte fanden sich 10–20 min nach jeder Injektion von 500 μg Sulproston. Bei drei Patientinnen schwankten die Werte zwischen 0,3 und 0,4 ng/ml, bei der anderen Patientin stiegen sie höher an bis zu 0,7 ng/ml. Sowohl nach der ersten als auch nach der zweiten Injektion war 2–4 h nach der Injektion kein Sulproston mehr im Plasma nachweisbar. Bei der Berechnung der biologischen Halbwertzeit von Sulproston im Plasma ergab sich ein mittlerer Wert von 34 min, bei einer Schwankungsbreite von 30–40 min.

Die Nebenwirkungen waren gering. Es traten keine gastrointestinalen Störungen auf. Nach der ersten Injektion verlangte keine Patientin nach Schmerzmitteln. Nach der zweiten Injektion erhielten drei der Patientinnen Fortral oder Dolantin. Eine Korrelation zwischen dem Sulprostonspiegel im Plasma und dem Schmerzmittelverbrauch konnte nicht nachgewiesen werden.

Der Hämatokrit war relativ konstant bei leicht absinkenden Werten. Auch die Thrombozytenzahl änderte sich bei keiner Patientin. Die Parameter der Thrombozy-

* Universitäts-Frauenklinik, D-7400 Tübingen

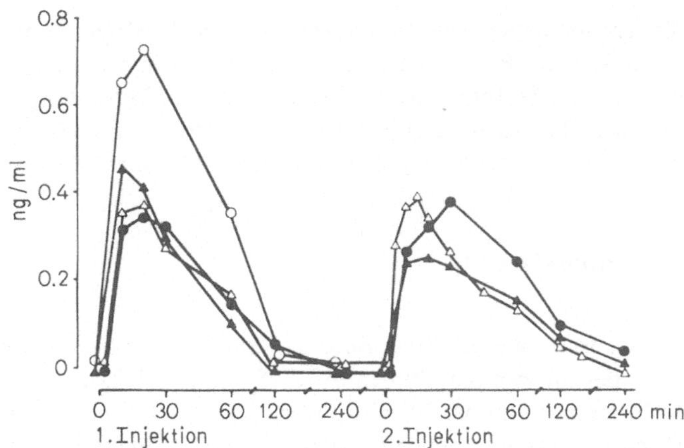

Abb. 1. Sulprostonplasmaspiegel (ng/ml) nach 2 i. m. Injektionen von 500 μg Sulproston bei 4 Patientinnen (Patientin 1 △——△, Patientin 2 ○——○, Patientin 3 ●——●, Patientin 4 ▲——▲)

tenfunktion wurden vor und 20 min nach Sulprostongabe untersucht. Im Born-Test zeigte sich eine Tendenz zur verminderten Thrombozytenaggregation und Aggregationsgeschwindigkeit, die Desaggregationsphase war unverändert. Die Verläufe waren einheitlich bei einer Aggregationsinduktion mit 2 und 4 μmol ADP/ml sowie 20 μg Kollagen/ml. Auch die lag-phase nach Aggregationsinduktion mit Kollagen blieb konstant. Die spontane Thrombozytenaggregation war geringgradig vermindert. Aber keine der bei der Plättchenfunktion gefundenen Differenzen war statistisch signifikant.

Diskussion und klinische Schlußfolgerungen

Während die natürlichen Prostaglandine im Blut eine sehr kurze Halbwertzeit haben, ist Sulproston im Plasma wesentlich länger nachweisbar, was auf einen langsameren Katabolismus hinweist. Die im Plasma gefundenen Sulprostonspiegel – Nanogrammbruchteile – waren jedoch sehr niedrig, wenn man sie mit der verwendeten Dosis vergleicht. Die niedrigen Plasmaspiegel ohne hohe Spitzenwerte sind möglicherweise eine Erklärung für die gute subjektive Akzeptanz von Sulproston mit wenig Nebenwirkungen (3–5). Nebenwirkungen wurden lediglich am Zielorgan, dem Uterus, beobachtet. Es waren schmerzhafte Wehen, die relativ spät begannen, nämlich nur wenige Stunden vor der Ausstoßung. Möglicherweise findet eine zunehmende lokale Akkumulation von Sulproston im Uterusmuskel statt. Dies deutet auf die hohe Affinität der Substanz zum uterinen Gewebe hin (2). Die Abortinduktionszeiten und das Ausmaß der subjektiven Nebenwirkungen waren unabhängig von den gefundenen Sulprostonplasmaspiegeln und der Zahl der Sulprostoninjektionen. Thrombozytenzahl und -funktion 20 min nach der Injektion von Sulproston, also zum Zeitpunkt der höchsten Plasmaspiegel, waren weitgehend unverändert. In früheren Studien (1) konnte gezeigt werden, daß in vitro in einem Konzentrationsbereich von $10^{-3}-10^{-1}$ μg/ml Sulproston die Thrombozytenaggregation gesteigert ist. Niedrige Sulprostonkonzentrationen, wie sie in vivo im Plasma nach i. m. Injektion von 500 μg gefunden wurden, hatten bei der In-vitro-Testung keinen Effekt auf die Thrombozytenaggregation. Untersucht man die Thrombozytenaggregation 1 h nach der Injektion von 500 μg Sulproston, so ist die Aggregation geringgradig gesteigert. Wir führen dies auf den Wehenstreß zurück.

Zusammenfassung

Sulproston, eine effektive Substanz zur Beendigung von gestörten und intakten Graviditäten im zweiten Trimenon (3–5), hat nach i. m. Gabe von 500 μg eine Plasmahalbwertszeit von ca. 34 min und ist nach 2–4 h im Plasma nicht mehr nachweisbar. Es besitzt wenig Nebenwirkungen, und die Veränderungen der Thrombozytenfunktion (1) sind klinisch ohne Relevanz.

Literatur

1. Briel RC, Lippert RH (1980) The influence of sulprostone upon platelet function: In vitro and in vivo studies. Adv Prostaglandin Thromboxane Res 6:351
2. Hess H-J, Bindra JS, Constantine JW, Elger W, Loge O, Schillinger E, Losert W (1977) Pharmacology of 16-phenoxy-ω-tetranor PGE_2 methylsulfonylamide, a tissue selective antifertility prostaglandin. IRCS Med Sci 5:68
3. Karim SMM, Choo HT, Lim AL, Yeo KC, Ratnam SS (1978) Termination of second trimester pregnancy with intramuscular administration of 16-phenoxy-ω-17, 18, 19, 20 tetranor PGE_2 methylsulfonylamide. Prostaglandins 15:1063
4. Lippert TH, Briel RC (1980) The use of sulprostone, a prostaglandin E_2 derivative, in intrauterine fetal death and therapeutic abortion. Prostaglandins Med 5:259
5. Schmidt-Gollwitzer K, Schüßler B, Elger W, Schmidt-Gollwitzer M (1979) Neue therapeutische Möglichkeiten bei der Beendigung intakter und gestörter Schwangerschaften: Erfahrungen mit dem Prostaglandin E_2-Derivat Sulproston (SHB 286). Geburtshilfe Frauenheilkd 39:667

Die Behandlung des intrauterinen Fruchttodes mittels intrazervikaler und extraamnialer Prostaglandinapplikation

W. RATH, H. KÜHNLE und P. THEOBALD*

Seit Beginn der 70er Jahre hat sich die Anwendung von Prostaglandinen als effizientes Verfahren zur Behandlung des intrauterinen Fruchttodes bewährt.

Zumeist erfolgte die Cervixeröffnung und Ausstoßung der Frucht über eine primäre Weheninduktion. Die Rigidität der Cervix stellt dabei einen wesentlichen limitierenden Faktor für den Therapieerfolg dar.

Die Weheninduktion bei mangelnder Cervixreifung führt zu einer erhöhten Rate an Läsionen und Rupturen der Cervix mit der Gefahr der Cervixinsuffizienz, Dystokie oder erhöhten Spätabortrate bei nachfolgenden Schwangerschaften.

Bei intrauteriner Applikation von Prostaglandinen konnte aber nicht nur ein wehenerzeugender, sondern auch ein zervixerweichender und -erweiternder Effekt beobachtet werden (3, 8).

Basierend auf unseren Erfahrungen mit dem guten „Softening" Effekt der Cervix nach intrazervikaler Prostaglandinapplikation beim Schwangerschaftsabbruch (6) lag es nahe, bei der Einleitung des intrauterinen Fruchttods die lokale Cervixerweichung mit der Weheninduktion durch extraamniale Prostaglandinanwendung zu kombinieren.

Patientinnengut und Methode

Bei 52 Patientinnen mit intrauterinem Fruchttod zwischen der 17. bis 42. Schwangerschaftswoche wurde zur Geburtseinleitung eine intrazervikale Einlage mit 5 mg Prostaglandin-$F_{2\alpha}$-Gel und, sofern erforderlich, die zusätzliche extraamniale Applikation von Prostaglandin-$F_{2\alpha}$ ($PGF_{2\alpha}$) oder -E_2 in Kombination mit einer intravenösen Oxytozininfusion durchgeführt. Das Durchschnittsalter der Patientinnen betrug 27 Jahre; 57% der Schwangeren waren Nulliparae.

Nach sonographischer Diagnosesicherung und Ausschluß einer Gerinnungsstörung erfolgte zunächst die intrazervikale Prostaglandingelapplikation nach der von Kühnle et al. (4) beschriebenen Methode. Eine ein- bis zweimalige Prostaglandineinlage z. T. in Kombination mit Oxytozin war bei 14 Patientinnen bereits zur Geburtseinleitung ausreichend.

---

* Universitäts-Frauenklinik, D-3400 Göttingen

Bei 11 Schwangeren wurde nach lokaler Cervixerweichung zur Weheninduktion über einen extraamnialen Verweilkatheter kontinuierlich $PGF_{2\alpha}$ (Dosierung: 500–1000 μg/h) oder PGE_2 (100–200 μg/h) in wäßriger Lösung perfundiert.

Bei 27 Patientinnen erfolgte die Weheninduktion mittels eines extraamnialen Prostaglandingeldepots, das über einen Einmalkatheder appliziert wurde (Dosierung: 5–10 mg $PGF_{2\alpha}$).

Zur Koordination oder Verstärkung der Wehentätigkeit bei geburtsreifer Cervix wurde Oxytozin in einer Dosierung von 0,01–0,03 I.E./min infundiert.

Zum Beginn der Weheninduktion wurde bei allen Patientinnen durch den Anästesisten über einen periduralen Verweilkatheder bei Bedarf Carbostesin appliziert.

Neben der Gesamttherapiedauer haben wir zusätzlich das Intervall zwischen Weheninduktion und Abort erfaßt, um somit die Zeit bewußt miterlebter und potentiell schmerzhafter Wehen abzugrenzen.

Ergebnisse (Abb. 1 und 2)

Bereits nach einmaliger intrazervikaler Prostaglandingelapplikation kam es bei 6 Patientinnen nach durchschnittlich 8,0 h zur Ausstoßung der Frucht.

In Kombination mit Oxytozin betrug bei 8 Schwangeren das Intervall zwischen Weheninduktion und Abort 5,4 h bei einer durchschnittlichen Gesamttherapiedauer von 15,9 h.

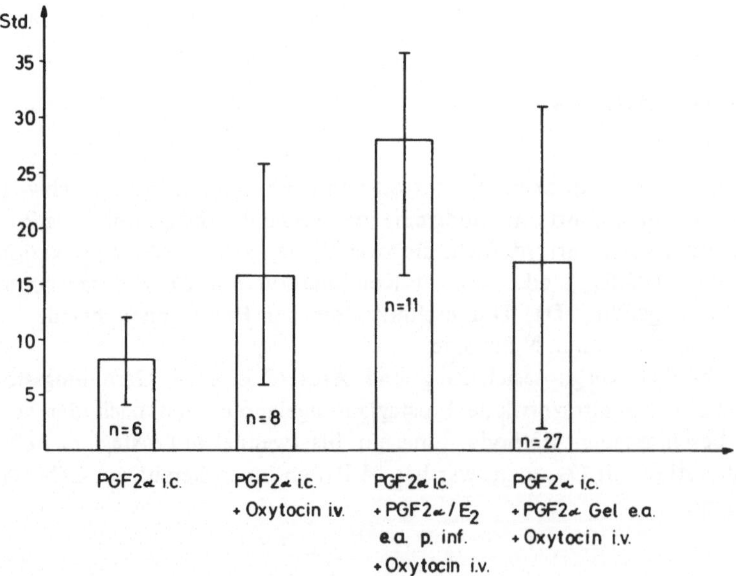

Abb. 1. Gesamttherapiedauer ($x_S \pm h$) beim intrauterinen Fruchttod (n=52). i. c.: intrazervikal, e.a.: extraamnial

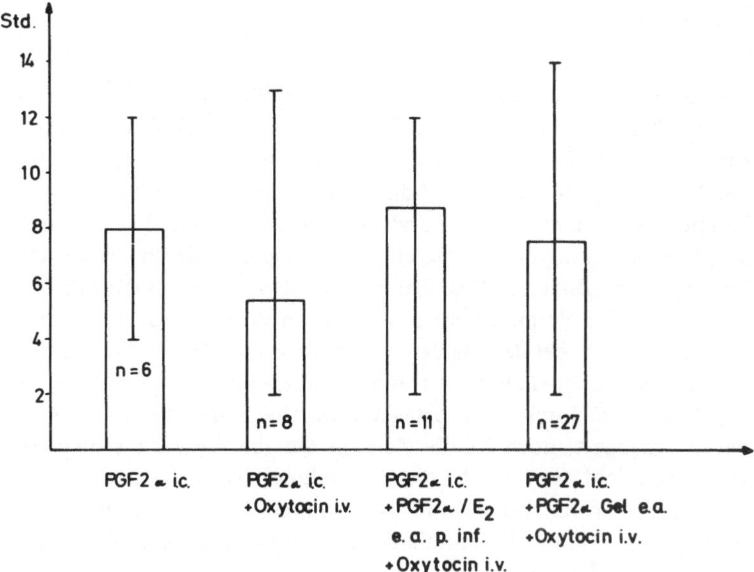

Abb. 2. Weheninduktions-Abortintervall (x_S±h) beim intrauterinen Fruchttod (n=52). i. c.: intrazervikal, e. a.: extraamnial

Nach extraamnialer $PGF_{2\alpha}$- bzw. PGE_2-Infusion lag bei 11 Patientinnen das mittlere Weheninduktions-Abortintervall bei 8,8 h, die Gesamttherapiedauer bei 27,9 h. Die erforderliche Gesamtdosis extraamnial applizierten Prostaglandins betrug durchschnittlich 3,96 mg $PGF_{2\alpha}$ bzw. 0,97 mg PGE_2.

Bei kombinierter intrazervikaler und extraamnialer Prostaglandinanwendung ergab sich ein durchschnittliches Weheninduktions-Abortintervall von 7,6 h bei einer mittleren Gesamttherapiedauer von 17,3 h. Dabei wurden durchschnittlich 10 mg, in einzelnen Fällen bis zu 20 mg Prostaglandin extraamnial appliziert. Bei keiner Patientin war ein chirurgischer Eingriff im Sinne einer Sectio parva zur Beendigung der Schwangerschaft erforderlich.

Nebenwirkungen

Bei 4 Frauen traten trotz Antiemetikagabe Übelkeit oder Erbrechen auf. In einem Fall wurde ein deutlicher Blutdruckabfall, bei einer Patientin eine uterine Dauerkontraktion beobachtet. Infolge unvollständiger Ausstoßung der Plazenta wurde in 4 Fällen ein Blutverlust über 300 ml gemessen; Bluttransfusionen waren nicht erforderlich. Bei einer Patientin ergaben sich Hinweise auf eine Endometritis post abortum.

Die Periduralanästhesie bewährte sich bei allen Patientinnen als eine effiziente, gut steuerbare Methode zur Analgesie.

Diskussion

Die kombinierte intrazervikale und extraamniale Prostaglandinanwendung hat sich an unserer Klinik als ein praktikables, schonendes und sicheres Verfahren zur Geburtseinleitung beim intrauterinen Fruchttod bewährt. – Durch die vorherige Reifung der Cervix vor Beginn der Weheninduktion können durch Wehentätigkeit bedingte Cervixläsionen bei rigiden Muttermundverhältnissen vermieden werden. Zudem ermöglicht die Vorbehandlung der Cervix eine Dosisersparnis der zur Weheninduktion benötigten Prostaglandinmenge im Vergleich zur alleinigen extraamnialen Prostaglandinapplikation (1, 2, 5, 7). Im Vergleich zur systemischen Prostaglandinanwendung zur Abortinduktion halten sich bei der lokalen Applikation die Nebenwirkungen in tolerablen Grenzen. So sind vor allem uterine Dauerkontraktionen vergleichsweise selten.

Zwar wird durch die Prostaglandinvorbehandlung der Cervix die Gesamttherapiedauer verlängert, doch ist die Zeit, in der die Aborteinleitung von der Patientin bewußt miterlebt wird, d. h. die Zeit schmerzhafter Wehen, wesentlich verkürzt. Die kombinierte intrazervikale und extraamniale Prostaglandinapplikation trägt damit in Verbindung mit der Periduralanästhesie wesentlich zur physischen und psychischen Schonung der Patientin bei.

Literatur

1. Calder AA, MacKenzie MB, Embrey MP (1976) Intrauterine prostaglandins in the management of unsuccessful pregnancy. J Reprod Med 16:271
2. Embrey MP, Calder AA, Hillier K (1974) Extraamniotic prostaglandins in the management of intrauterine fetal death, anencephaly and hydatidiforme mole. J Obstet Gynaecol Br Commonw 81:47
3. Haspels AA, Neth F (1973) Induction of abortion 1. by intravenous and 2. by intrauterine administration of $PGF_{2\alpha}$ (Extra- and intraamniotic). Adv Biosci
4. Kühnle H, Grande P, Kuhn W (1977) Vermeidung dilatationsbedingter Komplikationen beim Schwangerschaftsabbruch durch intrazervikale Applikation eines prostaglandinhaltigen Gels. Geburtshilfe Frauenheilkd 37:675
5. Lippert TH, Lüthi A (1978) Induction of labour with prostaglandin E_2 gel in cases of intrauterine death. Prostaglandins 15:533
6. Rath W, Theobald P, Ulbrich R, Grande P, Kühnle H (1979) Tonometrische Untersuchungen an der schwangeren Cervix uteri beim Schwangerschaftsabbruch vor und nach intrazervikaler Applikation eines Prostaglandin $F_{2\alpha}$-Gels. Arch Gynecol 228:416
7. Rummel W (1978) Extraamniale Aborteinleitung mit $PGF_{2\alpha}$ in indizierten Fällen unter Berücksichtigung der Dosierungsprobleme. In: Kubli F, Kordian H-J (Hrsg) Prostaglandine in Geburtshilfe und Gynäkologie. Heppenheim, S 118
8. Toppozada M, Bydgeman M, Papageorgiou C, Wiqvist N (1973) Administration of 15-methylprostaglandin $F_{2\alpha}$ as a preoperative means of cervical dilation. Prostaglandins 4:371

Anwendung von Sulproston zur Abruptio im 2. Trimenon

U. GETHMANN, B.O. SCHULZ, H.O. HOPPEN und F. LEHMANN*

Wegen des hohen Morbiditäts- und Mortalitätsrisikos bei den klassischen Methoden des Schwangerschaftsabbruchs hat die Anwendung von Prostaglandinen zur risikoärmeren Abortauslösung im 2. Trimenon eine große Bedeutung erlangt. Um jedoch wirksam zu sein, müssen die natürlichen Prostaglandine $F_{2\alpha}$ und E_2 aufgrund ihrer geringen biologischen Halbwertzeit hoch dosiert werden. Dieses bedingt häufig auftretende Nebenwirkungen sowie eine Prä- und Begleitmedikation.

Das synthetische Prostaglandin-E_2-Derivat Sulproston zeigte bei den tierexperimentellen Untersuchungen eine hohe abortive Potenz und eine gesteigerte Uterusselektivität, so daß beim klinischen Einsatz eine günstige Abortrate bei geringen Nebenwirkungen zu erwarten war (2).

Methodik

Wir führten mit dem Prostaglandin-E_2-Analog Sulproston bei insgesamt 220 Frauen, die zur Schwangerschaftsunterbrechung im 2. Trimenon (12.–26. SSW) in unsere Klinik eingewiesen wurden, eine Abortinduktion durch. Bei jeder Patientin wurde nach induziertem Abort eine Nachräumung durchgeführt.

Ergebnisse

Die Beurteilung des Therapieerfolges wurde nach dem Csapo-Abortindex vorgenommen. Als Versager galten die Abortinduktionen, bei denen nach 36 h keine Abortvorgänge nachweisbar waren. Die Ergebnisse sind in der Tabelle 1, die Häufigkeit der aufgetretenen Nebenwirkungen in der Tabelle 2 zusammengestellt. Außerdem haben wir bei 4 Patientinnen in der 12. Schwangerschaftswoche die Plasmaspiegel von Sulproston, 13,14-Dihydro-15-keto-prostaglandin-$F_{2\alpha}$, Progesteron und Östradiol nach intramuskulärer Injektion von 500 μg Sulproston mittels Radioimmunoassay bestimmt. Die in diesem Zusammenhang interessierenden Plasmaspiegel von Sulproston sind beispielhaft bei einer Patientin in der Abb. 1 dargestellt.

---

* Frauenklinik, Medizinische Hochschule, D-2400 Lübeck

Tabelle 1. Ergebnisse der Abortinduktion im 2. Trimenon mit Sulproston

Patientin (n=220)	Applikations-modus	Dosis	Injektions-Abortintervall	Abortindex 20	40	60	80	100	Versager
33	Extraamnial „one shot"	50 μg	x̄=16,1 h	2	1	10	14	4	2
41	Extraamnial „ohne shot"	100 μg	x̄=12,5 h	1	2	2	13	20	3
15	Intravenös	1,0 mg/4 h	x̄=10,2 h	3	0	2	3	5	2
10	Intravenös	1,5 mg/4 h	x̄= 9,5 h	1	0	0	2	6	1
5	Intravenös	2,0 mg/4 h	x̄=11,0 h	1	0	1	0	3	0
79	Intramuskulär	0,5 mg/4 h (max. 4,5 mg)	x̄=14,2 h	6	7	7	14	42	3
37	Intramuskulär	1,0 mg/4 h (max. 6,0 mg)	x̄=11,6 h	0	1	0	5	30	1

Tabelle 2. Nebenwirkungen während der Abortinduktion im 2. Trimenon mit Sulproston

	Patientinnen e. a. (n=74)	i. v. (n=25)	i. m. (n=116)
Schock	1	1	0
Dyspnoe	2	0	0
Übelkeit	16	9	14
Temperatur >38 °C	3	1	3
Diarrhoe	1	1	2
Schmerzen	31	12	36
Analgetikagabe	21	9	24

Diskussion

Unsere klinischen Ergebnisse zeigen, daß Sulproston extraamnial, intravenös oder intramuskulär zur Abortinduktion im 2. Trimenon appliziert und mit gutem Erfolg, ohne die bei den bisher gebräuchlichen Prostaglandinen erforderliche Prämedikation, eingesetzt werden kann. Dabei ergab sich besonders bei der intramuskulären Applikationsform eine geringe Versagerquote bei einem günstigen Injektions-Abortintervall (1). Die Plasmaspiegel von Sulproston nach einer intramuskulären Injektion von 500 μg erreichen nach ca. 30 min ein Maximum von 300–500 pg/ml Plasma und haben nach 2 h wieder die Ausgangswerte erreicht.

Eine Kumulation von zirkulierendem Sulproston scheint beim Einhalten eines 4stündigen Intervalls nicht möglich zu sein. Die Nebenwirkungsrate war nach unserem Dosierungsschema bei der intramuskulären Applikationsform am niedrigsten und bei der extraamnialen am höchsten. Da bei der extraamnialen „one shot"-Gabe immer

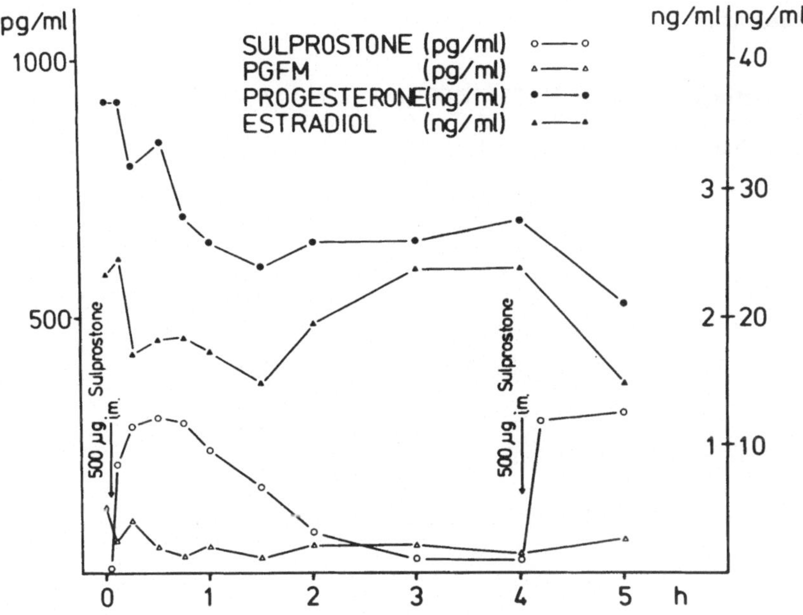

Abb. 1. Plasmakonzentrationen von Sulproston, 13,14-Dihydro-15-keto-prostaglandin-$F_{2\alpha}$ (PGFM), Progesteron und 17β-Östradiol nach i. m. Gabe von 500 μg Sulproston (Pat. 26 J., 12. SSW)

eine lokale Manipulation mit möglicher Infektion gegeben ist, haben wir diese Applikationsform nur in Ausnahmefällen beibehalten. Die intravenöse Applikationsform hat den Vorteil der Steuerbarkeit und der sofortigen Beendigung der Medikation beim Auftreten von gravierenden Nebenwirkungen. Durch eine niedrigere Dosierung ist hierbei sicherlich auch noch eine bessere Verträglichkeit zu erreichen (3). Bei allen Abortinduktionen war das Injektions-Abortintervall bei Nulliparae im Mittel um 2 h länger als bei Multiparae. Hervorzuheben ist noch, daß wir am Injektionsort keine lokalen Unverträglichkeiten gesehen haben.

Zusammenfassung

Wir haben bei 220 Patientinnen im 2. Trimenon eine Abortinduktion mit Sulproston durchgeführt. 74 Patientinnen erhielten eine einmalige extraamniale Instillation von 50 oder 100 μg Sulproston (Injektions-Abortintervall 14 h; Erfolgsrate 93%). 1,0 mg, 1,5 mg oder 2,0 mg Sulproston wurden 30 Patientinnen innerhalb von 4 h infundiert (Injektions-Abortintervall 10 h; Erfolgsrate 90%). Bei 116 Patientinnen wurden intramuskuläre Injektionen von 0,5 mg oder 1,0 mg Sulproston alle 4 oder 6 h durchgeführt (Injektions-Abortintervall 13 h; Erfolgsrate 96%). Im Vergleich zu den früher eingesetzten natürlichen Prostaglandinen waren die Nebenwirkungen gering und die Verträglichkeit gut.

Literatur

1. Gethmann U, et al. (1978) IRCS Med Sci 6:423
2. Hess HJ, et al. (1977) IRCS Med Sci 5:68
3. Schmidt-Gollwitzer K, et al. (1979) Geburtshilfe Frauenheilkd 39:667

Intramuskuläre Anwendung von Sulproston bei missed abortion und intrauterinem Fruchttod im 2. und 3. Trimenon

W. BRABEC und O. DAPUNT*

Einleitung

An unserer Klinik waren die Ergebnisse nach lokaler Anwendung von Sulproston extraamnial und intramural insofern nicht ganz befriedigend, da Infektionen auftraten, und zum anderen waren die Injektionen ins Portiogewebe mit erheblichen Schmerzen verbunden (1). Die intramurale Injektion scheint auch für einen gewünschten kompletten Abort im 2. und 3. Trimenon ungeeignet. Die intraamniale Anwendung von Sulproston haben wir nie durchgeführt, da über ernsthafte Komplikationen berichtet wurde.

Mit der vorliegenden Untersuchung möchten wir nun die intramuskuläre Applikation bei missed abortion und intrauterinem Fruchttod hinsichtlich Dosierungsrichtlinien, Wehenanalyse und Praktikabilität darstellen.

Material und Methoden

Im Zeitraum von 1977–1980 wurde Sulproston 126mal zur Abortauslösung bei missed abortion und intrauterinem Fruchttod im 2. und 3. Trimenon eingesetzt. Die klinischen Daten aller Patientinnen sind in der Tabelle 1 festgehalten. Die Charakteristika beider Gruppen waren nicht signifikant unterschiedlich. Jede Patientin erhielt initial 250 μg Sulproston intraglutäal. Die folgenden Dosen wurden in der ersten Gruppe (n=72) mit 250 μg alle 4 h bis zur Expulsion der Frucht oder Plazenta fortgesetzt. In der zweiten Gruppe (n=54) betrug die Wiederholungsdosis je 500 μg alle 4 h, die Gesamtdosierung von 2000 μg wurde in einem Beobachtungszeitraum von 24 h nicht überschritten. In stündlichen Abständen wurden Blutdruck, Puls, Temperatur und klinischer Zustand der Patientinnen registriert. Bei 76 Frauen wurden die Uteruskontraktionen mittels interner Tokographie (Ballonkatheter) in den ersten 6 h nach Therapiebeginn aufgezeichnet. Die statistische Berechnung erfolgte mit dem Wilcoxon-Wilcox-Test und dem U-Test nach Mann-Whitney.

Der Erfolg der Abortinduktion wurde nach dem „abortion score" von Csapo (3) nach 24 h beurteilt.

---

* Universitäts-Frauenklinik, A-6020 Innsbruck

Tabelle 1. Klinische Daten von 126 Patientinnen mit missed abortion und intrauterinem Fruchttod im 2. und 3. Trimenon

	Gruppe I n=72	Gruppe II n=54
Alter		
Durchschnitt	26,4	27,1
Bereich	20–32	19–36
Parität		
Nulliparae	25	26
Multiparae	47	28
Gewicht		
Durchschnitt	64,5	66,2
Bereich	52–79	49–81
Gestationsalter		
12.–27. SSW	54	43
>28. SSW	18	11

Ergebnisse

In Abb. 1 sind die Ergebnisse der 2 Gruppen zusammengefaßt. Somit haben in Gruppe I 95,8% einen abortion score über 60 erreicht bei einer mittleren induction-abortion-time (IAT) von 11,4 h und einer mittleren Dosis von 650 μg. Die Ergebnisse in Gruppe II sind bezüglich der Erfolgsrate davon nicht signifikant unterschiedlich bei einer deutlich erhöhten mittleren Dosis von 950 μg.

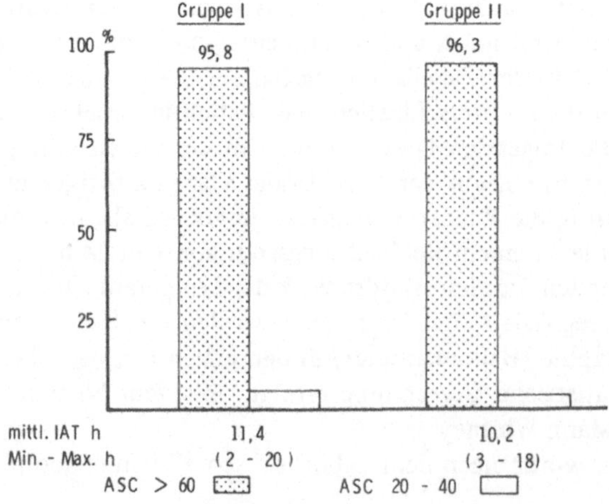

Abb. 1. Erfolgsrate bei missed abortion und intrauterinem Fruchttod im 2. und 3. Trimenon nach intramuskulärer Sulprostonanwendung, 2 verschiedene Dosierungsschemata. ASC abortion score nach Csapo, IAT induction-abortion-time, Gruppe I: Wiederholungsdosis 250 μg, Gruppe II: Wiederholungsdosis 500 μg

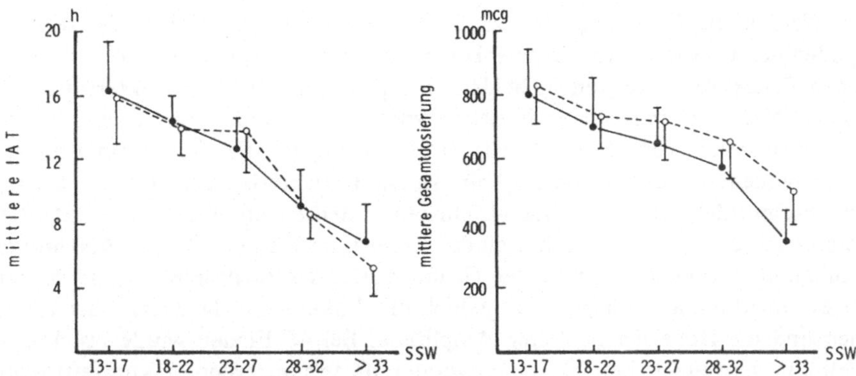

Abb. 2. Einfluß des Gestationsalters auf die induction-abortion-time (IAT) und die notwendige Gesamtdosierung von Sulproston bei intramuskulärer Anwendung (Angegeben sind Mittelwerte und Standardabweichungen). Gruppe I ●——● n=72 (Wiederholungsdosis: 250 μg, Gruppe II ○---○ n=54 (Wiederholungsdosis: 500 μg)

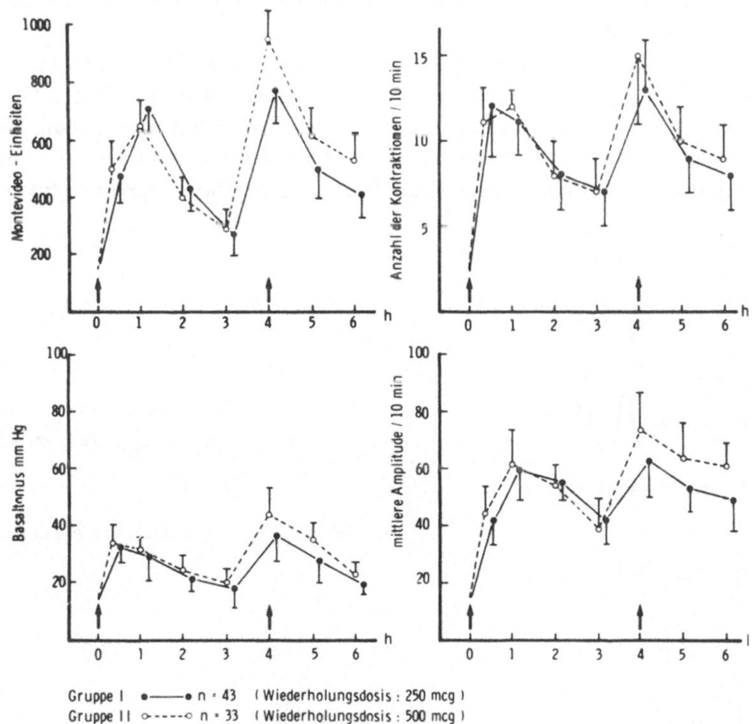

Abb. 3. Wehenanalyse bei 76 Patientinnen mit missed abortion und intrauterinem Fruchttod nach intramuskulärer Sulprostonanwendung. Die uterine Aktivität ist charakterisiert durch die Montevideo-Einheiten, die Anzahl und Amplitude der Kontraktionen, sowie den mittleren Basaltonus (Angegeben sind Mittelwerte und Standardabweichungen) Gruppe I ●——● n=43 (Wiederholungsdosis: 250 μg, Gruppe II: ○– – –○ n=33 (Wiederholungsdosis: 500 μg)

Werden die Ergebnisse auf das Gestationsalter bezogen (Abb. 2), zeigt sich: Je größer der Uterus, desto kleinere Dosen und kürzere Expulsionszeiten. Die intrauterinen Druckkurven zeigten in beiden Gruppen einheitliche, charakteristische Wehenbilder. Nach intramuskulärer Injektion von 250 μg Sulproston begann die Wehentätigkeit innerhalb von 15 min, zunächst ein Anstieg des Basaltonus mit Auftreten von hochfrequenten Kontraktionen (Abb. 3). Die Initialdosis erzeugte in beiden Gruppen durchschnittlich 500 Montevideo-Einheiten in den ersten 30 min. Die Aktivität nahm dann nach 2–3 h ab, um sich nach der Repetitionsdosis bei ca. 500–600 Montevideo-Einheiten einzupendeln. In beiden Gruppen stieg der Basaltonus nach der Repetitionsdosis erneut an, ausgeprägter war jedoch die Wirkung auf die Anzahl der Kontraktionen und die Höhe der mittleren Amplitude. Bei 48 Frauen wurde als Analgetikum Pethidin verwendet, bei 20 Frauen wurden mittels intravenöser Kurzzeittokolyse die Schmerzen behandelt. Zum Einsatz kamen bei 10 Frauen Ritodrin (5 mg i. v.) oder Hexoprenalin (10 mg i. v.), wobei in der tokolytischen Wirksamkeit und dem dadurch bedingten analgetischen Effekt kein Unterschied zwischen beiden Präparaten gefunden wurde (2). Die durchschnittlich erreichte Wehenpause betrug 10–20 min, wenn das Tokolytikum vor der Repetitionsdosis gegeben wurde (Abb. 4). Erhielten die Frauen das Tokolytikum nach der Wiederholungsdosis, konnte kein tokolytischer Effekt erreicht werden.

Bei 8 Frauen wurde zur Schmerzbekämpfung ein Parazervikalblock gesetzt und 2mal eine Epiduralanästhesie. Diese 10 Frauen hatten alle ein Gestationsalter jenseits der 27. Schwangerschaftswoche, die IAT lag mit 4 h unter dem Mittelwert.

Die beobachteten Begleiterscheinungen waren vorwiegend Erbrechen und Kopfschmerzen, wobei in Gruppe II die Frequenz mit 24% doppelt so hoch lag wie in Grup-

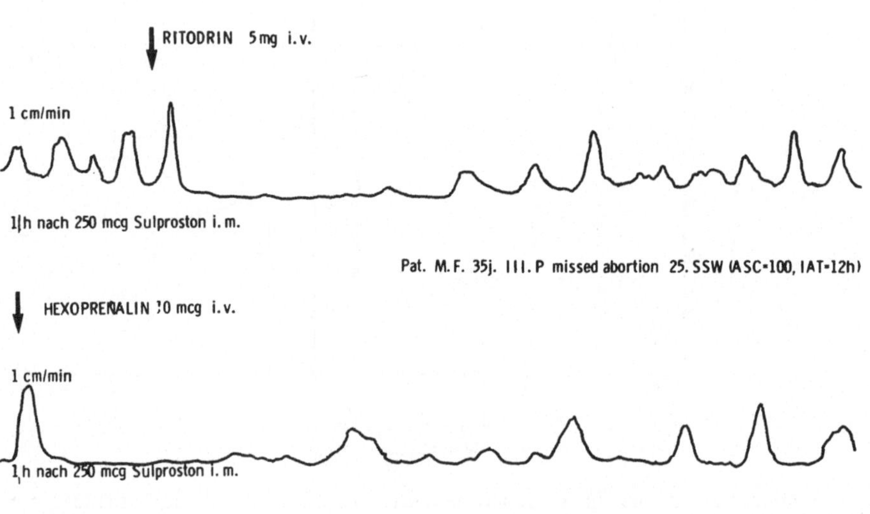

Abb. 4. Beispiele für die *intravenöse* Tokolyse von Prostaglandinwehen mit 5 mg Ritodrin oder 10 μg Hexoprenalin nach 1 h (ASC=abortion score nach Csapo, IAT= induction-abortion-time)

pe I (11%). Diese Nebenwirkungen konnten mit Analgetika und Antiemetika gut beherrscht werden. Kein einziges Mal mußte die Therapie wegen zu heftiger Nebenwirkungen abgebrochen werden. Cervixverletzungen und schwerwiegende Blutungen beobachteten wir nicht, der Blutverlust betrug maximal 600 ml, durchschnittlich 250 ml. Die Kreislaufparameter waren nicht bemerkenswert verändert, eine lokale Irritation des Gewebes nach intraglutäaler Verabreichung war nicht festzustellen.

Diskussion

Unsere klinischen Erfahrungen, wie die anderer (5), lassen erkennen, daß die systemische Anwendung beim Prostaglandinanalog Sulproston deutliche Vorteile gegenüber der lokalen Applikation hat. Die intramuskuläre Verabreichung ist einfacher und bequemer anzuwenden als die Infusionsmethode, bei kleiner Initialdosierung kann auch die Repetitionsdosis individuell durch Verlängerung des Dosierungsintervalls oder durch Reduktion der Dosis gesteuert werden.

Wie auch Toppozada (5) fanden wir eine deutliche Korrelation zwischen Schwangerschaftsalter und erforderlicher Dosis. Je größer der Uterus, desto geringer die erforderliche Gesamtdosierung. Eine Erhöhung der Dosierung bringt keinen besseren Erfolg und keine merkliche Verkürzung der IAT.

Durch den vermehrten Einsatz der Parazervikalblockade und Epiduralanästhesie wird der ohnehin für die Patientin psychisch sehr belastende Vorgang der Fruchtausstoßung im 2. und 3. Trimenon verkürzt (4).

Literatur

1. Brabec W (1981) Unsere klinischen Erfahrungen mit Sulproston. Wien Klin Wochenschr 93:193–197
2. Brabec W (1980) Vergleich der tokolytischen Wirksamkeit von Hexoprenalin und Ritodrin bei prostaglandininduzierten Wehen. Gynaekol Rundsch [Suppl 2] 20:230–234
3. Csapo AI (1972) On the mechanism of the abortifacient action of prostaglandin $F_{2\alpha}$. In: Southern EM (ed) The prostaglandins, clinical applications in human reproduction. New York, pp 337–365
4. Ragab MI (1978) The effects of longacting paracervical block anesthesia on the abortifacient efficacy of intra-amniotic $PGF_{2\alpha}$ and hyptertonic saline. Acta Obstet Gynecol Scand 57:327–331
5. Toppzada M (1978) Termination of pregnancy for medical indications by systemic administrations of sulprostone. International Sulprostone Symposium Vienna 1978. Scientific Papers (Schering)

Erfahrungen mit Sulproston zur Abortinduktion

G. WIENECKE und R.P. LUEKEN*

Bei 25 Frauen mit einem Durchschnittsalter von 27 Jahren wurde Sulproston zum Priming vor der Abruptio am Ende des 1. Trimenon angewandt. Die Schwangerschaftsdauer betrug 8–14 vollendete Wochen post menstruationem, durchschnittlich 12 vollendete Wochen. Wurde Sulproston vor der 11. oder 12. Woche angewendet, lag eine zusätzliche Indikation wie eine zarte Portio bei einer jungen Primigravida vor.

Am Vorabend der Saugkürettage wurde etwa gegen 18 Uhr einmalig 500 μg Sulproston i. m. injiziert. Eine Begleitmedikation wurde routinemäßig nicht gegeben, die Patientin wußte allerdings durch ein Vorgespräch, daß sie bei Bedarf ein Mittel gegen Schmerzen, zur Beruhigung oder gegen Übelkeit bekommen könne. Die Überwachung der Patientin erfolgte mittels Blutdruck-, Puls- und Temperaturkontrolle, entweder auf der normalen Bettenstation oder auf der Intensivstation. Nebenwirkungen und Komplikationen wurden in einem Protokoll begleitend festgehalten. Am nächsten Morgen wurde die Saugkürettage in Allgemeinanästhesie vorgenommen.

Ergebnisse

Nur in einem Fall war der Cervixkanal nicht dilatiert. Sonst war die Cervix weich, eine Dilatation zwischen Hegar 7 und 15 erreicht, durchschnittlich bis Hegar 12. In 5 Fällen war der Fet und/oder Plazentaanteile ausgestoßen.

Nebenwirkungen

21mal bestanden leichte ziehende Unterbauchschmerzen, bei 5 Patientinnen zeitweise starke Schmerzen. 12 Frauen hatten eine leichte vaginale Blutung, bei 3 Frauen wurde diese zeitweise stark, einmal mußte eine Kürettage bei starker Blutung vorgenommen werden. 5 Frauen gaben das Auftreten von Wehen an. 2mal traten Übelkeit und Erbrechen auf, 1mal Diarrhö und 1mal Frösteln. Die Unterbauchschmerzen wurden 15–30 min nach der i. m. Applikation bemerkt.

* St. Elisabethen-Krankenhaus, geburtshilflich-gynäkologische Abteilung, D-2000 Hamburg 6

Als Zusatzmedikation erhielten 13 Frauen Pentazocin und/oder Diazepam und/oder Triflupromazin. 12 Patientinnen benötigten keinerlei begleitende Medikation.

Obgleich die Begleiterscheinungen der Sulprostonapplikation durchschnittlich 6 $^1/_2$ h andauerten, war die subjektive Beeinträchtigung der Frauen wenig gravierend: 20 der 25 Frauen schliefen in der Nacht durchschnittlich 7 h und 45 min.

Bei 14 Frauen wurde Sulproston für die Abortinduktion im 2. Trimenon eingesetzt. Die Schwangerschaftsdauer betrug durchschnittlich 18 vollendete Wochen (von der 14. bis zur 28. Woche). Sulproston wurde 2mal intramuskulär appliziert, in allen anderen Fällen als Dauertropfinfusion mit 100 μg/h. Die Gesamtmenge betrug zwischen 250 μg und 1700 μg.

Ergebnisse

In 4 Fällen wurde der Fet ausgestoßen, in 8 der Fet und Plazentaanteile, 2mal war die Plazenta makroskopisch vollständig. Die Ausstoßungszeit betrug zwischen 1 und 37 h, mit einer mittleren Dauer von 15 h. In 2 Fällen, in denen trotz mehr als 20stündiger Anwendung keine Ausstoßung erfolgte, wurde eine operative Abortausräumung vorgenommen. Grundsätzlich erfolgte eine Nachkürettage.

Die Nebenwirkungen waren in dieser Gruppe ausgeprägter: In 13 Fällen bestanden Unterbauchschmerzen, 6mal waren diese zumindest zeitweise stark. In allen Fällen kam es zu mittelstarken vaginalen Blutungen, 8mal traten unregelmäßige oder regelmäßige Wehen auf; 4mal Übelkeit, Erbrechen und/oder Diarrhö, 1mal Frösteln.

Die Schmerzen begannen durchschnittlich 5 $^1/_2$ h nach Beginn der Infusion, also deutlich später als bei der i. m. Applikation. Alle Patientinnen benötigten als Begleitmedikation Pentazocin und/oder Diazepam und/oder Triflupromazin.

Als Komplikationen sind ein kleiner Cervixriß und eine Aspirationspneumonie zu berichten.

In 2 Fällen erfolgte die Sulprostonanwendung trotz vorliegender Kontraindikation, einmal bei einer Patientin mit Asthma bronchiale allergischer Genese. Pulmonale Komplikationen traten nicht auf. Im zweiten Fall handelt es sich um das Vollbild einer schweren EPH-Gestose mit intrauterinem Fruchttod (RR 250/120, massive Eiweißausscheidung, Oligurie bis Anurie). Nach medikamentöser Blutdrucksenkung traten bei der Anwendung von Sulproston als Infusion ebenfalls keine Komplikationen auf.

Bemerkungen zur subjektiven Verarbeitung des Schwangerschaftsabbruchs mit Sulprostonanwendung

Im Anschluß an den Schwangerschaftsabbruch wurden die Frauen in einem nichtstandardisierten Gespräch nach Belastung gefragt, die die Anwendung von Sulproston zum Schwangerschaftsabbruch für sie bedeutet hat. Trotz der oben aufgeführten nicht unbeträchtlichen Begleiterscheinungen fanden alle Frauen die Verfahrensweise erträglich bis gut erträglich. Belastend war für sie vor allem, wenn sie die Ausstoßung des

Feten bewußt miterlebten oder diesen sahen. Ausschlaggebend für die positive Beurteilung scheinen zwei Bedingungen gewesen zu sein:

Erstens, daß den Frauen während des gesamten Ablaufs eine sachliche Zuwendung entgegengebracht wurde.

Zweitens, daß vor der Anwendung des Sulprostons ein ausführliches Gespräch mit den Patientinnen geführt wurde. In diesem Gespräch wurde 1. die Anwendung von Sulproston begründet, 2. die Nebenwirkungen dargestellt, mit denen die Patientin mit großer Wahrscheinlichkeit zu rechnen hatte, 3. ihr mitgeteilt, daß sie zur Linderung von Nebenwirkungen selbstverständlich Medikamente erhalten würde, 4. wurde nicht verschwiegen, daß es kontroverse Diskussionen über das Medikament gibt, daß sich das Präparat noch in der klinischen Prüfung befand und auch schwerere Komplikationen nicht mit Sicherheit auszuschließen sind.

Zusammenfassung

Zusammenfassend stellen wir fest, daß die Wirkung des Sulproston zum Priming und zur Abortinduktion im 2. Trimenon gut ist, daß die Nebenwirkungen erträglich und medikamentös zu erleichtern sind, Komplikationen selten auftreten und die Anwendung für die betroffenen Frauen akzeptabel ist, wenn sie ausreichend informiert und angemessen behandelt werden.

Anhang

Aufstellung über die zur Zeit in der Bundesrepublik Deutschland zugelassenen Prostaglandinanwendungen in Gynäkologie und Geburtshilfe (BGA, Stand: 1981)

Nach dem derzeitigen Stand ist die Anwendung von PGE_2 – neben der Abortinduktion im 2. und 3. Trimenon – bei Geburtseinleitung am Endtermin lediglich am oxytozinresistenten Uterus erlaubt. $PGF_{2\alpha}$ hat seine Indikation bei postpartalen Nachblutungen.

Zur intravenösen Dauertropfinfusion sind PGE_2 und $PGF_{2\alpha}$ zugelassen. Zusätzlich darf PGE_2 noch extraamnial und $PGF_{2\alpha}$ intrakavitär angewandt werden. PGE_2-Tabletten wurden vom Hersteller auf Anraten des BGA aus dem Handel genommen. Für die vielfach zur Anwendung kommenden Gelpräparationen, besonders mit PGE_2-Lösung bei der Cervixreifung, liegt dem BGA bisher kein Antragsgesuch vor.

Sulproston darf nur zur Abortinduktion angewandt werden. Im 2. und 3. Trimenon ist der intramuskulären und intravenösen Verabreichung stattgegeben, im 1. Trimenon lediglich die intramural-intrazervikale Injektion.

Besondere Beachtung verdient die Tatsache, daß sämtliche Prostaglandine nur an Kliniken mit Intensiveinrichtungen von erfahrenen Fachärzten eingesetzt werden dürfen.

Forensisch stellen Anwendungen, die nicht durch die zugelassenen Indikationen gedeckt sind, entweder eine klinische Erprobung oder einen therapeutischen Versuch dar. Für die klinische Erprobung sind seitens des Arzneimittelgesetzes von 1978 die Bedingungen genau festgelegt. Bei dem therapeutischen Versuch sind die rechtlichen Bedingungen noch unklar. Jedoch kehrt sich bei einem Therapiezwischenfall für den behandelnden Arzt die Beweislast um, da er die Begründetheit des therapeutischen Versuchs bei nicht zugelassener Indikation belegen muß.

Zugelassene Anwendungen I

Schwangerschaft/Abortinduktion
- Cervixdilatation (ab 8. Woche)
- Abortinduktion bei
  intakter Schwangerschaft (ab 10. Woche)
  missed abortion, Blasenmole

Arzneimittel:	Sulproston (Nalador 100)
Anwendung:	Intramural-intrazervikal: 25 μg
Risiko:	Systemische Effekte
Status:	Schutz vor Cervixrissen und Cervixinsuffizienz bei nachfolgenden Geburten (Frühgeburtprophylaxe)
Bemerkung:	Entwicklung von „Slow-Release"-Preparation von PGE_2- zur zervikalen Anwendung: geringere systemische Effekte

Zugelassene Anwendungen II

Schwangerschaft/Abortinduktion
- Abortinduktion bei
  intakter Schwangerschaft (ab. 2. Trimenon)
  Blasenmole, missed abortion
- Ausstoßung bei intrauterinem Fruchttod
- Geburtseinleitung (oxytozinresistentem Uterus)
  (nicht Sulproston!)

Arzneimittel:	PGE_2 (Minprostin-E_2) Sulproston (Nalador 500)
Anwendung:	*Infusion* PGE_2: 0,25–5,0 μg/min Sulproston: 1–8,3 μg/min *Intramuskulär* Sulproston: 500 μg/3–6 h (max. 3000 μg) *Extraamnial* PGE_2: 100–200 μg Sulproston: 25–100 μg
Risiko:	Starke systemische Wirkungen – Schock – Atemnot – Uterusruptur
Status:	Orale Anwendung zur Geburtseinleitung nicht mehr zugelassen: – Nicht steuerbar – Gefahr der Überstimulation, Ruptur

Zugelassene Anwendungen III

Uterus:
- Atonische Nachblutung postpartal
- Atonische Nachblutung nach Ausräumung
- Prophylaxe atonischer Nachblutung nach Blasenmole oder Mehrlingsschwangerschaft

Arzneimittel:	PGF_2 (Minprostin-F_2)
Anwendung:	Infusion (0,5–100 μg/min) Intrakavitär (1–2 mg/2 h
Risiko:	Gravierende systemische Wirkungen: – Bronchospasmus – Kreislaufschock
Status:	Als Notfallintervention Risiko tragbar

Sachverzeichnis

Mitarbeiterverzeichnis